《临床药学监护》丛书

国家卫生健康委医院管理研究所药事管理研究部
国家医院药事管理质量控制中心　　组织编写

吴永佩　颜青　高申　　　　总主编

糖皮质激素
药物治疗的药学监护

主　编　缪丽燕

副主编　王　卓　钟明康　卢晓阳　黄品芳

编　委（以姓氏笔画为序）

马葵芬　王　卓　王融溶　牛一民　毛俊俊　卢晓阳

杨　萍　杨慧莹　余霞霞　张　凤　张文静　张学丽

邵　华　林玮玮　林荣芳　林翠鸿　杭永付　柯璐琳

查　娴　钟明康　夏　凡　钱玉兰　黄品芳　覃韦苇

蔡鸿福　缪　静　缪丽燕

U0253797

人民卫生出版社

·北京·

图书在版编目（CIP）数据

糖皮质激素药物治疗的药学监护 / 缪丽燕主编 . —
北京：人民卫生出版社，2022.7
（《临床药学监护》丛书）
ISBN 978-7-117-32544-8

Ⅰ.①糖… Ⅱ.①缪… Ⅲ.①糖皮质激素 - 临床药学
Ⅳ.①R977.1

中国版本图书馆 CIP 数据核字（2021）第 265410 号

| 人卫智网 | www.ipmph.com | 医学教育、学术、考试、健康，购书智慧智能综合服务平台 |
| 人卫官网 | www.pmph.com | 人卫官方资讯发布平台 |

《临床药学监护》丛书
糖皮质激素药物治疗的药学监护
Tangpizhijisu Yaowu Zhiliao de Yaoxue Jianhu

主　　编：缪丽燕
出版发行：人民卫生出版社（中继线 010-59780011）
地　　址：北京市朝阳区潘家园南里 19 号
邮　　编：100021
E - mail：pmph @ pmph.com
购书热线：010-59787592　010-59787584　010-65264830
印　　刷：保定市中画美凯印刷有限公司
经　　销：新华书店
开　　本：710×1000　1/16　印张：22
字　　数：407 千字
版　　次：2022 年 7 月第 1 版
印　　次：2022 年 7 月第 1 次印刷
标准书号：ISBN 978-7-117-32544-8
定　　价：75.00 元

打击盗版举报电话：010-59787491　E-mail：WQ @ pmph.com
质量问题联系电话：010-59787234　E-mail：zhiliang @ pmph.com

《临床药学监护》丛书
编 委 会

《临床药学监护》丛书
分册目录

书名	分册主编
1. 质子泵抑制剂临床应用的药学监护	高　申
2. 血栓栓塞性疾病防治的药学监护	高　申　陆方林
3. 疼痛药物治疗的药学监护	陆　进　樊碧发
4. 免疫抑制剂药物治疗的药学监护	王建华　罗　莉
5. 营养支持疗法的药学监护	杨婉花
6. 调脂药物治疗的药学监护	杨　敏　劳海燕
7. 糖皮质激素药物治疗的药学监护	缪丽燕
8. 癫痫药物治疗的药学监护	齐晓涟　王长连
9. 糖尿病药物治疗的药学监护	李　妍　苏乐群
10. 肿瘤药物治疗的药学监护	杜　光
11. 高血压药物治疗的药学监护	陈　英　林英忠
12. 止咳平喘药物临床应用药学监护	谢　娟　万自芬
13. 吸入制剂药物治疗的药学监护	胡　欣　游一中
14. 感染性疾病药物治疗的药学监护	卢晓阳　裘云庆
15. 重症疾病药物治疗的药学监护	卜一珊　高红梅
16. 精神障碍疾病药物治疗的药学监护	张　峻　张毕奎
17. 儿童肾病综合征药物治疗的药学监护	姜　玲
18. 骨质疏松症药物治疗的药学监护	闫峻峰　包明晶
19. 儿科常见疾病药物治疗的药学监护	李智平　翟晓文
20. 妇科疾病雌、孕激素药物治疗的药学监护	冯　欣　丁　新
21. 静脉药物临床应用药学监护	张　健

丛 书 序

第二次世界大战后，欧美各国现代经济和制药工业迅速发展，大量新药被开发、生产并应用于临床。随着药品品种和药品临床使用量的增加，不合理用药现象也逐趋加重，严重的药物毒副作用和过敏反应也不断增多，患者用药风险增加。同时，人类面临的疾病负担愈加严峻，慢性病及其他疾病的药物应用问题更加复杂，合理用药成为人类共同关心的重大民生问题。为充分发挥临床药师在药物治疗和药事管理中的专业技术作用，提升药物治疗水平，促进药物安全、有效、经济、适当的合理使用，西方国家于 20 世纪中叶前后在高等医药院校设置 6 年制临床药学专业 Pharm. D. 课程教育，培养临床型药学专业技术人才。同期，在医院建设临床药师制度，建立药师与医师、护士合作共同参加临床药物治疗，共同为患者临床药物治疗负责，共同防范医疗风险，提高医疗工作质量，保障患者健康的优良工作模式，这在西方国家已成为临床药物治疗常规，并得到社会和医药护理学界的共识。

1997 年我们受卫生部委托起草《医疗机构药事管理暂行规定》，经对国内外医院药学技术服务情况调研分析，提出了我国"医院药学部门工作应该转型""药师观念与职责必须转变"和医院药学专业技术服务扩展发展方向，并向卫生部和教育部提出三点具体建议：一是高等医药院校设置临床药学专业教学，培养临床应用型药学专业技术人才；二是在医院建立临床药师制，药师要直接参与临床药物治疗，促进合理用药；三是为提高成品输液质量、保障患者用药安全和保护护理人员免受职业暴露，建议对静脉输液实行由药学部门管理、药学人员负责的集中统一调配与供应模式。卫生部接受了此建议，在2002 年 1 月卫生部公布《医疗机构药事管理暂行规定》，首次规定要在医院"逐步建立临床药师制"。为此，在 2005 年和 2007 年卫生部先后启动"临床药师培训基地"和"临床药师制"建设两项试点工作，并于 2009 年和 2010 年作了总结，取得了很大的成功，目前临床药师岗位培训制度和临床药师制建设已日趋规范化和常态化。随着临床药学学科的发展和临床药师制体系建设的深化,临床药师队伍迅速成长,专业技术作用逐渐明显,但临床药师普遍深感临床药学专业系统知识的不足,临床用药实践技能的不足。为提升临床药师参加临床药物治疗工作的药学监护能力,我们邀请临床药学专家和临床药师以及临床医学专家共同编写了《临床药学监护》丛书。本丛书将临床药物治疗学理论与药物治疗监护实践相结合,反映各分册临床疾病药物治疗的最新进展,以帮助临床药师在药物治疗实践活动中实施药学监护措施,提升运用临床药学专业知识解决临床用药中实际问题的能力。本丛书主要内容为依据不同疾病的药物治疗方案,设计药学监护措施,明确药学监护重点:对药物治疗方案的评价与正确实施;遴选药品的适宜性和随着疾病治疗的进展调整药物治疗意见;对药物治疗效果的评价;监测与杜绝用药错误;监测与防范药品不良反应;对患者进行用药教育等。

《临床药学监护》丛书的编写与出版,体现了国内外临床药物治疗学和临床实践活动最新发展趋势,反映了国际上临床药学领域的新的药学监护技术。本丛书可满足广大医疗机构药师学习、实践工作的需要,也可作为医疗机构医护人员和高等医药院校学员的参考用书,但撰写一部系统的《临床药学监护》丛书我们尚缺乏经验,不足之处在所难免,希望临床药师和广大读者批评指正,为再版的修订与完善提供条件。

我们衷心感谢为本丛书编写和出版付出辛勤劳动的专家、临床药师和相关人员并向其致以崇高的敬意!

吴永佩 颜 青 高 申

2018 年 3 月

前　言

糖皮质激素在临床已使用七十余年，其作用广泛，几乎涉及机体所有系统，因强大的作用得到临床的青睐。但是糖皮质激素具有种类繁多、剂型多样、用法各异等特点，使得其临床合理使用面临挑战。同时使用糖皮质激素是名副其实的"双刃剑"，在 2003 年的严重急性呼吸综合征（SARS）事件中糖皮质激素起到了重要作用，挽救了众多患者的性命，但也留下了诸如股骨头坏死等严重不良反应，因此其不良反应也让临床医师、患者非常关注。为此，卫生部于 2011 年发布了《糖皮质激素类药物临床应用指导原则》，以规范临床合理使用糖皮质激素。各专业学会也发布了众多有关糖皮质激素的使用指南、专家共识等，促进糖皮质激素的规范使用。

近些年，国家大力推动药师转型，发挥药师在促进临床合理用药工作中的作用。"工欲善其事，必先利其器"，然而，目前仍缺乏一本适合于临床药师工作的关于糖皮质激素药物治疗的药学监护的专业书籍。本书邀请到了各专业的临床药师共同参与编写，密切结合临床，参考最新诊疗指南，针对各系统疾病涉及的糖皮质激素的使用进行分类讲解。本书共 15 章。第一章为总论，阐述糖皮质激素的结构、分类及管理等；第二章为糖皮质激素药学监护原则，从有效性监护、安全性监护、依从性监护、用药教育和特殊人群的药学监护要点等方面阐述药学监护的思路；第三～十五章为各论，分别论述糖皮质激素在各系统疾病治疗中的药学监护，每种疾病均包括疾病简介、治疗原则和药物治疗方案、药学监护 3 个方面的内容，并配有案例，便于读者更好地实践。本书主要面向从事临床药学工作的药师、医师、护士，亦可作为临床药学专业本科生、研究生的教学参考书。

衷心感谢各位同仁的支持，因为水平有限，本书仍存在不少不足和遗憾，对此，敬请广大读者不吝赐教，予以斧正。

缪丽燕

2022 年 3 月

目　　录

第一章 总 论

第一节 糖皮质激素概述

一、糖皮质激素简介

糖皮质激素(glucocorticoid, GC)是肾上腺皮质激素的一种,俗称激素,属于甾体类化合物。GC 在脑垂体分泌的促肾上腺皮质激素(adrenocorticotropic hormone, ACTH)的调节下,由肾上腺皮质束状带合成、分泌,包括氢化可的松、可的松、泼尼松等,最主要的内源性 GC 是氢化可的松。正常人的 GC 呈脉冲式分泌,有昼夜节律性,上午 8 时血浆浓度最高,为 16μg/100ml,下午 4 时血浆浓度为 4μg/100ml,24 时最低。通常情况下,正常人每天分泌 10mg 氢化可的松。90% 以上与血浆蛋白可逆性结合,约 80% 与皮质类固醇结合球蛋白(corticosteroid-binding globulin, CBG)结合,10% 与白蛋白结合。结合型糖皮质激素不易进入细胞,故无生物学活性;游离型糖皮质激素约占 10%,发挥各种生物学效应。

临床应用的 GC 可分为天然的和人工合成的。生理剂量的 GC 在体内的作用广泛,不仅为糖、蛋白质、脂肪代谢的调控所必需,且具有调节钾、钠和水代谢的作用,对维持机体内、外环境平衡起重要作用;药理剂量的 GC 的临床应用更为广泛,主要有抗炎、免疫抑制、抗病毒和抗休克等作用。

此类药物的特点如下:

1. 临床使用广泛,包含内、外科各系统的疾病,如内分泌系统的肾上腺皮质功能减退症,呼吸系统的哮喘、间质性肺炎,风湿免疫系统的结缔组织病,骨科的急性脊髓损伤等。

2. 用法有多种,如冲击治疗,短、中、长程治疗,终身替代治疗。

3. 用药途径较多,如静脉滴注、口服、肌内注射、外用、吸入等,临床需要根据疾病特征及患者情况选择合适的剂型。GC 不溶于水,其钠盐如琥珀酸钠、磷酸钠等的水溶性较好,故用于静脉滴注和肌内注射,醋酸溶液则主要用于关节、滑囊和腱鞘内注射;吸入剂型如丙酸氟替卡松、布地奈德混悬液鼻喷雾剂对鼻腔疾病产生良好的效果,布地奈德福莫特罗粉吸入剂可直达肺部起

1

效;外用剂型有糠酸莫米松乳膏、氢化可的松乳膏等;眼科用药有氟米龙滴眼液等。

4. 不良反应多。GC 的应用是把"双刃剑",治疗的同时也伴随着各种药物不良反应(ADR),如库欣综合征、胃肠道出血、高血压、高血糖和激素相关糖尿病、激素诱发的骨质疏松症等。患者依从性与是否可规范使用均对 ADR 的发生影响很大。

二、常用糖皮质激素的结构特点

糖皮质激素均具有相似的基本结构甾核(图 1-1),共同的结构特点是 A 环 C4、C5 位之间的双键,C3、C20 位上的羰基。不同的糖皮质激素因为其分子结构的变化,使药物的活性、药效学(PD)和药动学(PK)特征各不相同。

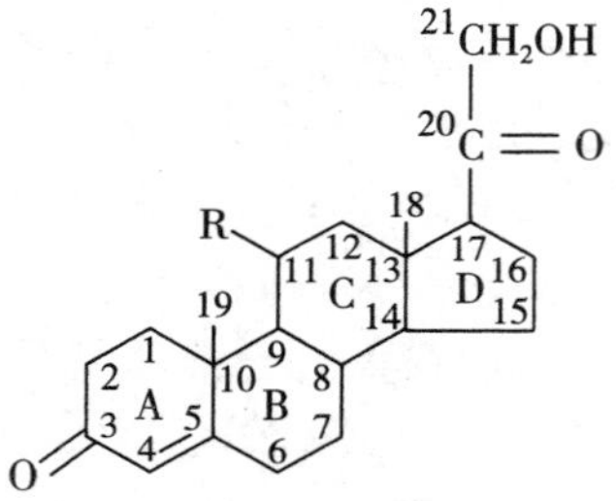

图 1-1 糖皮质激素的基本结构

C17 位上有 α-OH,C11 位上有 ═O(可的松)或—OH(氢化可的松),这类糖皮质激素对糖代谢的影响及抗炎作用较强。

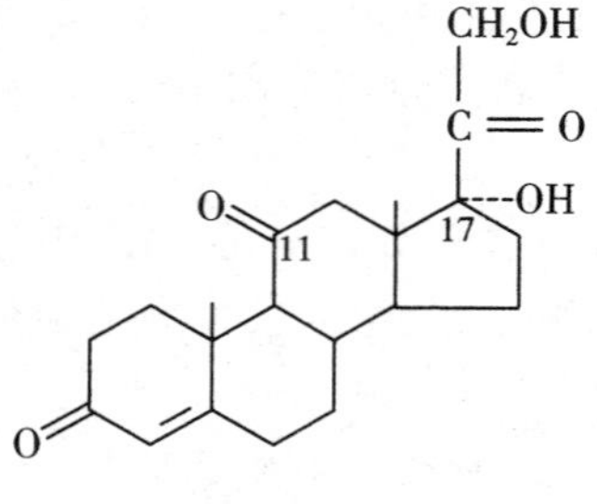

可的松 cortisone

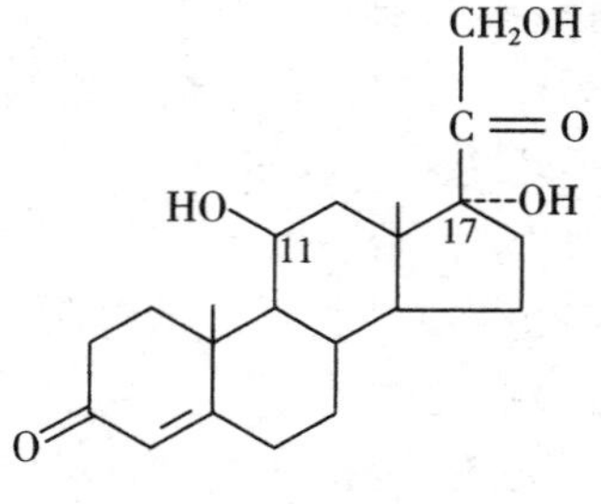

氢化可的松 hydrocortisone

将可的松的 C1 和 C2 位上引入双键则成为泼尼松,氢化可的松则成为泼尼松龙,其抗炎作用及对糖代谢的影响增强 4~5 倍,对水盐代谢的作用则减弱。

泼尼松 prednisone　　　　　　　　　　泼尼松龙 prednisolone

在氢化可的松的 C9 位上引入—F 则成为氟氢可的松,其抗炎作用较前者提高约 10 倍,水钠潴留作用也增强;若 C6 和 C9 位上都引入—F 则成为氟轻松,抗炎和水钠潴留作用也显著增强。

在泼尼松龙的 C6 位上引入—CH₃ 则成为甲泼尼龙,在氟氢可的松的C16β 位上引入—CH₃ 则成为倍他米松、C16α 位上引入—CH₃ 则成为地塞米松,两者的抗炎作用显著增强、作用持续时间延长,但对水钠潴留的影响小。

在 C16α 位上引入—OH 则为曲安西龙,抗炎作用加强,但水钠潴留作用无变化。

地塞米松 dexamethasone　　　　　　　　曲安西龙 triamcinolone

氟轻松 fluocinolone acetonide

三、糖皮质激素的分类

1. **按作用时间分类**　可分为短效、中效与长效 3 类。短效药物如氢化可的松和可的松，作用时间多在 8~12 小时；中效药物如泼尼松、泼尼松龙、甲泼尼龙，作用时间多在 12~36 小时；长效药物如地塞米松、倍他米松，作用时间多在 36~54 小时。

2. **按给药途径分类**　可分为口服、注射、局部外用、吸入剂型。

常用糖皮质激素类药物的比较见表 1-1。

表 1-1　常用糖皮质激素类药物的比较

类别	药物	对糖皮质激素受体的亲和力	水盐代谢（比值）	糖代谢（比值）	抗炎作用（比值）	等效剂量 /mg	血浆半衰期 /min	作用持续时间 /h
短效	氢化可的松	1.00	1.0	1.0	1.0	20.00	90	8~12
	可的松	0.01	0.8	0.8	0.8	25.00	30	8~12
中效	泼尼松	0.05	0.8	4.0	3.5	5.00	60	12~36
	泼尼松龙	2.20	0.8	4.0	4.0	5.00	200	12~36
	甲泼尼龙	11.90	0.5	5.0	5.0	4.00	180	12~36
	曲安西龙	1.90	0	5.0	5.0	4.00	> 200	12~36
长效	地塞米松	7.10	0	20.0~30.0	30.0	0.75	100~300	36~54
	倍他米松	5.40	0	20.0~30.0	25.0~35.0	0.60	100~300	36~54

注：表中的水盐代谢、糖代谢、抗炎作用比值均以氢化可的松为 1 计；等效剂量以氢化可的松为标准计。

呼吸科常用吸入性糖皮质激素的日剂量见表 1-2。

表 1-2　呼吸科常用吸入性糖皮质激素的日剂量

药物	低剂量 /μg	中剂量 /μg	高剂量 /μg
丙酸倍氯米松	200~500	500~1 000	> 1 000~2 000
布地奈德	200~400	400~800	> 800~1 600
丙酸氟替卡松	100~250	250~500	> 500~1 000
环索奈德	80~160	160~320	> 320~1 280

皮肤科常用的外用糖皮质激素类药物见表 1-3。

表 1-3 皮肤科常用的外用糖皮质激素类药物

作用强度	药物	常用浓度 /%
弱效	醋酸氢化可的松	1.0
	醋酸甲泼尼龙	0.25
中效	醋酸泼尼松龙	0.5
	醋酸地塞米松	0.05
	丁酸氯倍他松	0.05
	曲安奈德	0.025~0.1
	丁酸氢化可的松	1.0
	醋酸氟氢可的松	0.025
	氟轻松	0.01
强效	丙酸倍氯米松	0.025
	糠酸莫米松	0.1
	氟轻松	0.025
	哈西奈德	0.025
	戊酸倍他米松	0.05
超强效	丙酸氯倍他索	0.02~0.05
	哈西奈德	0.1
	戊酸倍他米松	0.1
	卤米松	0.05
	醋酸双氟拉松	0.05

注：表中的糖皮质激素类药物大多为乳膏或软膏剂型，少数为溶液剂或硬膏剂型。

眼科局部常用糖皮质激素类药物见表 1-4。

表 1-4 眼科局部常用糖皮质激素类药物

药物	常用浓度 /%	
	滴眼液	眼膏
醋酸可的松	0.5	0.25、0.5、1.0
醋酸氢化可的松	0.5	0.5
醋酸泼尼松	0.1	0.5
地塞米松磷酸钠	0.025	
氟米龙	0.1	0.1

第二节 糖皮质激素的作用特点

一、糖皮质激素的药理作用

1. 抗炎作用

（1）通过多种机制对抗由各种原因导致的炎症。主要机制为：①抑制炎症介质（如前列腺素和白三烯）的产生并促进抗炎因子的合成；②降低血管通透性，减少炎性渗出；③抑制炎症细胞活化，减少炎症细胞向炎症部位聚集；④调节细胞因子的产生。表现在炎症早期通过减轻水肿、渗出、炎症细胞浸润，改善局部红、肿、热、痛等症状；在炎症晚期抑制毛细血管和成纤维细胞增殖、肉芽组织形成，预防组织粘连和瘢痕形成。值得注意的是，炎症反应不仅是机体的一种防御功能，同时也是组织修复的重要过程。因此，GC 在抗炎的同时也降低机体的防御功能，可导致感染扩散及阻碍伤口愈合。

（2）通过基因和非基因效应发挥作用。①基因效应：糖皮质激素主要通过与靶细胞细胞质内的糖皮质激素受体（GR）结合而产生信号传递，最终发挥其生物学作用。糖皮质激素受体几乎在所有人类细胞上均有表达，包括淋巴细胞、单核细胞和中性粒细胞等炎症细胞。②非基因效应：糖皮质激素的非基因效应主要通过膜结合受体和／或细胞膜的生化作用介导，通过激素的选择性膜受体和／或抑制钙和钠跨膜运转稳定细胞膜。基因效应一般发生在糖皮质激素与细胞质受体结合 30 分钟后；而非基因效应的主要特点为起效迅速，在数秒或数分钟内出现，并与 DNA 转录及蛋白质合成无关。GC 的非基因效应是其抗过敏作用、对 ACTH 的负反馈调节，以及产生行为效应和心血管效应（可导致艾迪生病危象）的主要作用机制。

GC 的基因效应与用药剂量相关。在小剂量应用泼尼松（≤ 7.5mg/d）时，激素完全通过基因效应发挥作用而几乎没有 ADR；剂量增加时，激素的基因效应呈显著的剂量依赖性，其 ADR 也随剂量增加与时间增长而加大；当应用中等剂量泼尼松（30~100mg/d）时，由于激素受体的饱和度增加，剂量依赖性越来越小，GC 的基因效应趋近于最大值，但 ADR 严重，不能长期使用；在泼尼松的剂量为 30~250mg/d 时非基因效应有显著的剂量依赖性，超过 250mg/d 之后逐渐减小。

2. 免疫抑制作用　小剂量抑制细胞免疫，大剂量抑制体液免疫。①抑制单核巨噬细胞对抗原的吞噬与呈递；②对淋巴细胞有破坏作用，抑制细胞免疫功能，大剂量可抑制 B 细胞向浆细胞转化而干扰体液免疫功能；③消除免疫反应所致的炎症反应。可以抑制组织器官的移植排斥反应和皮肤迟发型过敏反应,对自身免疫病也能发挥作用。

3. 抗毒素、抗休克作用　超大剂量或大剂量的糖皮质激素已被广泛应用于各种休克的抢救治疗中。其抗休克作用主要依赖非基因效应,作用机制主要有扩张痉挛收缩的血管,并加强心肌收缩力;降低血管通透性,使微循环的血流动力学恢复正常,改善休克状态。GC虽不能直接中和内毒素,但可通过稳定细胞膜及溶酶体膜,减少内源性致热原的释放,提高机体对细菌内毒素的耐受力,抑制下丘脑体温调节中枢对致热原的反应,从而迅速退热并缓解乏力、食欲减退等中毒症状。

4. 其他作用　GC可刺激骨髓造血功能,增加红细胞和血红蛋白含量;能提高中枢神经系统的兴奋性,影响认知能力和精神行为,出现欣快感、激动、失眠及焦虑、抑郁等症状,甚至诱发精神失常;能增加胃酸与胃蛋白酶原的分泌,提高食欲,但大剂量长期应用可诱发或加重溃疡。

GC对细胞、组织和器官的主要临床作用见图1-2。

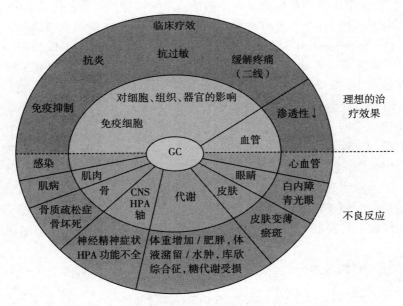

图1-2　GC对细胞、组织和器官的主要临床作用

二、糖皮质激素的药动学和药效学

目前临床应用的GC品种多样,由于化学结构、给药方式、疾病不同,使得药理特性、药动学和药效学也各不相同。

（一）糖皮质激素的药动学

在血清中大部分氢化可的松与 CBG 和白蛋白结合。除泼尼松龙以外的合成类 GC 几乎不与或少量与 CBG 结合，其 2/3 与白蛋白发生弱结合，1/3 以游离形式存在于循环中。合成 GC 的血浆消除半衰期通常长于氢化可的松，从泼尼松的约 1 小时到地塞米松的超过 4 小时，且存在明显的个体间变异；在中老年人中的清除率低于年轻人。而氢化可的松的半衰期约为 90 分钟。清除率也与每天的给药时间有关。泼尼松龙和甲泼尼龙在早晨给药的清除率比夜间给药的清除率低（18%~28%）。这种性质再加上外源性 GC 影响皮质醇的昼夜节律，可能导致 GC 在每天的不同时间给药时药效不同。

（二）不同给药方式及不同疾病或状态的药动学

GC 注射给药的吸收速率存在很大差异。氢化可的松盐类可在数分钟内从肌内注射部位吸收，溶解性较差的酯类吸收则需要数小时。醋酸可的松的吸收较慢，曲安西龙盐类和酯类的吸收更为缓慢。关节内给药的吸收可能差异更大，例如单次大剂量黏液囊内注射地塞米松可导致持久的库欣综合征。

1. 吸入或鼻内给药的药动学　给药后，10%~50% 的吸入性糖皮质激素（inhaled corticosteroid，ICS）、30% 的鼻内用糖皮质激素（intranasal corticosteroid，INCS）可通过肺泡区域或鼻黏膜直接吸收进入体循环，但大部分 ICS 和 INCS 残留在鼻咽中，被胃肠道吸收经肝药酶代谢。ICS 或 INCS 的药动学特征与全身 ADR 相关：①与 GC 相关受体亲和力（relative receptor binding affinity，RRA）的大小决定全身暴露的多少，亲和力越弱，则全身作用越小。②全身口服生物利用度（F）越低，即药物到达血液的程度越低，全身 ADR 越少。③血浆蛋白结合（Pb）率越高，则游离药物越少，扩散到组织中的药物越少，全身 ADR 越少。④消除半衰期越短，则药物的分布越少，全身 ADR 也越少。⑤亲脂性越低，则提示药物与组织的较低分布和结合，全身 ADR 也越少。⑥是否经由肝药酶代谢。若经肝药酶代谢，则发生相互作用的概率增加，全身 ADR 也会增加。

常用 ICS/INCS 的药动学特征见表 1-5。

表 1-5　常用 ICS/INCS 的药动学特征

药物	RRA	亲脂性	半衰期 /h	血浆蛋白结合率 /%	代谢	口服生物利用度 /%
丙酸倍氯米松	43	1.3	0.5	87	酯解 /CYP3A4	0
布地奈德	855	1.9	2~3	85~90	CYP3A4	10
环索奈德	1 212	4.08~5.32	0.36	99	CYP3A4、CYP2D6	<1

药物	RRA	亲脂性	半衰期/h	血浆蛋白结合率/%	代谢	口服生物利用度/%
氟尼缩松	180	1.1	1~2	80	葡糖醛酸化、硫酸化	20
糠酸氟替卡松	2 990	ND	15.3	99.4	CYP3A4	1.26
丙酸氟替卡松	1 910	3.4~3.46	7.8	99	CYP3A4	< 1
糠酸莫米松	2 200	2.1~3.49	5	98~99	CYP3A4	< 0.1
曲安奈德	233	0.2	3.6	68~71	6β-羟化	23

注：RRA 为糖皮质激素相关受体亲和力，以地塞米松参照，地塞米松为 100。ND：无数据。

药物的亲脂性和脂质结合能力是影响 ICS 通过肺组织及肺内滞留时间的 2 个特殊的 PK 参数。高亲脂性的 ICS 能够有效地穿过靶细胞膜，但亲脂性过大则不利于 ICS 在水/脂相间的组织转运，使得药物的平均吸收时间延长，因此要求 ICS 既有适度的脂溶性又有适当的水溶性。布地奈德在保留较高的亲脂性的同时具有高亲水性，更易透过气道黏液层，发挥快速抗炎作用。部分 ICS 的 C21 位上有羟基，如布地奈德可与肺组织中的脂肪酸发生可逆性的酯化反应。具有酯化作用的 ICS 在肺内的滞留时间延长，不但产生持久的肺部抗炎作用，而且还增强 ICS 的肺部/系统作用比值，使抗炎效果更具肺部特异性。

高分布容积的 ICS 在肺内的清除减慢，有利于 ICS 在肺内发挥其药理作用。但从安全性方面看，高分布容积的 ICS 从体内清除的速率也慢，有可能产生更强的全身作用。丙酸氟替卡松是高亲脂性的 ICS，其表观分布容积大、半衰期长，在相同剂量和相同吸入装置条件下其全身 ADR 的潜在风险较布地奈德和丙酸倍氯米松高。理想的 ICS 应该是有效性和安全性的完美结合。了解 ICS 的 PK/PD 特性，对预测 ICS 的有效性和安全性、指导临床用药具有重要的参考价值。

2. 不同疾病或状态的药动学 一些疾病和病理生理状态会改变 GC 的药动学。

（1）囊性纤维化：囊性纤维化不影响泼尼松龙的生物利用度，但会增加泼尼松龙的总清除率约 50%。因此，该疾病状态下需要增加给药次数。

（2）终末期肾病：在接受血液透析治疗的患者中，泼尼松龙的总清除率呈剂量依赖性，而未结合泼尼松龙的清除率保持不变。血液透析可去除大量甲泼尼龙，因此使得血浆半衰期降低 32%。但是，这些改变不足以需要进行剂量调整。在接受腹膜透析的患者中未结合氢化可的松的消除速率与正常个体相似。

（3）甲状腺功能亢进：在甲状腺功能亢进状态下泼尼松龙的清除率增加。在一个小型研究中，泼尼松龙的总清除率增加 58%，同时非肾清除率（主要是肝脏）增加 84%。药物吸收和结合也可见小幅改变。

（4）炎性肠病（IBD）：未见 IBD 对泼尼松龙的整体动力学的影响。有报道称在活动性和非活动性 IBD 中泼尼松龙的整体动力学和未结合动力学未见改变。

（5）肾病综合征：该类患者的白蛋白及皮质类固醇结合球蛋白水平较低，因此结合及总激素水平较非肾病个体降低，但具有生理作用的游离激素水平与非肾病个体相似。可能是由于血浆蛋白结合率的差异，在肾病综合征患者中非肾清除率高于正常个体。在肾病患者中泼尼松龙的总清除率较高，因为非肾清除率的增加幅度大于血浆清除率的降低幅度。

（6）肥胖：肥胖可影响糖皮质激素的摄取、储存和代谢，但结果尚不确定。在一项研究中，在体重超出理想体重 133% 的肥胖男性中泼尼松龙的分布容积和清除率比正常体重对照个体高 20%~30%。相反，在考察甲泼尼龙和地塞米松代谢的研究中，在肥胖患者中清除率降低约 40%（与正常个体相比），在相同剂量（mg/kg）下肥胖患者中出现明显的效应增加趋势。对肥胖患者进行 GC 给药时应根据个体的理想体重而不是总体重确定给药剂量。

（7）妊娠：具有活性的泼尼松龙几乎无法透过胎盘，因为胎盘可灭活泼尼松龙。当需要对胎儿产生影响时，例如预期早产情况下加速胎儿肺成熟，使用氟化糖皮质激素（例如地塞米松和倍他米松），因为这些药物可透过胎盘，产生对胎儿器官的药效学作用。出生前使用倍他米松的新生儿的死亡风险低于地塞米松。

（8）严重肝病：在存在严重肝病时，泼尼松通过代谢为 6β- 羟基化合物的活化过程可能受损，因此可能影响糖皮质激素治疗的疗效，此时可考虑选择泼尼松龙。

（三）药效学

1. 量效关系　由于 GC 给药方式的药动学、特殊性具有复杂性，其剂量 - 反应曲线未呈现简单的直线关系，而不同 GC 的研究结果具有较大差异。低、中等剂量 ICS 的量效关系较明显，疗效随剂量增加而增加。但大剂量 ICS 的量效关系则呈现平坦的曲线，虽然 ICS 的剂量增加，疗效增加却不明显。不同 ICS 的量效关系并不完全相同，但剂量相近时则疗效没有显著性差异。ICS 的全身作用也有一定的量效关系。如氟替卡松在 440~1 760μg/d 范围对血清皮质醇水平有剂量依赖性的抑制作用。ICS 的全身作用主要是对下丘脑 - 垂体 - 肾上腺轴（HPA）的抑制、对儿童身高的影响、导致骨质疏松、使皮肤变薄等，其中最早出现的是对 HPA 的抑制。临床应用 ICS 时需要考虑 ICS 的有效性和安全性的平衡。而不同的 ICS、不同的吸入装置,其体内的药动学过程有明显不同,对治疗的有效性和安全性也有差别。

2. 时效关系 研究通过对哮喘患者分别给予不同剂量的布地奈德混悬液雾化吸入,显示雾化吸入布地奈德混悬液在 1.5 小时达到峰浓度,其血药浓度变化转为剂量依赖性,但不随着药物剂量增加而增加。对 10 例患者实施醋酸泼尼松龙片口服,其药物口服吸收迅速,在 1~2 小时能达到峰浓度。而无论是口服泼尼松龙或者泼尼松,两者均能在患者血浆中同时出现。

第三节　糖皮质激素临床应用的基本原则和管理

1948 年 Hench 首次使用糖皮质激素治疗急性发作的风湿病,因治疗效果显著,Hench 获得 1950 年的诺贝尔生理学或医学奖。至今,GC 在临床应用已七十余年,由于使用广泛,也出现了一些不合理用药的情况,主要表现在以下几个方面:①无指征滥用;②单用于退热治疗;③用于改善胃肠功能,增强食欲;④用于预防输液反应;⑤局部治疗滥用;⑥误将激素作为抗菌药物使用;⑦长期大量使用;⑧骤停。不合理使用不仅造成药物浪费,而且引发各种 ADR。因此,规范 GC 的临床应用就显得尤为重要。鉴于此,卫生部于 2011 年发布《糖皮质激素类药物临床应用指导原则》,各学会也制定了相关领域的 GC 使用指南、专家共识,如《糖皮质激素治疗免疫相关性皮肤病专家共识(2018)》等,针对具体药物的如《糠酸莫米松乳膏临床应用专家共识》等。各医疗机构也制定了相应的 GC 临床使用规范、药物利用评价标准等,对促进 GC 的临床合理使用起到积极的作用。

一、糖皮质激素临床应用的基本原则

正确、合理应用糖皮质激素是提高其疗效、减少 ADR 的关键,必要时尽可能足量,但要尽可能控制用量(as much as necessary, but as little as possible)。其正确、合理应用主要取决于以下 2 个方面:一是治疗适应证的掌握是否准确;二是品种及给药方案的选用是否正确、合理。

(一)严格掌握糖皮质激素治疗的适应证

GC 是一类临床适应证尤其是相对适应证较广的药物,但是临床应用的随意性较大,未严格按照适应证给药的情况较为普遍,如单纯以退热和镇痛为目的使用 GC,特别是在感染性疾病中。GC 有抑制自身免疫的药理作用,但并不适用于治疗所有自身免疫病,如桥本甲状腺炎、1 型糖尿病、寻常性银屑病等。

（二）合理制订糖皮质激素治疗方案

GC 治疗方案应综合患者病情及药物作用特点、药动学特征制订，治疗方案包括内容如下。

1. 品种选择　各种 GC 的药效学和药动学（吸收、分布、代谢和排泄过程）特点不同，因此各有不同的临床适应证，应根据不同疾病和各种糖皮质激素的特点正确选用品种。

2. 给药剂量　生理剂量和药理剂量的 GC 具有不同的作用，应按不同的治疗目的选择剂量。一般认为给药剂量（以泼尼松为例）可分为以下几种情况①长期服用维持剂量：$2.5\sim15.0\text{mg/d}$；②小剂量：$< 0.5\text{mg/}(\text{kg}\cdot\text{d})$；③中等剂量：$0.5\sim1.0\text{mg/}(\text{kg}\cdot\text{d})$；④大剂量：$> 1.0\text{mg/}(\text{kg}\cdot\text{d})$；⑤冲击剂量：$7.5\sim30.0\text{mg/}(\text{kg}\cdot\text{d})$（以甲泼尼龙为例）。

3. 疗程　对于不同的疾病，GC 的疗程不同，一般可分为以下几种情况：

（1）冲击治疗：疗程多 < 5 天。适用于危重症患者的抢救，如暴发性感染、过敏性休克、严重哮喘持续状态、过敏性喉头水肿、狼疮性脑病、重症大疱性皮肤病、重症药疹、急进性肾小球肾炎等。冲击治疗须配合其他有效治疗措施，可迅速停药；若无效，在大部分情况下不可在短时间内重复冲击治疗。

（2）短程治疗：疗程 < 1 个月，包括应激性治疗。适用于感染或变态反应性疾病，如结核性脑膜炎及胸膜炎、剥脱性皮炎等。短程治疗须配合其他有效治疗措施，停药时需逐渐减量至停药。

（3）中程治疗：疗程在 3 个月以内。适用于病程较长且多器官受累性疾病，如风湿热等。生效后减至维持剂量，停药时需要逐渐递减。

（4）长程治疗：疗程 > 3 个月。适用于反复发作、多器官受累的慢性自身免疫病如系统性红斑狼疮、溶血性贫血、系统性血管炎、结节病、大疱性皮肤病等。维持治疗可采用每日或隔日给药，停药前亦应逐步过渡到隔日给药疗法后逐渐停药。

（5）终身替代治疗：适用于原发性或继发性慢性肾上腺皮质功能减退症，并于各种应激情况下适当增加剂量。

4. 给药途径　包括口服、肌内注射、静脉注射或静脉滴注等全身用药，以及吸入、局部注射、点滴（眼／耳）和涂抹等局部用药。

5. 给药方法　①分次给药疗法。日剂量平均分 3~4 次给药，用于治疗各种皮肤病，特别是皮肤科重症、系统性红斑狼疮等常采用本法，效果最好，但造成的 ADR 也最大。②1 次给药疗法。将每日的总药量于早晨 6：00—8：00 一次给予，通常使用半衰期短的泼尼松。早晨机体分泌的糖皮质激素水平最高，此时给药对 HPA 的抑制作用比午后给药少一半多，也优于平均分 3~4 次给药。③不等量 2 次给药疗法。将日剂量分 2 次给药，第 1 次用全量的 3/4，于早晨 8：00 给药；第 2 次用全量的 1/4，于 15：30 给药。研究表明，不等量 2 次给药疗法的效果好，ADR 也小。④隔日给药疗法。将 2 天的药量并为 1 次，于隔日早晨 6：00—8：00 给予。隔日给药疗法能更有效地减少 ADR 和对 HPA 的抑制。隔日给药疗法只适于半衰期短的 GC，如泼尼松；半衰期长者难以达到隔日给药疗法的预期效果。另外，开始采用隔日给药疗法时，停药当天仍应给予一定剂量的激素，逐渐减少，最终过渡到完全隔日给药。由多次给药疗法改为隔日给药时，应先采用早晨 1 次给药，再逐渐换成隔日给药疗法。

6. 撤药指征　①在已经获得最大治疗收益时；②在充分的临床摸索中获得不充分的治疗收益时；③出现不能控制的感染时；④出现严重的 ADR 或无法通过药物控制时，如脊椎骨质疏松症或高血压等。此外，如出现以下两种并发症要求立即停用 GC，如果立即停药不可能实现（例如存在急迫的临床治疗需求），则强烈建议应使用尽可能低的剂量，随后在可能时尽快停药：①糖皮质激素诱导，且抗精神病药无效的急性精神病；②疱疹病毒感染所致的角膜穿孔或可能导致永久性失明的角膜溃疡。

7. 减量原则　早期快减，晚期慢减，尽早加用其他免疫抑制剂。疗程 < 10 天者可突然停药；冲击治疗后可恢复到原口服剂量；病情严重者分 3 次口服，按晚、中、早的顺序减量至顿服。减剂量方法为用量 > 30mg/d 者，每周减 5~10mg；用量 < 20mg/d 者，2~4 周减 2.5~5mg；用量 < 10mg/d 者，每周减 1mg；从 3 次 /d 到顿服到隔日顿服再到停药。

8. 禁忌证　①有 GC 类药物过敏史者；②既往或现在患有严重的精神疾病、癫痫；③活动性消化性溃疡、新近胃肠吻合术后；④骨折、创伤修复期；⑤严重高血压、严重糖尿病者。如果以控制病情或挽救患者生命为前提，首先应该积极治疗原发病，再严密观察病情，慎重使用 GC 类药物。

9. 慎用情况　癫痫、重症肌无力、眼部单纯疱疹、充血性心力衰竭、糖尿病、憩室炎、情绪不稳定和有精神疾病倾向、青光眼、肝功能损害、高脂蛋白血症、高血压、甲状腺功能减退（甲减）、骨质疏松、胃溃疡、胃炎或食管炎、肾功能损害或结石、结核病患者，孕妇、哺乳期妇女等。

（三）重视疾病的综合治疗

在许多情况下，GC 治疗仅是疾病综合治疗的一部分，应结合患者的实际情况，联合应用其他治疗手段。如对于严重感染患者，在积极有效的抗感染治疗和各种支持治疗的前提下，为缓解症状，确实需要的可使用 GC。

（四）监测 ADR

GC 的 ADR 与用药品种、剂量、疗程、剂型及用法等明显相关，在使用中应密切监测 ADR，如感染、代谢紊乱（水、电解质、血糖、血脂）、体重增加、出血倾向、血压异常、骨质疏松、股骨头坏死等，小儿应监测生长和发育情况。

（五）注意停药反应和反跳现象

GC 减量应在严密观察病情与治疗反应的前提下个体化处理，要注意可能出现的以下现象：

1. **停药反应** 长期中或大剂量使用 GC 时，减量过快或突然停用可出现肾上腺皮质功能减退症样症状，轻者表现为精神萎靡、乏力、食欲减退、关节和肌肉疼痛，重者可出现发热、恶心、呕吐、低血压等，危重者甚至发生肾上腺皮质危象，需及时抢救。

2. **反跳现象** 在长期使用 GC 时，减量过快或突然停用可使原发病复发或加重，应恢复 GC 治疗并常需加大剂量，稳定后再慢慢减量。

二、糖皮质激素临床应用的管理

（一）管理要求

1. 严格限制没有明确适应证的 GC 的使用，如不能单纯以退热和镇痛为目的使用 GC。

2. 冲击治疗需具有主治医师以上专业技术职务任职资格的医师决定。

3. 长程糖皮质激素治疗方案需由相应学科主治医师以上专业技术职务任职资格的医师制订。先天性肾上腺皮质增生症的长程治疗方案制订需三级医院内分泌专业主治医师以上专业技术职务任职资格的医师决定。随访和剂量调整可由内分泌专业主治医师以上专业技术职务任职资格的医师决定。

4. 紧急情况下临床医师可以高于以上条所列权限使用 GC，但仅限于3 天内用量，并严格记录救治过程。

（二）落实与督查

1. 各级各类医疗机构必须加强糖皮质激素临床应用的管理，根据《糖皮质激素类药物临床应用指导原则》结合本机构的实际情况制定"糖皮质激素类药物临床应用实施细则"。建立、健全本机构促进、指导、监督糖皮质激素临床合理应用的管理制度，并将糖皮质激素合理使用纳入医疗质量和综合目标管理考核体系。

2. 各级各类医疗机构应按照《医疗机构药事管理规定》和《处方管理办法》的规定，药事管理专业委员会要履行职责，开展合理用药培训与教育，督导本机构的临床合理用药工作。依据《糖皮质激素类药物临床应用指导原则》和"糖皮质激素类药物临床应用实施细则"，定期与不定期进行监督检查，内容包括糖皮质激素使用情况调查分析，医师、药师与护理人员糖皮质激素知识调查。对不合理用药情况提出纠正与改进意见。

（杭永付 缪丽燕）

参 考 文 献

[1] 卫生部. 卫生部办公厅关于印发《糖皮质激素类药物临床应用指导原则》的通知. [2021-6-1]. http://www.nhc.gov.cn/wjw/gfxwj/201304/81a2b9f230a94f10bb25c292abe0f8d8.shtml.

[2] 王海燕. 肾脏病临床概览. 北京：北京大学医学出版社，2010.

[3] 文富强，谢其冰. 糖皮质激素规范使用手册. 北京：人民卫生出版社，2015.

第二章 糖皮质激素药学监护原则

第一节 有效性监护

GC因作用广泛,可用于全身诸多系统,在不同系统中的用法不同,应用目的不同时用法也不同。如内分泌系统中肾上腺皮质功能减退症的替代治疗、呼吸系统中哮喘的吸入治疗、肾脏疾病中狼疮性肾炎的冲击治疗等,其关注的有效性指标与疾病息息相关,具体疗效指标见各章节。

第二节 安全性监护

一、糖皮质激素的不良反应及监护要点

GC是把"双刃剑",ADR和并发症多与药物剂量和疗程相关,其严重程度与用药剂量及用药时间成正比,局部用药的ADR小于全身用药,短期应用小于长期应用。其中最主要来自大剂量长期用药和不适当停药。维持剂量(如泼尼松 < 7.5mg/d)可以维持治疗数年,作用非常小;小剂量(如泼尼松 7.5~20mg/d)在开始应用的1个月中ADR较小,随着时间延长而渐增;中等剂量(如泼尼松 20~60mg/d)有较高的危险性,发生严重ADR的机会大大增加。

1. 医源性库欣综合征 又称外源性库欣综合征,如向心性肥胖、满月脸、皮肤紫纹与瘀斑、女性多毛与月经紊乱或闭经不孕、男性阳痿、出血倾向等。长期使用(即超生理剂量)GC,在患者体内产生激素的蓄积作用,出现一组类似于皮质醇增多症的症状和体征。外源性GC和内源性GC过多引起的库欣综合征的临床表现雷同,但高血压、多毛、月经失调、阳痿等症状多见于库欣病,而青光眼、后囊白内障、良性颅内高压症、脂膜炎、胰腺炎及无菌性骨坏死则多见于医源性库欣综合征。地塞米松是一种长效GC,甚至局部应用地塞米松亦可引起医源性库欣综合征。

应对措施:①首次使用GC时,对患者进行充分的用药交代,包括用法用

量、ADR、疗程及随诊时间等,使患者充分认识到过量使用 GC 的危害,提高患者依从性。②患者再次就医时详细询问患者的既往用药史,做好药物重新调整工作,以制订适宜的现行用药方案。③对当前的 GC 进行替代、减停治疗。减量过程中监测皮质醇及促肾上腺皮质激素(ACTH)的水平,根据检查结果来调整激素用量。

2. 类固醇性糖尿病(GIDM)或已有糖尿病加重　　GIDM 是由外源性给予 GC 所导致的一种糖代谢紊乱,达到糖尿病标准即可诊断[空腹血糖≥7mmol/L,随机血糖或口服葡萄糖后 2 小时血糖≥ 11.1mmol/L(A)]。使用 GC 后的高血糖患者并非都是 GIDM,长期应用 GC 的患者发生糖尿病的风险增加 36%~131%,糖尿病的发生率为 10%~40%,与 GC 使用剂量和时间呈显著的正相关。其机制是 GC 一方面促进肝脏糖异生与糖原分解,增加肝糖输出及减少骨骼肌和脂肪组织对葡萄糖的利用,降低胰岛素敏感性;另一方面通过直接作用,使胰岛 β 细胞功能受损,导致代偿胰岛素抵抗分泌足够量的胰岛素的能力受损。GIDM 的发病方式、临床表现与 2 型糖尿病类似,但并不完全相同,以中餐后至睡前血糖升高为主。血糖特点与 GC 类型、给药频次有关。可出现在 GC 治疗的任何阶段,既往无 DM 的患者在治疗 2~3 周后即可出现糖耐量异常,诱发糖尿病发生的时间平均为用激素后 6 周。血糖高峰和 GC 作用高峰一致,泼尼松属于中效糖皮质激素,血糖多于服药后4~6 小时达到高峰,并将持续 12~16 小时。早上顿服泼尼松时,血糖特点以午餐后或晚间血糖升高为主,几乎不影响空腹血糖;分次服用时,血糖则表现为全天升高,以餐后血糖升高为主。地塞米松等引起的血糖升高为持续性。GIDM 部分可逆,多在停药 48 小时后明显减弱或消失,但也有部分难以恢复。

危险因素:①使用较高的剂量,如泼尼松> 20mg/d、氢化可的松> 50mg/d、地塞米松> 4mg/d。一般而言,剂量越大、疗程越长,则发病率越高。服用泼尼松< 10mg/d 的患者发生 GIDM 的危险比(risk ratio,RR)值为 1.8,而服用泼尼松> 30mg/d 的患者的 RR 值上升到 10.3。② GC 的疗程长。③肥胖。④既往有空腹血糖受损或糖耐量受损。⑤既往有妊娠糖尿病或 GIDM 病史。⑥糖尿病家族史。⑦糖化血红蛋白> 6%。⑧高龄。⑨合并使用其他升高血糖的药物,如他克莫司。因此,在使用 GC 治疗前建议详细询问病史,进行多点血糖监测和口服葡萄糖耐量试验评估。同时合理选用 GC 的类型、剂量及疗程,确实做到及时防范、有效治疗。

应采取措施积极预防与干预:既往无糖尿病病史者,在起始中等剂量的 GC 治疗前 3 天建议监测餐前和餐后血糖；既往有糖尿病病史或糖尿病前期者，即使应用低剂量 GC，也应密切监测血糖（C）。长期（＞2个月）应用 GC 的糖尿病患者，一般血糖控制目标为餐前血糖＜7.0mmol/L、餐后血糖＜10mmol/L、HbA1c＜7%（A）。①一旦开始接受 GC 治疗，所有患者均应常规监测血糖，尤其是餐后血糖。②一旦出现糖代谢异常，应积极进行健康教育，包括饮食、运动等。③如确诊 GIDM，在原发病治疗允许的情况下，GC 应停用或快速减量，用其他方案或药物替代 GC。因治疗需要无法停用 GC 时，需密切监测血糖变化，并及时采取降血糖措施。④对于血糖轻至中度升高的患者，二甲双胍为首选的治疗药物（除非有禁忌证），其他降血糖药如磺酰脲类、吡格列酮、DPP-4 抑制剂等口服降血糖药也可选择。⑤胰岛素的应用。当餐前血糖≥11.1mmol/L、经口服降血糖药治疗效果不佳者均应首选胰岛素治疗。对于早晨顿服 GC 的患者，可以给予早餐前中效胰岛素（NPH）。NPH 的起效时间和达峰时间正好与糖皮质激素的血药浓度变化一致。一日多次服用糖皮质激素的患者可使用预混胰岛素或一日多次注射短效胰岛素加基础胰岛素。对于应用长效糖皮质激素或关节腔内应用 GC 者，可以选择长效胰岛素控制血糖。对于正在使用胰岛素降血糖治疗的糖尿病患者，口服糖皮质激素同时可在原方案的基础上加用 NPH。其使用的胰岛素日剂量可根据 GC 总量进行计算（表 2-1）。

表 2-1　根据糖皮质激素的用量估算胰岛素的日剂量

泼尼松用量 /（mg/d）	胰岛素剂量 /（U/kg）
≥40	0.4
30	0.3
20	0.2
10	0.1

如为儿童糖尿病患者，应增加胰岛素用量；如为 2 型糖尿病患者，一般不必改变原有的治疗方案，但口服降血糖药不能控制病情或使用的 GC 量较大、疗程较长者一般应改用胰岛素治疗。用 GC 出现高血糖后，虽不必立即停用，但可减少用量、缩短疗程，必要时需用胰岛素治疗。

3. 骨质疏松、骨折或骨坏死　糖皮质激素诱导性骨质疏松（glucocorticoid-induced osteoporosis, GIOP）是 GC 最常见的 ADR 之一，严重者可致椎体、肋骨和髋部等部位骨折。髋关节骨折是 GIOP 最严重的后果，并且随年龄增长,骨折风险指数增加。据统计,长期服用 GC 的患者 30%~50% 会发生骨质疏松性骨折,其中以松质骨(腰椎和股骨头)为主。长期应用 GC 的患者椎体骨折的风险为正常人的 2~5 倍。儿童患者还会影响骨强度、骨生长及成年后的骨骼总量。GC 是独立于 BMD 之外的另一引起骨折的重要危险因素,这可能与 GC 影响骨微结构和骨质量、降低骨强度有关。有研究表明,对于长期或大剂量应用 GC 的患者,携带 MTHFR677T 者较易发生糖皮质激素诱导性股骨头坏死,携带 ABCB1(C3435T)T 者发生激素性股骨头坏死的风险较低。

GIOP 的特点:① GC 对骨密度(BMD)的影响与给药时间相关,使用初期即可发生 GIOP。在使用 GC 的最初 3 个月内 BMD 就开始迅速下降,第 6 个月时达到顶峰,1 年后骨质可丢失 12%~20%,这一阶段称为快速期;随后骨质丢失呈现平稳而缓慢的趋势,每年约丢失 3%,该阶段称为慢速期。这种“双阶梯式”的进展提示 GIOP 早期骨质丢失迅猛而后缓慢持续,因此应时刻干预GIOP。②骨质丢失程度与 GC 使用剂量和用法有关。剂量越大则骨质丢失越显著,日剂量比累积剂量与骨折风险的相关性可能更高。GIOP 最易发生在长期大剂量口服 GC 的人群中,隔日给药疗法及冲击治疗不能阻止骨质丢失。③目前普遍认为 GC 诱导 GIOP 并无最小安全剂量。对于 GIOP,泼尼松的剂量 ≤ 2.5mg/d 为小剂量,2.5mg/d <泼尼松的剂量< 7.5mg/d 为中等剂量,泼尼松的剂量 ≥ 7.5mg/d 为大剂量。即使长期小剂量 GC 吸入治疗,也可导致多部位骨质丢失。④ GC 导致的 GIOP 是可逆性的,一旦停止 GC 治疗,BMD 可增高,骨折风险下降,但较为缓慢。当停止摄入 GC 后,在初始 6 个月内骨量恢复不明显,6 个月后骨量明显恢复,骨折风险逐渐回归至基线水平。当患者接受 GC 治疗累积> 1g 时,需要停药超过 15 个月才能够使骨折风险回归到基线水平。若已经发生 GIOP 相关性骨折,则骨量无法恢复正常,因此应用 GC 期间预防骨质丢失及骨折十分重要。⑤骨折与骨密度不平行,GIOP 患者未出现严重的骨质疏松时即可发生骨折。

美国风湿病学会(ACR)发布了 2017 年版的有关 GIOP 的防治指南。我国中华医学会风湿病学分会于 2013 年发布了有关 GIOP 诊治的专家共识。

应对措施:

(1)初始评估:个体发生骨折的风险还受其他因素影响,如年龄、种族、性别及伴随的骨质疏松危险因素。评估这类患者预防性抗骨质疏松治疗的利弊尤为重要。ACR 依据 5 年内的脊椎骨折发生率将骨折风险分为低度(< 5%)、中度(5%~10%)、高度(≥ 10%)3 层;又以 40 岁为年龄分界,采用不同的方法

和工具进行评估（表2-2）。

表2-2　GC治疗患者的骨折风险分层

	年龄≥40岁的成人	年龄＜40岁的成人
高危骨折风险	既往有骨质疏松性骨折；骨或脊柱骨密度 T 值≤ –0.25（年龄≥50岁的男性和绝经后女性）；FRAX* 计算出（GC校正后△）10年主要骨质疏松性骨折# 风险≥20%；FRAX* 计算出（GC校正后△）10年髋骨骨折风险≥3%	既往有骨质疏松性骨折
中危骨折风险	FRAX* 计算出（GC校正后△）10年主要骨质疏松性骨折# 风险≥10%~19%；FRAX* 计算出（GC校正后△）10年髋骨骨折风险＞1%且＜3%	髋骨或脊柱骨密度 Z 值＜ –3 或快速骨质丢失（1年内髋骨或脊柱骨骨质丢失≥10%）和持续GC治疗剂量≥7.5mg/d且时间≥6个月
低危骨折风险	FRAX* 计算出（GC校正后△）10年主要骨质疏松性骨折# 风险＜10%；FRAX* 计算出（GC校正后△）10年髋骨骨折风险≤1%	除GC治疗外，无任何上述危险因素

注：*：https://www.sheffield.ac.uk/FRAX/；FRAX：骨折风险评估工具；△：若GC的治疗剂量＞7.5mg/d，FRAX计算出的主要骨质疏松性骨折风险 ×1.15；髋骨骨折风险 ×1.2（如若髋骨骨折风险2%，则增加至2.4%）；#：主要骨质疏松性骨折包括脊柱、髋骨、腕关节或肱骨骨折。

1）骨折风险初始评估：所有骨折风险初始评估与再评估均是良好的经验推荐。不同年龄的骨折风险评估内容及体格检查内容详见图2-1。

2）骨折风险再评估：对于所有持续接受GC治疗的成人及儿童患者，每12个月应进行1次临床骨折风险再评估。不同的年龄层和治疗阶段，再评估的频率也不同（图2-2）。

（2）治疗：开始长程GC治疗成人患者（男性及非育龄妇女）GIOP的初始治疗与预防推荐的理由及力度详见表2-3。

钙剂和维生素D的摄入及生活方式的调整适用于所有接受GC治疗的患者。所有接受GC治疗的患者条件性推荐最佳钙剂摄入量（1 000~1 200mg/d）和维生素D摄入量（600~800U/d，血清水平≥20ng/ml），生活方式的调整包括均衡饮食、维持体重、戒烟、常规承重或对抗性训练、限制乙醇摄入。

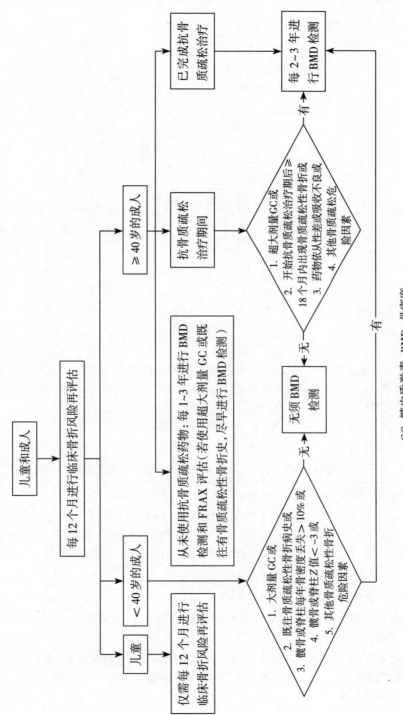

GC：糖皮质激素；BMD：骨密度。

图2-1 骨折风险初始评估

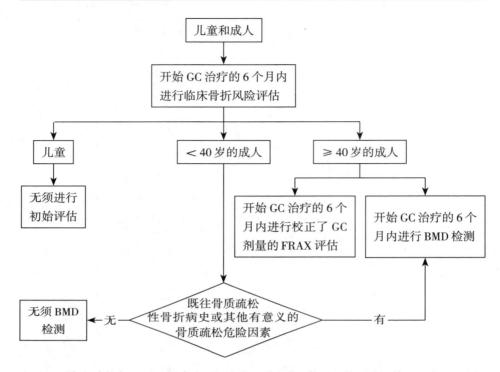

GC：糖皮质激素；BMD：骨密度；抗骨质疏松治疗后使用骨折风险评估工具（FRAX）的可靠性尚存争议，但针对年龄≥40岁的未接受抗骨质疏松治疗的成人，可重复进行FRAX计算。需要注意的是，某些情况下可能无法进行BMD检测。

图2-2　骨折风险再评估

表2-3　长程GC治疗成人患者（男性及非育龄妇女）GIOP的初始治疗与预防推荐

1　所有接受泼尼松的治疗剂量≥2.5mg/d且疗程≥3个月的成人患者

1.1　优化钙剂（1 000~1 200mg/d）和维生素D的摄入（600~800IU/d）及生活方式的改变（均衡饮食、体重保持在合理范围内、戒烟、定期负重或抗阻力训练、每天限制饮用1~2种含乙醇的饮料）优于不接受任何治疗或只单独进行上述某项治疗（条件性推荐）

2　年龄≥40岁的低危骨折风险的成人患者

2.1　优化钙剂和维生素D的摄入及改善生活方式，优于使用双膦酸盐类、特立帕肽、地诺单抗或雷洛昔芬

2.2　条件性推荐：由于骨折风险低危患者使用任何额外抗骨折治疗的获益、花费和潜在危害的证据等级低，故针对钙剂和维生素D强于口服双膦酸盐类、特立帕肽、地诺单抗的推荐是有条件的推荐

续表

2.3 强烈推荐：针对骨折风险低危患者，使用额外抗骨折治疗的获益和潜在危害的证据等级低，故强烈推荐使用钙剂和维生素 D 治疗，而非静脉双膦酸盐类和雷洛昔芬治疗

3　年龄≥40 岁的主要骨折风险中危的成人患者（条件性推荐）

3.1 口服双膦酸盐类优于单独服用钙剂和维生素 D

3.2 口服双膦酸盐类优于静脉双膦酸盐类、特立帕肽、地诺单抗或雷洛昔芬

口服双膦酸盐类安全、花费少，且目前无明显的证据显示其他抗骨质疏松治疗的获益优于口服双膦酸盐类；若不适宜口服双膦酸盐类，其他抗骨质疏松药物的选择顺序如下：

3.2.1 静脉双膦酸盐类：目前证据显示静脉使用双膦酸盐类的风险大于口服双膦酸盐类治疗

3.2.2 特立帕肽：每日静脉注射的花费高、负担重

3.2.3 地诺单抗：缺乏免疫抑制剂治疗的患者的安全性数据

3.2.4 雷洛昔芬（针对绝经期女性）：若上述所有药物均不适用，才考虑使用，但缺乏足够的获益（对 GC 治疗的患者椎骨和髋骨骨折风险的影响）和潜在危害（血栓风险、死亡率）的数据

4　年龄≥40 岁的高危骨折风险的成人患者

4.1 推荐口服双膦酸盐类，而非单独使用钙剂和维生素 D

4.2 口服双膦酸盐类优于静脉双膦酸盐类、特立帕肽、地诺单抗或雷洛昔芬

口服双膦酸盐类安全、花费少，且目前无明显的证据显示其他抗骨质疏松治疗的获益优于口服双膦酸盐类；若不适宜口服双膦酸盐类，其他抗骨质疏松药物的选择顺序与年龄≥40 岁的主要骨折风险中危的成人患者的选择顺序相同

4.3 强烈推荐口服双膦酸盐类而非单独使用钙剂和维生素 D：因为目前其抗骨折效应的间接证据等级高且危害小

4.4 其他抗骨质疏松药物的推荐为条件性推荐：缺乏高质量、直接证据的支持

5　年龄＜40 岁的低危骨折风险的成人患者

5.1 优化钙剂和维生素 D 的摄入，改善生活方式，优于双膦酸盐类、特立帕肽或地诺单抗治疗

5.2 条件性推荐使用钙剂和维生素 D，而非口服双膦酸盐类、特立帕肽和地诺单抗，因为目前任何额外可供选择的治疗在抗骨折获益、花费及潜在危害等方面的证据等级低

5.3 强烈推荐使用钙剂和维生素 D 优于使用静脉双膦酸盐类，因为目前针对这部分低危骨折风险人群，额外抗骨折治疗的获益和潜在危害的证据等级低

6　年龄＜40 岁的中至高危骨折风险的成人患者（条件性推荐）

6.1 口服双膦酸盐类优于单独使用钙剂和维生素 D

6.2 口服双膦酸盐类优于静脉双膦酸盐类、特立帕肽或地诺单抗

续表

口服双膦酸盐类安全、花费少，且目前无明显的证据显示其他抗骨质疏松治疗的获益优于口服双膦酸盐类；若不适宜使用口服双膦酸盐类，其他抗骨质疏松药物的选择顺序如下：

6.2.1　静脉双膦酸盐类：目前证据显示静脉使用双膦酸盐类的风险大于口服双膦酸盐类治疗

6.2.2　特立帕肽：每日静脉注射的花费高、负担重

6.2.3　地诺单抗：缺乏免疫抑制剂治疗的患者的安全性数据

注：GIOP 为糖皮质激素诱导性骨质疏松；GC 为糖皮质激素。

　　1）初始药物治疗：针对不同的年龄层、GC 的疗程和剂量不同、特殊人群（如育龄妇女、绝经后女性、器官移植患者）及儿童患者（表 2-4，图 2-3），在充分评估骨折风险的基础上，合理选择治疗方案，并且综合考虑骨折风险下降率、药物 ADR 及花费后的药物治疗顺序。

表 2-4　长程 GC 治疗的特殊人群的 GIOP 治疗及预防推荐

1　在抗骨质疏松治疗期间无妊娠计划且使用有效避孕措施或无性生活的中至高危骨折风险的育龄妇女（表 2-2）（条件性推荐）

推荐口服双膦酸盐类优于单独使用钙剂和维生素 D、特立帕肽、静脉双膦酸盐类或地诺单抗

口服双膦酸盐类安全、经济，且目前无相关证据支持其他抗骨质疏松药物有更好的抗骨折获益；若不宜口服双膦酸盐类，其他治疗的选择顺序如下：

1）特立帕肽：安全性、经费及每日注射治疗的负担

2）静脉双膦酸盐类和地诺单抗：具有妊娠期潜在致畸风险，因目前缺乏该类药物在妊娠期的安全性数据，故仅在高危患者中推荐

2　年龄 ≥ 30 岁且接受超大剂量 GC 治疗的成人患者（条件性推荐）

推荐口服双膦酸盐类治疗优于单独使用钙剂和维生素 D

推荐口服双膦酸盐类治疗优于静脉双膦酸盐类、特立帕肽或地诺单抗

基于安全性和经济方面的考虑，且目前缺乏使用其他抗骨质疏松药物而增加抗骨折获益的证据

若不宜使用双膦酸盐类治疗，可供的选择在表 2-3 中已列举（年龄 ≥ 40 岁和年龄 < 40 岁的成人）

3　长期 GC 治疗、GFR ≥ 30ml/min 且无代谢性骨病证据的成人器官移植患者（条件性推荐）

遵循上述同年龄组非器官移植患者的治疗推荐（表 2-3），额外的推荐如下：

推荐所有肾移植患者接受代谢性骨病专家的评估

目前缺乏多种免疫抑制剂治疗的成年患者使用地诺单抗是否会导致感染的安全性数据，故不推荐使用地诺单抗

续表

4　年龄在4~17岁的儿童,GC治疗时间≥3个月(条件性推荐)

优化钙剂(1 000mg/d)、维生素D(600IU/d)的摄入,以及改善生活方式

5　年龄在4~17岁的儿童,既往存在骨质疏松性骨折,持续GC治疗剂量≥0.1mg/(kg·d),时间≥3个月(条件性推荐)

推荐口服双膦酸盐类(若不宜用口服治疗,可静脉双膦酸盐类治疗)加钙剂和维生素D治疗优于仅单独使用钙剂和维生素D

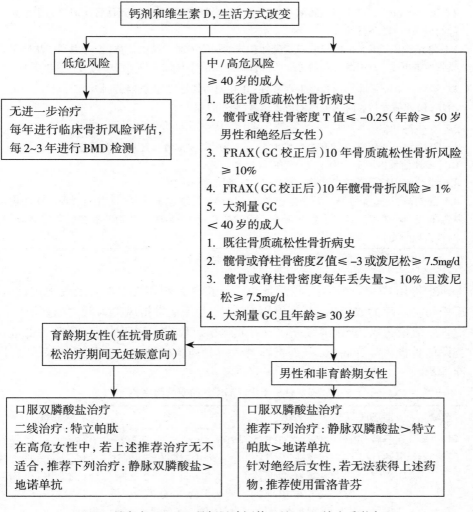

BMD:骨密度;FRAX:骨折风险评估工具;GC:糖皮质激素。

图2-3　成年患者的初始药物治疗

2）随访治疗推荐：针对初始治疗失败或双膦酸盐类治疗后仍处于中至高危骨折风险的患者，随访治疗推荐见表2-5。双膦酸盐治疗药物见表2-6。

表2-5 预防GIOP的随访治疗推荐

1 年龄≥40岁的持续GC治疗的成人患者，口服双膦酸盐类的治疗时间≥18个月后发生骨折或骨密度显著下降（≥10%/年）（条件性推荐）

1.1 推荐在钙剂和维生素D的基础上加用其他种类的抗骨质疏松药物（特立帕肽或地诺单抗，若吸收不良或药物依从性差可考虑静脉双膦酸盐类），优于单纯使用钙剂和维生素D或继续口服双膦酸盐类加上钙剂和维生素D的治疗

2 年龄≥40岁，已口服双膦酸盐类治疗5年，继续使用GC，经评估骨折风险为中至高危的成人患者（条件性推荐）

2.1 继续积极治疗[继续口服双膦酸盐类或切换为静脉双膦酸盐类（若考虑到依从性和吸收性的问题）或切换为其他等级的抗骨质疏松治疗]，优于单独使用钙剂和维生素D

3 年龄≥40岁，除钙剂和维生素D外，正在使用其他抗骨质疏松药物治疗，未继续GC治疗，经评估骨折风险为低危的成人患者（条件性推荐）

3.1 停用抗骨质疏松药物，继续钙剂和维生素D，优于继续抗骨质疏松药物

4 年龄≥40岁，除钙剂和维生素D外，正使用其他抗骨质疏松药物治疗，未继续使用GC，经评估骨折风险为中至高危的成人患者

4.1 继续使用抗骨质疏松药物，优于停用抗骨质疏松药物

4.2 强烈推荐：专家强烈推荐高危患者在使用钙剂及维生素D之外加用抗骨质疏松药物

4.3 有条件的推荐：针对中危患者有条件的推荐，因为相较于药物的潜在危害，治疗后的骨折风险更低

注：GIOP为糖皮质激素诱导性骨质疏松；GC为糖皮质激素。

3）停用GC后的治疗：年龄≥40岁、接受钙剂和维生素D及其他抗骨质疏松药物治疗的成年患者，当停用GC时，若评估骨折风险为低危，建议停用抗骨质疏松药物，否则继续完成抗骨质疏松疗程或直至评估骨折风险为低危；若评估骨折风险为高危，强烈推荐继续抗骨质疏松治疗。这些推荐都是条件性推荐。

表2-6 可用于治疗GIOP的双膦酸盐类

药物	适应证	疗效	用法	注意
阿仑膦酸钠	绝经后OP、男性OP、GIOP	显著增加腰椎和髋部骨密度，显著降低椎体及非椎体骨折风险	70mg p.o. q.w. 或10mg p.o. q.d.；建议空腹时用200~300ml白开水送服，服药后的30分钟内保持直立位，避免进食任何食物、药物、饮料	胃与十二指肠溃疡、反流性食管炎慎用；CrCl＜35ml/min者禁用

续表

药物	适应证	疗效	用法	注意
依替膦酸钠	原发性 OP、绝经后 OP、药物引起的 OP	增加腰椎和髋部骨密度，降低椎体骨折风险	间歇性周期给药，两餐间口服 0.2g b.i.d.×2 周，停药 10 周，每 3 个月为 1 个疗程，停药期间补充钙剂及维生素 D_3。服药 2 小时内避免进食高钙食物及含矿物质的维生素或抗酸药	肾功能损害、孕妇及哺乳期妇女慎用
伊班膦酸钠	绝经后 OP	增加腰椎和髋部骨密度，降低椎体及非椎体骨折风险	2mg 加入 250ml 0.9% 氯化钠注射液中，每 3 个月 1 次（2 小时以上）	CrCl < 35ml/min 者禁用
利塞膦酸钠	绝经后 OP 和 GIOP	增加腰椎和髋部骨密度，降低椎体及非椎体骨折风险	5mg q.d. 或 35mg q.w.，服法同阿仑膦酸钠	胃与十二指肠溃疡、反流性食管炎慎用
唑来膦酸钠	绝经后 OP	显著增加腰椎和髋部骨密度，降低椎体及非椎体骨折风险	5mg 加入 250ml 0.9% 氯化钠注射液中，静脉滴注至少 15 分钟以上，每年 1 次	CrCl < 35ml/min 者禁用

　　GIOP 风险分层和监护也可按照我国的专家共识推荐进行监护（图 2-4）。

　　4. 细菌、病毒和真菌等各种感染　大剂量 GC[> 3mg/（kg·d）]可干扰抗原被巨噬细胞吞噬及在细胞内的转化，抑制细胞毒性 T 细胞和 B 细胞对特异性刺激的增殖应答，具有较强的免疫抑制作用。因此，长期应用可使机体的防御功能降低，易诱发各种感染或使潜在的病灶扩大甚至波及全身，年迈体弱者尤甚。常见的有：①结核病灶的复燃和扩散；②继发金黄色葡萄球菌和真菌感染，甚至发展成细菌和真菌性败血症；③使水痘、牛痘接种和单纯疱疹等病毒感染的病情加重；④促使隐性疟疾和阿米巴病播散，感染部位多为肺、泌尿系统、肛周、膈下、腹腔与注射部位等；⑤眼用制剂可引起病毒、真菌、棘阿米巴和诺卡菌感染加重及诱发新的感染。

　　应对措施：已知有感染的患者开始 GC 治疗时必须满足以下条件，包括① GC 是非用不可的手段；②病原菌已经明确，而且具备有效的抗菌药物治

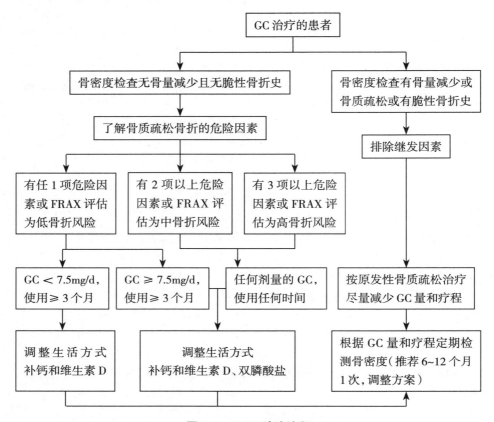

图 2-4 GIOP 诊治流程

注：①糖皮质激素，以泼尼松为例。② FRAX 计算公式见 https://www.sheffield.ac.uk/FRAX/。③调整生活方式：进富含钙、低盐和适量蛋白质的均衡膳食；适当进行户外运动和日照、康复治疗；禁吸烟、酗酒和慎用影响骨代谢的药物；防止跌倒；加强保护（如用关节保护器）等。④骨折的危险因素：低 BMI（≤ 19kg/m^2）；既往脆性骨折史；父母髋骨骨折史；吸烟；过量饮酒；合并引起继发性骨质疏松的其他疾病。

疗。目前大多数学者不主张在应用 GC 的过程中合用抗菌药物预防感染，而是提出在应用过程中应密切观察，警惕感染的发生。一旦出现感染，须即刻查清感染的性质，选择敏感药物，予以足量治疗达到迅速控制，并同时撤减GC 的用量。

5. 胃与十二指肠溃疡、消化道出血或穿孔 大剂量 GC 抑制胃肠道的前列腺素合成，促进胃酸和促胃液素分泌，抑制胃黏液分泌，降低胃黏膜的屏障作用，阻碍组织修复，干扰胆汁酸盐代谢，促进溃疡形成（类固醇性溃疡），并可诱发黏膜糜烂及出血，亦可使原有的消化性溃疡加重，两者均可进一步发展引起消化道出血和穿孔。治疗与一般消化性溃疡及其并发症相同。在少数患者可诱发急性胰腺炎或脂肪肝。为防止胃部并发症，对大剂量、长疗程应用 GC 者，特别是有胃肠病史者应同时给予保护胃黏膜和 / 或制酸的药物。

应对措施：

（1）使用指征：对于使用 GC 联用非选择性 NSAID 的人群，无论何种剂量，都应予以 PPI 预防胃黏膜损伤；对于给药剂量（以泼尼松为例）＞ 0.5mg/（kg·d）的人群或长期服用维持剂量（2.5~15.0mg/d）的人群，应密切关注其胃肠道出血症状，必要时予以 PPI。根据患者的胃肠黏膜损伤情况减停 PPI，暂未有明确的有关疗程的指导性意见。

（2）药物选择：① H_2RA 类，法莫替丁 20mg、雷尼替丁 150mg、西咪替丁 400mg，均 2 次 /d；② PPI 类，奥美拉唑 20~40mg、泮托拉唑 40mg、兰索拉唑 30mg、雷贝拉唑 10~20mg、埃索美拉唑 20~40mg，均 1 次 /d。首选口服，不能口服者才考虑静脉给予。

6. 高血压、充血性心力衰竭和动脉粥样硬化、血栓形成、高脂血症　长期应用 GC 可导致血脂异常和高血压。其可能因素有：①促进蛋白质分解，加速糖异生及增加脂肪沉积；②促进垂体分泌脂质动员激素，升高血脂，β- 脂蛋白增多；③大剂量 GC 促进肾小管对钠的重吸收增加，导致水钠潴留，血容量增多；④GC 促进排钾，导致高血压的易患性增高。

应对措施：

（1）高脂血症：①用他汀类药物可阻止因高血脂所致的动脉粥样硬化和预防心肌梗死的发生；②补充叶酸和复方 B 族维生素（含维生素 B_6 和维生素 B_{12}）可防止同型半胱氨酸升高（与动脉硬化和高血压有关）；③合理膳食，即减少饱和脂肪和糖类的摄入，增加水果、蔬菜和纤维的摄入，有利于控制高脂血症。

（2）高血压：①引起高血压者应给予低盐饮食，加服沙坦类、普利类、洛尔类、地平类和噻嗪类利尿药治疗；②对有基础疾病者，用激素冲击治疗时应进行心电监护，并延长输注时间（2~3h/ 次）；③对出现冠心病或心力衰竭者应转由相关专科进行强心、利尿、血管扩张、抗凝等治疗。

7. 肌无力、肌肉萎缩、伤口愈合迟缓　1932 年，Harvey Cushing 首次报道了糖皮质激素诱导的肌病，是库欣综合征的诸多表现之一，主要表现为近端肌无力和上肢肌肉萎缩，不伴疼痛，病程呈亚急性，往往达数周或数月，其发生概率、严重程度与激素剂量呈正相关。常发生在泼尼松的相当剂量＞ 40mg/d、使用氟化激素如地塞米松时，肿瘤患者和老年人的风险高，有报道称激素引起的肌病发病率达 60%。其发病机制是 GC 对肌肉有直接的分解代谢作用，降低蛋白质的合成，增加蛋白质的分解代谢，从而导致肌肉萎缩。诊断比较困难，因其肌酶、肌活检及肌电图检测往往正常。激素减量后 3~4 周

29

症状开始改善,停用激素后肌肉功能恢复正常常需数月至 1 年。应警惕肌病危象(松弛性瘫痪、机械性换气困难)的发生,因其症状急,故死亡率高。眼用制剂可引起角膜上皮修复和伤口愈合延迟、角膜基质溶解,甚至角膜溃疡、穿孔等。

应对措施:①需激素长程治疗的患者不用氟化激素,或用非氟化激素如泼尼松替代;②合用激素助减剂以减少激素用量;③激素的隔晨给药疗法可减少本病的发生率;④适当运动和高蛋白饮食可减轻肌萎缩。

8. 皮质类固醇性青光眼、白内障　眼是 GC 的重要靶器官,全身或局部长期用药会出现眼部的并发症,以青光眼、突眼和白内障较常见。18%~36%的长期使用 GC 的患者出现眼压升高甚至开角型青光眼,多见于 40 岁以上者或原有糖尿病、高血压的患者。眼压升高是可逆性的,可用降眼压药物,不一定要停用 GC。GC 对眼压的影响与其种类、用法、时间长短和剂量有关。全身用药的眼压反应小,局部用药的眼压反应较大。地塞米松、泼尼松龙和倍他米松较易发生,可的松、氢化可的松不易发生。浓度高、剂量大则反应较大,反之则小。一般认为使用 GC 0.5~1 年即引起白内障。GC 性白内障的发生与个体遗传性有关。白内障多见于小儿,尤其是婴儿的敏感性高。长期用药的儿童的白内障发生率为 20%~40%,而且常是不可逆性的,停药后可继续加重。即使减量或者停药往往也不能使已经混浊的晶状体恢复正常的透明度。

应对措施:长期用激素治疗者每 6~12 个月行 1 次眼科检查,如视力下降至 0.3 以下,应及时去眼科行超声雾化治疗。

9. 精神症状　如焦虑、兴奋、欣快感或抑郁、失眠、性格改变,严重时可诱发精神失常、癫痫发作。

应对措施:①用激素前了解患者是否有精神疾病或家族史,如有应尽量避免使用。②每日分次给药疗法能干扰自身激素的正常产生,引起睡眠障碍;如改用时辰给药疗法,晚间苯二氮䓬类抗焦虑药等可改善睡眠障碍。③碳酸锂对防治激素诱发的躁狂型精神病效果良好。④对应用地塞米松治疗的患者,如出现精神症状,应及时更换为其他激素。

10. 儿童长期应用影响生长发育。

应对措施:①尽量改用激素替代治疗。因一旦停用激素,患儿常会出现一个补偿性的发育急速期,使身体发育至正常水平。②隔日给药疗法可减轻影响,但不能完全消除影响。③必要时给予生长激素治疗,以起到逆转分解代谢的效应。

11. 外用 GC 的皮肤系统 ADR　长期外用 GC 可能诱发或加重局部感染,如加重痤疮、疥疮感染程度,导致皮肤萎缩变薄、毛细血管扩张、多毛、色素改变、激素依赖及反跳、口周皮炎，产生难辨认癣、难辨认毛囊炎、接触性皮炎，诱发溃疡、毛囊炎或粟粒疹、脂肪或肌肉萎缩等 ADR；在面部长期外用时可出现口周皮炎、酒渣鼻样皮损等。全身长期大面积应用可能因吸收而造成 HPA 抑制、类库欣综合征、婴儿及儿童生长发育迟缓、血糖升高、致畸、矮小症等系统性 ADR。肾上腺糖皮质激素接触性皮炎近年也多有报告，根据明确的用药史，自觉症状如瘙痒、烧灼感、疼痛及接触药物后的局部皮损表现进行诊断。斑贴试验对于区分刺激性皮炎及变应性接触性皮炎有重要意义，前者可疑药物斑贴试验阴性而后者阳性。

应对措施：

（1）评价：外用药在使用过程中出现 ADR，应立即停药，评价 ADR。贴剂及硬膏则应在去除药物至少 30 分钟后进行判定，以排除局部压迫造成的皮肤红斑反应。

1）主观症状：包括瘙痒、疼痛或烧灼感，可以按照 4 级方法评价。即 0= 无；1= 轻度，不影响日常生活及睡眠；2= 中度，影响日常生活，但不影响睡眠；3= 重度，影响睡眠。

2）皮损表现：包括红斑、丘疹、水肿、水疱、大疱、渗出、脓疱、糜烂、渗出及溃疡、肥厚、脱屑等，可以按照 4 级方法评价。即 0= 无；1= 轻度，只有模糊的红斑，没有水肿（皮损摸不到）及丘疹；2= 中度，有清晰的红斑，伴水肿（皮损可以触摸到）及丘疹；3= 重度，出现水疱、大疱、渗出或脓疱、糜烂、渗出或溃疡或风团、肥厚。

（2）处理：主观症状及皮损表现积分之和 ≤ 2 的轻度刺激性皮炎无须处理，可以在密切临床观察的情况下继续应用；积分 ≥ 3 的刺激性皮炎应停药，必要时待反应消退后缩短使用时间或降低药物浓度后尝试使用；变应性接触性皮炎、速发型接触性反应及光接触性皮炎不应再继续用药。

12. 吸入性糖皮质激素的 ADR　包括声音嘶哑、咽部不适和念珠菌定植、感染；长期使用较大剂量的吸入性糖皮质激素者也可能出现全身 ADR。

应对措施：严格按照吸入装置说明书中的吸入步骤使用，吸完后要漱口并吐出。

13. 自身抵抗或速发型变态反应　GC 具有良好的抗过敏作用，但 GC 对特异性过敏体质的人也具有致敏性。GC 本身也作为一种抗原刺激机体产生抗体，当过敏体质的人再次接受这种抗原时，可产生速发型变态反应，引起过敏性休克。甲泼尼龙和地塞米松等偶可引起 I 型变态反应。地塞米松过敏反应在 21~40 岁高发，近半数存在其他食物和 / 或药物过敏史，过敏体质比例较高的人群发生多种药物如地塞米松过敏反应的概率比普通人群要高。地塞米松过敏反应大多以速发型表现为主，不管是什么原因需要使用地塞米松注射给药,给药时及给药后30分钟是临床观察的重点。

应对措施:关注地塞米松的使用风险和安全性信息,尤其是注射剂,除要做到严格按适应证给药、详细询问过敏史、认真选择给药途径和给药剂量外,使用或观察30分钟后再让患者离院。

14. 抑制HPA,肾上腺皮质功能减退　用泼尼松20mg/d持续1周即可引起HPA抑制,但一般来说,如果应用外源性GC的时间在3周以内,HPA的功能恢复较快,突然停药致发生急性肾上腺危象的可能性很小。用泼尼松15mg/d以上剂量治疗1年以上者,停药后HPA的恢复约需半年。有临床研究表明,在急性淋巴细胞白血病患儿中几乎所有患儿在停用激素的前几天内就出现肾上腺功能不全,多数患儿在几周内即可恢复,一小部分患儿的肾上腺功能不全甚至持续到34周。接受泼尼松治疗的患儿的肾上腺功能不全恢复时间要短于接受地塞米松治疗的患儿,使用氟康唑的患儿的肾上腺功能不全恢复时间延长。

应对措施:

(1)评估风险

1)可能出现HPA抑制的患者:①所有接受过剂量>20mg/d泼尼松或等效糖皮质激素治疗,且给药超过3周的患者;②任何在晚间或睡前接受过泼尼松给药超过数周者;③任何出现类库欣综合征表现的患者。

2)HPA抑制可能较小的患者:可以在认为对已有疾病的治疗适当时逐渐停药。①接受糖皮质激素治疗的时间短于3周的患者;②采用隔日给药疗法治疗的患者。

3)风险中等或不确定HPA抑制风险的患者:①服用20mg/d泼尼松或等效糖皮质激素3周以上的患者;②<10mg/d泼尼松或等效药物治疗,且并非在睡前单次用药,用药时间大于数周的患者。

(2)防治措施:①在控制病情的前提下,尽可能减少激素的使用剂量和时间,但长期应用者不宜骤停,应逐渐减量;②采用时辰给药疗法,应用中效糖皮质激素及停药前改用隔晨给药疗法均可减少抑制程度;③长疗程患者停药后如遇大的应激(如手术、外伤、严重感染等)应再补充激素以免发生"危象"(出现疲劳、纳差、恶心、发热,偶有低血压和休克);④对长期应用激素者,积极加用有效的其他治疗方法以减少激素用量;⑤当泼尼松量减为隔日用5mg时,应检测早晨8时的血浆皮质醇水平,当达到>10μg/dl时方能终止激素治疗。

GC可引起全身各个系统的ADR,总结见表2-7。

表 2-7　糖皮质激素对不同系统相关 ADR 的监护表

系统	不良反应	药学监护措施
液体/电解质干扰	钠潴留	在充血性心力衰竭或高血压患者中谨慎使用
	水肿	降低盐摄入
	钾排泄增加	补钾
	钙排泄增加	在骨质疏松症发生风险增加的患者中谨慎使用；补充钙可能是必要的，尤其是在绝经后的女性中
胃肠道	胃刺激性	随餐服用以防止胃部不适
	恶心/呕吐、体重减轻/体重增加、腹胀、消化性溃疡、溃疡性食管炎、胰腺炎	随着剂量增加和长期使用，这些影响的风险会增加。建议仅在需要长期大剂量类固醇治疗的患者中使用抗溃疡药；在有穿孔或出血潜在风险的胃肠道疾病患者中谨慎使用或避免使用
内分泌系统	肾上腺皮质功能亢进（类库欣状态）、继发性肾上腺功能不全	低剂量下也可长期使用
	闭经和绝经后出血	
	糖尿病	
	葡萄糖不耐受、高血糖	糖尿病患者应增加胰岛素或口服降血糖药的剂量并改变饮食
心血管系统	高血压	在心肌梗死患者中应格外谨慎使用
	血栓栓塞	血栓栓塞性疾病患者慎用，已有血液凝固性增加的报道
	血栓性静脉炎	
	充血性心力衰竭	
眼科	后囊白内障	长时间使用可能会导致眼压升高或眼神经受损，需要加强相关监护
	青光眼	在单纯性眼疱疹患者中使用可能会导致角膜穿孔，此类患者加强监护
	可能会增强眼睛的继发性真菌或病毒感染	加强监护
肌肉骨骼	肌肉疼痛或无力、消瘦、病理性长骨或椎骨压缩性骨折、骨蛋白基质萎缩、股骨头或肱骨头无菌性坏死	容易出现骨质疏松症的患者慎用；如果发生骨质疏松症，应重新评估风险与获益；老年人、虚弱或营养不良的患者可能更容易出现这些影响。补充钙 1 500mg/d 和维生素 D 800IU/d；也应考虑阿仑膦酸盐治疗

续表

系统	不良反应	药学监护措施
神经系统	头痛、眩晕、癫痫发作、运动能力增强、失眠、情绪变化、精神疾病	患有惊厥或精神疾病的患者慎用，使用可能会加剧先前存在的精神疾病。糖皮质激素诱导的精神疾病与剂量有关，在治疗后的 15~30 天内发生，如果必须继续进行糖皮质激素治疗，可以继续使用
皮肤科	痤疮、伤口愈合不良、多毛症、皮肤萎缩/脆弱性增加、瘀斑	需要警惕裸露的皮肤和四肢出现瘀斑
其他	感染的概率增加、感染的症状被掩盖	禁用于患有系统性真菌感染的患者。治疗期间请勿使用活病毒疫苗。对皮肤测试的反应可能会被抑制

二、糖皮质激素的药物相互作用及监护要点

糖皮质激素主要通过 CYP3A4 途径在肝脏和其他组织中进行代谢，例如倍他米松、地塞米松等可被 CYP3A 酶家族代谢。CYP3A4 和 CYP3A5 基因多态性与 GC 抵抗和敏感性相关。

1. CYP3A4 与 CYP3A5 基因多态性对糖皮质激素的作用　CYP3A 酶通过脱氢和羟基化作用代谢地塞米松、布地奈德等多种 GC。在 CYP3A 亚家族中，CYP3A4 对代谢 GC 最有效，CYP3A5 次之；CYP3A5*3（A6986G）AG/GG 型、CYP3A5*6（G14690A）GA/AA 型可致 CYP3A5 酶活性降低，携带这两种基因的个体比携带 CYP3A5*1AA 型的个体拥有更高的血药浓度。CYP3A4 与 CYP3A5 基因多态性会导致其编码的 CYP3A 酶活性改变，携带 CYP3A4*22（C15389T）T 等位基因的个体可使其编码的 CYP3A4 酶活性降低，携带 CYP3A5*3（A6986G）G 等位基因的个体可使其编码的 CYP3A5 酶活性显著降低，从而影响 GC 在体内的代谢。应用 GC 时，CYP3A4*22（C15389T）CT/TT 型、CYP3A5*3（A6986G）AG/GG 型个体需要更低的药物剂量，以防止发生 ADR。

2. 糖皮质激素作为诱导剂对 CYP450 的作用　在临床用药过程中，药物若对 CYP450 存在诱导作用，则能通过影响 CYP450 表达而影响药物代谢。在人肝脏细胞中，地塞米松对 CYP3A 有诱导作用；在肺组织，地塞米松、布地奈德、倍氯米松可使 CYP3A5mRNA 的表达量增加 4~6 倍。

从表 2-8 可知，大部分吸入性或鼻用 GC 在胃肠道中被吸收，最终经肝药酶代谢，主要涉及的肝药酶有 CYP3A4 和 CYP2D6。因此，在与 CYP3A4

和 CYP2D6 抑制剂合用时就会使得其在体内的代谢减慢，进而影响药物的曲线下面积（area under the curve，AUC）、半衰期等，使得 ICS 或 INCS 引起全身 ADR 的风险大大增加。

表 2-8　与吸入性或鼻用糖皮质激素发生相互作用的药物

肝药酶种类	具体药物
CYP3A4 强抑制剂	①抗生素：大环内酯类、克拉霉素；②抗真菌药：氟康唑、伊曲康唑、伏立康唑；③抗心律失常药：胺碘酮、利多卡因；④钙通道阻滞剂：地尔硫草、维拉帕米；⑤蛋白酶抑制剂：茚地那韦
CYP2D6 抑制剂	①抗精神病药 / 抗抑郁药：阿米替林、氟哌啶醇、利培酮、氯氮平、氟西汀；②作用于心脏的药物：氟卡尼、普罗帕酮、卡维地洛、美托洛尔

药物相互作用总结：①与肝药酶 CYP3A4 抑制剂如红霉素等合用可减少激素的代谢，升高其血药浓度；与巴比妥类药物、苯妥英、卡马西平、利福平等肝药酶诱导剂合用能加速激素的代谢。②与环孢素合用可能增强两者的活性。③与避孕药或雌激素制剂合用可能减少某些激素的肝代谢。④与 NSAID 合用可增加胃肠道 ADR 发生风险，增强对乙酰氨基酚的肝毒性；低凝血酶原血症患者谨慎合用激素与阿司匹林。⑤与有排钾作用的药物（如两性霉素 B、利尿药）合用时有导致心脏增大和充血性心力衰竭的报道，合用时应监测血钾。⑥与洋地黄类药物合用可能增加因低钾血症而引发心律失常的风险。⑦与胆碱酯酶抑制药合用可导致重症肌无力患者严重无力；若可能，应于皮质类固醇治疗开始前至少 24 小时停用胆碱酯酶抑制药。⑧皮质激素，尤其是泼尼松龙可增加异烟肼在肝脏的代谢和排泄，降低异烟肼的血药浓度和疗效。⑨ GC 可促进美西律在体内的代谢，降低血药浓度。⑩与生长激素合用可抑制后者的促生长作用。⑪与华法林合用时应频繁监测凝血指数。⑫ GC 可能升高血糖从而减弱降血糖药的作用，合用时可能需调整降血糖药的剂量。⑬麻黄碱增强 GC 的代谢清除，甲状腺激素可使糖皮质激素的代谢清除率增加。⑭与蛋白同化激素合用可增加水肿的发生率，使痤疮加重。⑮与制酸药合用可减少泼尼松或地塞米松的吸收。⑯与抗胆碱药（如阿托品）长期合用可致眼压升高。⑰与免疫抑制剂合用可增加感染的风险，并可能诱发淋巴瘤或其他淋巴细胞增生性疾病。

三、糖皮质激素不同用法的监护要点

（一）冲击治疗

GC 冲击治疗多用于危重患者的抢救，且 ADR 较多，故在应用前应充分评估适应证和禁忌证,慎重选择。

1. 循环系统　GC 如果输注速度过快,可导致心肌中毒,出现多种异常心电图及心律失常甚至心源性猝死。建议在激素冲击治疗的实施过程中进行连续的心电监护,有基础疾病者应延长给药时间(2~3h/ 次)。若在下次输注 GC前心电图未恢复正常,应暂停治疗,直到恢复正常后再完成冲击治疗疗程。对于既往病史有心律失常的患者,特别是老年人,不适合应用激素冲击治疗,必要时可在严密的心电监护并具备抢救设施的条件下实施。

在高剂量 GC 治疗过程中及输液后,收缩压和舒张压均升高,在输液过程中更明显。一般在输液结束后 3 小时舒张压恢复到以前的水平,但收缩压需要 6 小时才可恢复。一般情况下血压为轻至中度升高,如果患者的血压升高并出现症状,应立即减慢输液速度,症状一般可自行缓解,无须特殊处理。若血压仍高,可服用抗高血压药。如果血压持续升高并出现高血压危象,应采取抢救措施。同时,在应用 GC 前应对患者的血压进行监测,既往有高血压病史者慎用,有严重高血压者禁用。

2. 免疫系统　GC 冲击治疗可抑制机体的抗体形成,干扰体液免疫和细胞免疫功能,使机体的免疫力下降,故可诱发或加重感染。患者易发生的感染性疾病包括结核病、化脓性感染、病毒及真菌感染等,感染部位多发生在肺、肛周、尿路系统、腹膜和注射部位。

另外,当患者应用 GC 治疗且合并感染时,其感染症状可能被 GC 的抗炎作用掩盖;同时,GC 治疗可使白细胞计数明显增多、中性粒细胞计数增加,故易与感染所致的白细胞计数升高相混淆,可能贻误感染的诊断和治疗。所以当临床高度怀疑患者发生感染时,应及时行血培养或其他微生物学检查明确诊断,并立即应用敏感的抗菌药物。对于严重感染且必须同时应用 GC 的患者,应同时联用足量有效的抗菌药物。感染控制后,应先停 GC,后停抗菌药物。

3. 骨骼系统　大量使用 GC 可增加钙、磷排泄,减少钙、磷吸收,并抑制成骨细胞活力,最终导致骨质疏松甚至骨坏死。在严重急性呼吸综合征(SARS)后期,有许多患者出现股骨头坏死及膝关节、踝关节和肩关节坏死,可提示 GC 对骨代谢有很大影响,且剂量越大危险系数越高,即使是短疗程也是如此。对于采用 GC 治疗的患者,包括高剂量冲击治疗后长期低剂量维持治疗的患者,应测量脊椎骨密度、血浆 25- 羟维生素 D_3 水平、尿钙水平。单用钙剂并不能阻止 GC 引起的骨质丢失,必须和维生素 D 联合应用才有效。若患者的尿钙排泄过多 [$\geqslant 4mg/(kg \cdot d)$],可采用噻嗪类利尿药。高危患者可以应用双膦酸盐类、降钙素或活性维生素 D。

4. 消化系统　GC 治疗后消化性溃疡的发病率显著增加,且具有症状轻而出血率高、穿孔率高等特点。GC 的使用也有可能导致脂肪肝、胰腺炎。GC

冲击治疗前应告知患者不要暴饮暴食，要多吃新鲜水果和蔬菜。医师或药师可每天询问患者的自觉症状，了解有无腹痛、腹胀、胃痛等情况，应嘱患者自行观察大便颜色，若有症状应留取大便标本化验大便潜血等。若患者有消化道溃疡病史，应及早预防性应用口服抗酸药，可选择 H_2 受体拮抗剂如雷尼替丁或法莫替丁，也可选择 PPI。当患者改为口服泼尼松片时，严格要求患者于早餐后服药。

5. 精神科　中枢兴奋性增高以欣快感最常见，早期症状从愉快到轻微躁狂、兴奋以致失眠为常见，也有表现为抑郁、焦虑甚至自杀倾向者。某些患者欣快和抑郁可交替发生。此外，还可出现妄想、幻觉、木僵等症状。GC 诱发的精神失常往往随着药物减量或停药而消失，也有 GC 致严重癫痫样发作的报道。因此，GC 冲击治疗开始应注意观察患者的精神状态，包括有无失眠、精神兴奋、激动情况，尤其对于高危患者，应加强监护，一旦出现精神症状应及时减量或停药，并完善辅助检查；早期给予患者安慰，使其保持心情平和；病室应保持安静、凉爽和空气清新，可让患者适当看电视，避免多思多想；若患者出现失眠，可酌情睡前给予艾司唑仑 1~2mg，促进睡眠，保证足够的休息；精神症状较严重患者可通过精神科的诊疗，使用镇静药、抗抑郁药等控制病情。

6. 电解质　GC 通过对下丘脑 - 垂体 - 肾上腺轴的负反馈抑制，促进肾远曲小管的 Na^+-K^+ 交换，使远曲小管、集合管的 Na^+ 重吸收增加，K^+ 排出增加，使 K^+ 从尿中丢失，从而造成水钠潴留和低钾血症。对于 GC 冲击治疗的患者，对血钾的影响较大，故在用药前应保证患者的血钾在正常水平，如合并心脏病的患者应保证血钾在 4.0mmol/L 以上。虽然低钾血症并不是使用 GC 的禁忌证，但对于冲击治疗的患者应慎重，除非为挽救患者生命，应将低钾血症纠正后再行冲击治疗。在 GC 治疗的同时可口服氯化钾片 2g/d，嘱患者多食香蕉等含钾丰富的水果。如患者复查血钾时低于正常，除积极补充血钾外，应控制输入 GC 的速度，尽量在 24 小时内均衡给药。

7. 内分泌系统　GC 可通过多种机制引起血糖升高。GC 用药前应测量空腹血糖，与用药后的监测数值进行对比；在用药后应监测血糖的动态变化，血糖升高超过安全范围或者波动超过基础数值的 30% 时应给予降血糖药治疗；对有糖尿病病史的患者，告知其应坚持原有的用药，定时监测血糖变化，一般为 4 次 /d，以便及时调整降血糖药的剂量，必要时应改变治疗方案。对 GC 冲击治疗的患者，应在患者调整 GC 剂量时密切关注患者的血糖变化，调整口服降血糖药或胰岛素用量，避免出现低血糖的情况。

（二）眼用糖皮质激素

GC 类眼用制剂是目前治疗眼部炎症反应最常用和最有效的药物之一。

按药物作用时间,激素眼用制剂可分为短效、中效和长效 3 类。短效如氢化可的松滴眼液,作用时间为 8~12 小时;中效如 1% 醋酸泼尼松龙滴眼液、0.5% 醋酸可的松滴眼液、0.5% 氯替泼诺滴眼液、0.1% 和 0.02% 氟米龙滴眼液,作用时间为 12~36 小时;长效如 0.025% 地塞米松磷酸钠滴眼液等,作用时间为 36~54 小时。此外,还有激素联合抗菌药物的复方制剂,如妥布霉素 + 地塞米松滴眼液(0.1%)和眼膏、复方新霉素 + 多黏菌素 + 醋酸泼尼松龙滴眼液(0.5%)等。一般而言,滴眼液或眼膏的药物浓度越高,进入眼内的药物浓度就越高。醋酸配方制剂具有亲脂性特点,较磷酸盐制剂具有更好的角膜渗透性。研究表明,激素与抗菌药物合用,激素的生物利用度会出现不同程度的降低。

激素眼用制剂的适应证:①免疫相关性角膜及眼表疾病,如过敏性角结膜炎、中至重度眼干燥症、免疫相关性角膜炎,周边部角膜溃疡可在排除感染的情况下密切观察使用;②感染性角膜病,如单纯疱疹病毒性角膜炎基质型和内皮型、细菌性角膜炎感染控制后、病毒性角结膜炎伴有假膜形成、钱币状角膜炎;③角膜移植术后预防及治疗免疫排斥反应;④激光角膜屈光手术后,常见于角膜和眼表手术后;⑤各种类型的角结膜烧伤的早期(1 周内)和恢复期。

激素眼用制剂的使用原则:①角膜感染病因不明者不用或慎用。②中央角膜溃疡者慎用或不用;周边免疫相关性角膜炎伴浅溃疡者可试用,建议先小剂量使用低浓度和半衰期短的滴眼液,慎用眼膏和结膜下注射给药方式;周边免疫相关性角膜溃疡、病毒性角膜炎基质坏死型者可在行角膜坏死组织清除联合羊膜覆盖术或结膜瓣移植术后应用激素眼用制剂。③符合适应证的角膜及眼表疾病者初始可使用足量的高浓度制剂,有效后逐渐减量。首选单纯激素眼用制剂。④用药后应密切观察随诊,减少并发症发生。慎用激素者在使用激素后建议 48 小时内随访。

激素眼用制剂的禁忌证:①感染性角膜溃疡,包括真菌、棘阿米巴和诺卡菌感染角膜溃疡;病毒性角膜炎上皮型及急性淋球菌角结膜炎。②眼部热烧伤和化学烧伤致角膜自溶期。③相对禁忌证为细菌性角膜溃疡,一般不使用激素眼用制剂;若病情已得到控制,可在足量、有效的抗菌药物治疗的基础上选用小剂量、低浓度和短效激素滴眼液。

(三)皮肤外用糖皮质激素

依据皮肤血管收缩试验等方法,外用糖皮质激素的作用强度可以分为许多级别。临床上常用的分级方法是 4 级分类法,将其分为超强效、强效、中效和弱效 4 类。

超强效糖皮质激素和强效糖皮质激素适用于重度、肥厚性皮损,一般每周用药不应超过 50g；连续用药不应超过 3 周；尽量不用于 < 12 岁的儿童；不应大面积长期使用；除非特别需要，一般不应在面部、乳房、阴部及皱褶部位使用。国内外常用的超强效糖皮质激素包括 0.05% 丙酸氯倍他索凝胶、软膏、乳膏及泡沫剂，0.05% 醋酸双氟拉松软膏及 0.1% 氟轻松乳膏等；强效糖皮质激素包括 0.1% 哈西奈德乳膏、软膏及溶液，0.1% 安西奈德软膏，0.05% 二丙酸倍他米松凝胶及软膏，0.05% 丙酸氯倍他索溶液（头皮剂），0.025% 丙酸倍氯米松软膏，0.25% 去羟米松软膏剂及乳膏，0.05% 卤米松乳膏，0.05% 二丙酸倍他米松乳膏或软膏，0.1% 戊酸倍他米松乳膏，0.05% 醋酸氟轻松软膏、乳膏或凝胶及溶液，0.1% 糠酸莫米松软膏，0.005% 丙酸氟替卡松软膏，0.1% 曲安奈德软膏，0.5% 曲安奈德乳膏等。有的药品仍沿用"霜"，作为剂型的属性。

中效糖皮质激素适用于轻至中度皮损，可以连续应用 4~6 周；< 12 岁的儿童连续使用尽量不超过 2 周；不应大面积长期使用。常用的中效糖皮质激素有 0.1% 糠酸莫米松乳膏和洗剂，0.1% 丁酸氢化可的松软膏、乳膏及洗剂，0.05% 丙酸氟替卡松乳膏，0.1% 曲安奈德乳膏及软膏、洗剂，0.12% 戊酸倍他米松泡沫，0.025% 氟轻松软膏及乳膏，0.2% 戊酸氢化可的松乳膏，0.05% 二丙酸倍他米松洗剂，0.1% 戊酸倍他米松乳膏及洗剂，0.05% 丁酸氯倍他松软膏等。

弱效糖皮质激素适用于轻度及中度皮损（包括儿童皮肤病、面部和皮肤柔嫩部位），可以短时较大面积使用，必要时可以长期使用。常用的弱效糖皮质激素有 0.05% 地奈德软膏、乳膏、凝胶、泡沫剂及洗剂，0.1% 戊酸倍他米松洗剂，0.01% 氟轻松乳膏及 0.05% 氟轻松溶液，0.025% 曲安奈德乳膏及水剂，以及外用各种剂型的氢化可的松、泼尼松和地塞米松制剂如 0.5% 醋酸氢化泼尼松软膏、0.05% 醋酸地塞米松软膏、0.025% 醋酸氟氢可的松软膏等。

软性糖皮质激素是指糖皮质激素的全身吸收很少或者在皮肤内被吸收后能迅速地被分解代谢为无活性的降解产物，而局部却保留高度的活性，故对 HPA 的抑制及其他全身 ADR 大为减少、治疗指数大为提高。软性激素适合于老年人、婴幼儿及较大面积使用。国内现有的软性糖皮质激素有糠酸莫米松及丙酸氟替卡松。需要注意的是，使用软性糖皮质激素并不意味着皮肤局部的绝对安全，提高外用激素安全性的关键还是在症状可控的前提下尽可能选择效能最低的激素制剂。

1. 外用糖皮质激素的禁忌证　对糖皮质激素或其基质等成分过敏是绝对禁忌。各种皮肤感染如真菌、细菌、病毒等感染，酒渣鼻、痤疮、口周皮炎、皮肤溃疡等则为相对禁忌，必须评估风险和效益比，在充分控制原发病的基础上方可考虑使用。

2. 外用糖皮质激素前应注意的问题　首先明确皮肤病的诊断是否正确；是否存在外用糖皮质激素的适应证及禁忌证；所选糖皮质激素的强度、剂型是否合适；对拟用药物的作用、ADR、使用方法、注意事项是否了解；能否在适当的时间内控制病情；病情控制后能否很快减量直至停药。应向患者或家属交代用药的必要性、注意事项、可能发生的 ADR 及防范方法。最后，必须注意使用糖皮质激素时不能忽视针对病因和诱发因素的检查和治疗。

3. 使用方法及注意事项

（1）初始强度选择：皮肤病的种类和皮损的性质是选择外用糖皮质激素需要考虑的首要因素。原则上是首先选择足够强度激素中的最小强度的激素，避免使用过强或强度不足的制剂。一般角化、苔藓化或肥厚的皮损及盘状红斑狼疮、白癜风、斑秃、大疱性类天疱疮等疾病的皮损应首选强效糖皮质激素；轻度红斑、微小丘疹或脱屑性皮损，尤其是身体柔嫩部位的皮损首选弱效糖皮质激素；其他皮炎、屈侧银屑病及红皮病可以选择中效糖皮质激素。

（2）剂型选择：根据皮损的性质及部位选择。软膏的透气性差、润肤性强，适合肥厚、角化的皮损，尤其是掌跖部位者，而不要用于面部等柔嫩部位的非肥厚、角化的皮损；乳膏及凝胶可用于包括各种急性、亚急性、慢性皮损；凝胶、洗剂及溶液剂更适合头皮及毛发浓密部位；酊剂及醑剂适合肥厚、苔藓化的皮损。对于过度肥厚的皮损，激素可以封包以增加疗效。

（3）复方制剂及联合治疗：怀疑合并有细菌或真菌感染的皮损可以使用含相应的抗微生物药物的复方制剂 1~2 周；斑块性银屑病可以使用含卡泊三醇或他扎罗汀的复方制剂；肥厚、角化的皮损可使用含角质松解剂的复方制剂。硝酸益康唑 / 曲安奈德乳膏对急性湿疹、亚急性湿疹、脂溢性皮炎、尿布皮炎、传染性湿疹样皮炎、接触性皮炎、自敏性皮炎等多种皮炎湿疹的有效率超过 90%，多年临床使用安全性好。出现症状的炎症性皮肤癣菌病，包括足癣、体癣（除面部外）、股癣，初始治疗 2 次 /d。股癣的治疗不应超过 2 周，足癣 / 体癣的治疗不应超过 4 周，一旦症状缓解必须替换成单纯抗真菌药。注意面部、腹股沟、尿布区及婴幼儿、免疫缺陷者的浅部真菌感染不应该使用。

（4）使用方法和疗程：治疗开始时选择强度合适的激素连续应用，直至症状控制。皮炎湿疹类皮肤病多在 1~2 周控制症状。如果使用 2 周后疗效不满意，除考虑所用的药物强度是否足够外，还应考虑诊断是否正确、是否去除病因及诱因、是否合并感染、是否对所用的激素过敏及患者依从性等原因，进行相应的处理。待病情控制，即瘙痒和皮疹明显消退后，再换用强度较初始激素强度低的激素维持一段时间或使用非激素制剂。对于某些病因已经去除的皮肤病如接触性皮炎可以停药，而其他慢性复发性疾病如慢性湿疹、特应性皮炎等在皮损明显消退后可以选择以下维持治疗。即①长疗程间歇疗法，可在皮损消退后每周间歇使用 1~2 天，疗程为半年左右，可有效减少复发；②序贯疗法，每日使用激素与非激素制剂各 1 次至皮损完全消退后，再使用非激素制剂间歇维持。

红斑鳞屑性皮肤病如银屑病非急性期通常采用序贯疗法，初始选用强效糖皮质激素或糖皮质激素与维生素 D_3 衍生物或维 A 酸联合用药或直接使用复方制剂应用 2~4 周，至皮损变平、症状控制后用非激素制剂维持治疗 2~3 个月。白癜风、斑秃等多需要应用强效或中强效糖皮质激素 3 个月以上才能够见效。皮肤血管炎、非感染性肉芽肿、皮肤淋巴细胞浸润症、增生性瘢痕、皮肤 T 细胞淋巴瘤等常需要长时间间歇性按需用药。

（5）用药次数：一般 1~2 次 /d，使用次数不宜过多。

（6）药量：指尖单位（fingertip unit，FTU）指从一个 5mm 内径的药膏管中挤出一段软膏，恰好达到由示指指端至远端指间关节横线间的距离长度的药量，约为 0.5g，可以供双侧手掌均匀涂抹一遍，据此可以推算相应皮损的用药量。

4. 特殊人群及特殊部位用药

（1）孕妇或哺乳期妇女：外用激素对人类胎儿发育的影响尚不完全明确，妊娠期应慎用。必须应用时，在取得患者同意后可以使用弱效、中效或软性糖皮质激素。妊娠早期勿用含氟激素。哺乳期勿在乳部应用。

（2）婴幼儿、儿童及老年人：由于皮肤薄、代谢及排泄功能差，大面积长期应用容易全身吸收而产生系统性 ADR，一般选择弱效或软性糖皮质激素如糠酸莫米松。除非临床特别需要或药品特别说明，慎用强效及超强效糖皮质激素。在婴儿尿布区不使用软膏（相当于封包会增加吸收）。多数糖皮质激素没有明确的年龄限制，强效糖皮质激素卤米松的说明书指出 2 岁以下的儿童可以应用，但连续使用不应超过 7 天。

（3）皮肤柔嫩部位：如面部、眼周、颈部、腋窝、腹股沟、股内侧、阴部等部位皮肤薄，激素的吸收率高，更容易产生表皮萎缩、萎缩纹、局部吸收及依赖 /反跳综合征，应禁用强效、含氟制剂。必须使用时，可以选地奈德制剂、糠酸莫米松凝胶或乳膏、丙酸氟替卡松乳膏、氢化可的松制剂等。一般湿疹性皮炎用药 1~2 周，红斑鳞屑性皮肤病用药 2~3 周，其他斑秃、白癜风、红斑狼疮等可以适当延长用药时间。

（4）毛发浓密部位：如头皮，根据皮损的性质选择合适强度的激素，剂型可选溶液、洗剂、凝胶。

5. ADR 监测　应该主动对 ADR 进行监测。建议强效、超强效糖皮质激素每 2 周复诊检查 1 次，中效糖皮质激素每 3~4 周检查 1 次，弱效糖皮质激素每 4~6 周检查 1 次,观察有无系统性及局部 ADR。规范使用 GC 相对是安全的。卤米松乳膏短期应用的 ADR 发生率仅为 1.2%,连续应用 2 个月以上者的 ADR 发生率为 2.84%,主要为局部刺激和色素沉着等。有临床试验对中至重度慢性泛发性湿疹(皮损占身体面积的 30%~60%)患者给予卤米松乳膏治疗,疗程为 14 天,结果发现 15g/d 的剂量不会影响血浆皮质醇水平。大剂量(剂量 ≥ 20g/d)使用卤米松乳膏会暂时影响血浆皮质醇水平,但停药后可自行恢复。对于慢性疾病如白癜风等需要长期用药时,推荐卤米松乳膏间歇疗法,1~2 次 /d,用 2 周停 1 周,或每月用药 15 天的治疗方案,可降低激素用量、减少 ADR。对于儿童肥厚性皮损,避免长期连续使用卤米松乳膏治疗。2 岁以上的儿童连续治疗不应超过 2 周,2 岁以下的儿童连续治疗不应超过 7 天。涂药面积不应超过体表面积的 10%。

第三节 依从性监护

一、糖皮质激素依从性评估方法

目前,较为公认的依从性的定义为患者的行为与医嘱的一致性,它反映患者和医疗工作者之间的关系。依从性主要表现在 2 个方面,分别为对医疗干预措施的依从和对行为方式改变的依从。前者主要指对患者用药、理疗等医疗干预的依从性,后者主要指对饮食、运动等生活方式的依从性。

目前患者依从性评估方法主要包括检查药物及其代谢物的浓度、直接观察药物治疗效果、计算服用药物量、利用药物治疗监测系统、自我报告法等。近年来,电子监控设备被直接应用于检查药物依从性。它不仅可以精确地记录患者用药的日期、时间、时长,而且能够对未按计划服用药物的患者进行实时提醒。由于其具有客观性和可提供有关治疗模式的详细信息的能力,现被视为监测依从性的"金标准"。虽然这些方法都已在实际研究中被广泛应用,但是各有利弊。自我报告法简单有效,本部分重点介绍。

自我报告法主要采用问卷调查、访谈、电话随访等方式调查患者依从性。此方法简单易行,能够快速评定慢性疾病患者的依从性,有利于制订相应的干预措施,目前在多数疾病及研究中使用。但是可能存在回忆偏倚,会在不同程度上高估患者依从性。

Morisky 药物治疗依从性量表 -8(Morisky medication adherence scale-8, MMAS-8)是目前国内外用得最广泛的药物依从性量表(表 2-9)。该量表包括 8 个问题,总分为 8 分,< 6 分为依从性差,6~7 分为依从性中等,8 分为依从性好。

表 2-9　Morisky 药物治疗依从性量表 -8

条目	问题	回答	得分
1	您是否有时忘记服药？		
2	在过去的 2 周内，是否有 1 天或几天您忘记服药？		
3	治疗期间，当您觉得服用药物而感觉更不好时，您是否未告知医师而自行减少药量或停止服药？	是 0 否 1	
4	当您外出旅行或长时间离家时，您是否有时忘记随身携带药物？		
5	昨天您服药了吗？	是 1 否 0	
6	当您觉得自己的病情得到控制时，您是否有时会停止服药？	是 0 否 1	
7	每天服药对于一些人来说是很不方便的，您是否觉得要坚持治疗计划有困难？		
8	您会觉得要记住按时与按量服用所有药物很难吗？	从不 1 偶尔 0.75 有时 0.5 经常 0.25 一直 0	

不同疾病的依从性量表可能不同。目前常用于评估儿童哮喘 ICS 治疗依从性的方法很多，包括哮喘日记卡、匿名问卷、药房处方记录、电子监控设备、医师的主观评价、剂量计数器、计算剩余药量等。与其他非自我报告依从性评估方法相比，问卷或量表具有方便、经济的特点，因此非常适合用于大样本的患者依从性评估，这是目前公认的准确度较好的方法。

田庆秀等于 2013 年按照双人翻译 - 回译法引进该量表，形成中文版支气管哮喘用药依从性量表（medication adherence report scale for asthma，MARS-A）（表 2-10），包括 10 个条目，其中 5 个为一般性条目、5 个为哮喘特异性条目，目前哮喘特异性条目仅用于测评哮喘患者对 ICS 治疗的依从行为。条目陈述采用负向方式，以减少社会期望偏倚。采用 Likert 5 级评分法，选项"总是""经常""有时""很少"及"从不"依次计 1~5 分。量表的总分为 10 个条目之和（10~25 分），得分越高则依从性越好。为便于与其他研究比较，取 10 个条目的平均分，平均分 ≥ 4.5 分代表依从性好、< 4.5 分代表依从性差。该量表在

国内的哮喘患者中进行了信效度检验,Cronbach's α 系数为 0.87,条目水平的内容效度指数(I-CVI)和量表水平的内容效度指数(S-CVI)均为 1.0,具有良好的信效度。

表 2-10 支气管哮喘用药依从性量表(MARS-A)

条目	问题	频次	得分
1	我仅会在需要的时候吸入_____药物		
2	我仅在感到呼吸困难的时候吸入该药		
3	我决定少吸入 1 个剂量的药物		
4	我试图避免吸入该药	总是 1	
5	我会忘记吸入该药	经常 2	
6	我自行更改用药剂量	有时 3	
7	我会自己停用一段时间	很少 4	
8	如果其他治疗无效,我才会吸入该药	从不 5	
9	在做一些可能使我呼吸困难的事情之前我会使用该药		
10	我吸入的药比医师要求的少		

许卫华等编制了适合我国慢性疾病患者的服药依从性评估量表(表 2-11)。该量表共包括 17 个条目,分为 2 个维度和 5 个方面。答案采用 Likert 5 级计分法,每个条目计为 1~5 分,量表得分越高则表示依从性越好,< 51 分为依从性不良,51~67 分为依从性一般,68 分及 68 分以上为依从性良好。量表的 α 系数为 0.72,重测信度为 0.95。表明该量表具有很好的结构效度、内容效度和会聚效度,与 Morisky 量表的比较也显示该量表有较好的区分效度和效标关联效度。

表 2-11 我国慢性疾病患者的服药依从性评估量表

条目	问题	分值分布	得分
1	按服药时间间隔服药	各条目答案设置为 5 级等距,最	
2	按处方药量服药	低分为 1 分,最高分为 5 分。量	
3	按服法要求服药	表得分越高,表示依从性越好	
4	疾病需要长期服药		
5	疾病的严重性		
6	病情加重时停止服药		

续表

条目	问题	分值分布	得分
7	因任何原因改变服药剂量		
8	因病情减轻而停止服药		
9	因病情加重而增加服药剂量		
10	休息日忘记服药		
11	常记住服药这件事		
12	按要求服药有困难		
13	按要求服药能改善病情		
14	对治疗效果满意		
15	方便地获得治疗药物		
16	担心服药会有副作用		
17	患者自身对依从性的总体评价		

二、提高使用糖皮质激素依从性的方法

　　WHO 将造成依从性不佳的原因分为以下几类：社会 / 经济、医疗系统相关、疾病相关、治疗相关、患者相关。国外对外用 GC 从这 5 个方面进行总结归纳（表 2-12），每个方面均能不同程度地影响患者依从性。

表 2-12　外用糖皮质激素依从性不佳的因素

WHO 关于依从性 决定因素的分类	具体因素
社会 / 经济	**单身，男性，失业，生活质量低，太忙，需要支付医疗费用，吸烟，**药物费用
医疗系统相关	对全科医师缺乏信心，缺乏如何治疗的教育工作，对患者教育不足，缺乏局部治疗的信息
疾病相关	**疾病严重程度的增加，**对不可见区域的影响
治疗相关	**每天 2 次，治疗效果不佳，使用不便，治疗混乱，联合治疗的数量，**疗效低或无效，治疗时长，剂型，在预期的时间内没有改善，发现更好的产品，涂抹时间太长，太脏，太油，太黏
患者相关	**无法忍受，健忘，担心 ADR，**只在需要时使用药物，避免处方药（除非绝对必要），相信使用较少也有效

　　注：加粗的因素为相关因素分析具有显著性。

　　国内这方面的研究比较零散,尤其是对 GC 的依从性研究。慢性疾病患儿的 GC 用药依从性的影响因素包括疾病相关因素(与疾病病程呈负相关、与疾病严重程度呈正相关)、用药相关因素(对于年龄较小的患儿,与父母的用药知识水平呈正相关,与同时服用的药物种类和每天的服药次数呈负相关)、患儿因素(慢性疾病患儿的用药依从性随年龄增加而降低)、家庭因素(父母的婚姻状况稳定、收入水平较高者依从性越好,患儿家长的用药信念与患儿的用药依从性呈显著的正相关,家庭支持有助于提高依从性)。有研究报道 2019 年我国上海地区的成人哮喘治疗依从性不足 50%,主要原因包括患者对哮喘长期治疗的认知不足、自觉病情好转、忘记用药、不愿长期采用吸入方式等。需采取相应的措施提高治疗依从性,达到哮喘的良好控制。

　　提高依从性的方法既有单一措施,也有多重干预。总结如下:

　　1. 面对面咨询　在一项由皮肤科医师和护士在皮肤科门诊开展的欧洲开放性多中心干预研究中,干预包括在 2 个月的时间内进行了 3 次面对面咨询,咨询内容包括疾病教育、疾病管理等培训和心理支持。研究表明,干预明显改善患者报告的依从率、生活质量和患者在第 9 周随访时的满意度。

　　2. 电话随访　电话随访在慢性阻塞性肺疾病(COPD)患者中应用效果的 meta 分析表明,电话随访组的依从性与常规出院指导组比较差异有统计学意义,电话随访 6 和 12 个月均有统计学差异。合理用药依从性的 OR=7.75,95% CI=4.22~14.23,$P < 0.01$;OR=8.65,95% CI=2.37~31.54,$P < 0.01$。

　　3. 短信干预　内容以服药提醒和健康教育为主,干预时长以 3 或 6 个月为主,可提高各种慢性疾病患者的服药依从性。

　　4. 全程化药学服务　对肾病综合征患儿开展全程化药学服务,可显著提高其用药依从性(92.50% vs 60.00%)。

　　5. 互联网医疗 - 微信教育　对哮喘患者,互联网医疗 - 微信教育的干预措施较常规健康教育更能有效地提高依从性(88.2% vs 30.3%)。

　　6. 认知行为疗法(cognitive behavioral therapy,CBT)　CBT 是一种结构化的心理干预方法,通过识别和评估患者的负面情绪、纠正患者的不良认知,从而改变信念和行为,帮助患者重新构建认知结构、消除不良情绪和行为。一项 meta 分析结果表明,对于 COPD 患者,CBT 可改善治疗依从性 [RR=0.26,95%CI(0.10, 0.66),P=0.004]。

　　7. 远程信息推送护理系统　一项研究表明,远程信息推送护理系统对提高 SLE 患者的服药依从性效果显著。该系统分为 WEB 前端业务和话务短信自动业务 2 块。WEB 前端业务主要为护士服务,有人机操作界面;话务短信自动业务无人机界面,负责根据发送排期,自动发送提醒短信和拨出电话,并记录患者反馈,供前端查阅处理。

8. 儿童哮喘规范化管理治疗　其可提高哮喘患儿家长的知信行水平,改善患儿的治疗依从性。医护人员应熟悉与哮喘治疗依从性相关的家庭影响因素,在环境因素方面,针对减少与变应原接触及烟草暴露等相关教育及干预,耐心向患者解释常用的哮喘治疗药物可能产生的 ADR 及其应对措施。国外药物提醒系统、疾病监测系统等能显著地提高 ICS 治疗的依从性。

第四节　用药教育

用药教育是药学服务的重要内容之一,为患者普及合理用药与药品保管等知识,目的是增强患者用药知识,保证药品质量,预防药物不良反应的发生,提高患者的用药依从性,并降低用药错误的发生率。GC 患者教育内容要点如下:

(一)口服或肠外给药

1. 告知医务人员　既往有过对任何食物、药物的任何异常的或过敏反应,在皮试前一定要告知医师。当患者正在接受 GC 治疗,并且在患者停止服用后,没有医师的批准,不要进行任何免疫接种。

2. 漏服后的处理　①隔日服用 1 次激素类药物的患者,如果在当日发现忘记服药或在次日发现漏服药物时,应立即补服,以后的服药时间按照补服的时间顺延。②每日服用 1 次激素类药物的患者,如果在当日发现错过服药时间,应立即补服;如果在次日发现漏服时,则不必补服,继续按照正常的服药方法顺延即可。③每日服用 2 或 3 次激素类药物的患者,发现漏服时应立即按量补服;如果在此次服药时发现前一次的药物漏服,则此次的服药剂量应该加倍;以后仍应按原规定的时间和剂量服药。

3. 使用注意　①GC 和食物一起服用有助于防止胃部不适,如果每日只需服药 1 次,应在早上服用。若胃部不适、烧灼感或疼痛持续,请咨询医师。②可的松和氢化可的松口服给药,应在早晨 7—8 时服用每天剂量的 2/3,午餐后再服用剩下的 1/3。③地塞米松磷酸钠注射液或者粉针剂静脉滴注时,应以 5% 葡萄糖注射液稀释;地塞米松棕榈酸酯注射液可以用葡萄糖或生理盐水稀释。④肌内注射时避免在三角肌处注射,此部位皮下萎缩的发生率高。粉针剂禁止鞘内、硬膜外给药。用于自发性血小板减少性紫癜时仅可静脉注射,禁止肌内注射。⑤长期服用 GC 的患者为减少 ADR,可以采取隔日给药疗法,即在隔日早晨一次给予 2 日的剂量。⑥使用 GC 时不应饮用含乙醇的饮料,遵循低盐饮食和/或富含钾的饮食;注意能量摄入以防止体重增加;在饮食中添加额外的蛋白质。GC 只能按医嘱服用,不要多用或少用。

对于糖尿病患者,这种药物可能会影响血糖水平,应定期监测血糖;若发现血糖或尿糖测试结果有变化,或者有任何问题,须咨询医师。

对于关节腔内注射 GC 的患者,如果这种药物被注射到一个关节,应该注意不要在一段时间内给关节施加太多的压力。确保医师已经告诉患者,在关节愈合时,患者可以活动该关节的强度。如果注射部位出现红肿,并且持续或恶化,请咨询医师。

4. 贮存　请置于儿童接触不到的地方。将药物储存在密封的容器中,置于室温下,远离热源、湿气和直射光,防止冻结。不保留过期药物或不再需要的药物。

(二)鼻吸入

如果临床必须使用 GC 来控制儿童的鼻部问题,一般认为鼻用 GC 比口服或注射 GC 更安全。长时间或高剂量鼻吸入 GC 可能会影响生长发育,尽管大多数鼻用 GC 并没有显示出影响生长发育。此外,使用大多数鼻用 GC 可能会使一些儿童停止使用或减少口服或注射 GC 的剂量。曲安奈德不推荐用于 2 岁以下的儿童。在给儿童使用这种药物之前,应与医师沟通,充分知晓利弊。老年人鼻吸入 GC 与年轻人类似。青光眼患者长期使用鼻腔皮质类固醇可通过增加眼压使青光眼恶化。鼻受伤(近期)或鼻手术(近期)时,使用鼻腔皮质类固醇可能阻止这些伤口的适当愈合。

1. 使用方法　在使用此类药物之前,首先擤鼻涕、清洁鼻腔,然后将鼻塞插入鼻孔,将喷雾对准眼睛的内角。这种药物通常在 1 周左右开始起效(地塞米松),但感觉到它的全部作用可能会超过 3 周。必须按照医师的要求定期使用,且只能按指示使用,不可随意增减剂量。

2. 漏用药物　如果患者漏用了该药物,须尽快使用。患者错过了 1 剂在 1 小时左右想起,则立即使用。但是,如果患者忘记直到接近下一剂时,则跳过错过的剂量,回到患者的定期剂量计划,不要加倍剂量。

3. 注意事项　如果出现以下情况须及时就医。①出现鼻、鼻窦或喉咙感染的症状。②患者的症状在 7 天内(地塞米松)或 3 周内(倍氯米松、布地奈德、氟尼缩松、氟替卡松、莫米松或曲安奈德)没有改善。③患者的病情恶化。当患者正在接受地塞米松治疗和停止治疗后,未经医师允许,不要进行任何免疫接种。④不应用于细菌、病毒或真菌的鼻部感染。

4. 贮藏　不要让儿童接触。将药物放在室温的密闭容器中,远离热源、湿气和直射光;不可冷冻。不要保留过期的药物或不再需要的药物。另外,打开包装 3 个月后,丢弃任何未使用的倍氯米松或氟尼缩松溶液。不要刺破、折断或燃烧倍氯米松、地塞米松或曲安奈德气雾剂容器,即使它是空的。

(三)吸入给药

ICS 可延缓儿童生长发育,在低有效剂量下没有显示出与成人不同的

ADR。哮喘患儿建议使用尽可能低剂量的 ICS 来控制,同时使用 ICS 的儿童要定期去看医师,监测他们的生长速度。经常使用 ICS 可以使一些儿童停止使用或减少口服 GC 的剂量。使用大剂量 ICS 的儿童应避免接触水痘或麻疹。

为了使这种药物有助于预防哮喘发作,必须遵医嘱使用,可能要过 4~6 周才能感觉到起效。每次给药后用水漱口并吐出有助于防止声音嘶哑、喉咙发炎和口腔感染。医师或药师须观察患者的使用方法,以确保正确。

漏用药物:如果患者漏用了药物,须尽快使用。然而,如果到使用下一剂时,则跳过错过的剂量,回到患者的常规剂量计划,无须加倍。如果患者漏服了 1 剂,须尽快服用,然后在有规律的间隔时间内使用当天剩余的剂量。

贮藏:不要让儿童接触。将药物放在室温的密闭容器中,远离热源、湿气和直射光。不可冷冻。不要保留过期的药物或不再需要的药物。

第五节　特殊人群的药学监护要点

一、老年人的药学监护

1991 年,美国老年医学专家 Beers 等首次发表了主要针对门诊和长期照护患者的老年人潜在不适当用药(potentially inappropriate medication,PIM)标准,称为 Beers 标准,目前已更新到 2019 年版。我国目前也公布了中国老年人潜在不适当用药判断标准(2017 年版)。其中,口服或肠外给予 GC 会增加 NSAID(萘丁美酮)引起消化道出血、溃疡的风险。另外,老年人疾病状态下 PIM 判断标准中 GC 属于 A 级警示的药物:神经系统方面,GC 可诱发或加重谵妄,需要避免用于有谵妄高风险者,停药需缓慢;消化系统方面,GC 可加重消化性溃疡;内分泌系统方面,GC 可加速骨质丢失而引起骨质疏松,临床需要谨慎使用;GC(长期使用)可加重糖尿病,临床应采用 ICS,密切监测血糖。

80% 的老年人的 ADR 是药动学方面的原因所致的,并且具有剂量依赖性。同时,老年人是一组健康状况极不均一的群体,由于衰老进程、代谢和药效靶点变化不一、疾病状态不同,导致药效的个体差异特别突出,尤其是高龄老年人。目前还没有公认的老年人年龄相关的用药剂量规律可循,但是考虑到安全性,一般建议老年人采取小剂量给药的原则,用药过程中可根据疗效及耐受性逐渐调整剂量。对老年人或慢性肾病患者,即使采用标准剂量的治疗方案,某些经肾脏代谢的药物在体内的清除率也明显减慢,血药浓度 - 时间曲线下面积增大,可能引起严重的 ADR。老年人的肾功能不能只根据血肌酐判断,一定要计算肌酐清除率,根据肌酐清除率降低给药剂量或延长给药时间。对于肝功能受损患者，并没有统一的评价肝功能的方法来调整给药剂量，需根据实际情况酌情减量或选择其他药物。

对老年患者，更有可能因 GC 而患上高血压或骨质疏松症（骨病），女性尤其容易患骨病。关于老年人特殊问题的研究尚缺乏，临床药师应根据患者的药物治疗方案，随时调整药学监护的重点，对于潜在 ADR 风险较大的药物应随时与临床沟通，密切监测 ADR，培养专业敏感性，有利于发现治疗方案中的潜在问题。

二、儿童的药学监护

儿童长期应用 GC 更应严格掌握适应证和妥当选用治疗方法。应根据年龄、体重（体表面积更佳）、疾病严重程度和患儿对治疗的反应确定糖皮质激素治疗方案。更应注意密切观察 ADR，以避免或降低糖皮质激素对患儿生长和发育的影响。

目前国内有 3 种用于儿童雾化吸入的 ICS 混悬液，包括布地奈德（budesonide，BUD）、丙酸倍氯米松（beclomethasone dipropionate，BDP）和丙酸氟替卡松（fluticasone propionate，FP）。布地奈德是 WHO 儿童基药目录（适用于 12 岁以下的儿童）中唯一推荐的抗哮喘 ICS，也是目前批准的唯一可用于 ≤ 4 岁儿童的雾化 ICS。丙酸氟替卡松目前仅适用于 4~16 岁儿童轻至中度哮喘急性发作的治疗。

对儿童患者，口服或胃肠外给药的 GC 可导致感染，如水痘或麻疹。这些药物还可以减缓或停止儿童/青少年的生长，特别是在长期使用的情况下。在给儿童/青少年服用本品前，应先与儿童的医师商量，严格遵医嘱。

家庭雾化吸入治疗的应用与管理：在家庭中开展雾化吸入治疗，可大大提高给药的及时性、方便性和舒适度。在家庭中实施雾化吸入治疗，其疗效与在医院雾化吸入治疗一致。吸入装置操作简单，给药方式简便易行，患儿家长易于接受。此治疗方法可避免交叉感染，需要长期 ICS 治疗的儿科患者均可考虑家庭雾化吸入治疗。家庭雾化吸入治疗适用于各年龄组儿童，最常见的适应证是儿童哮喘，尤其适用于年幼哮喘患儿的长期维持治疗。

三、孕妇的药学监护

1. 糖皮质激素对胎盘的作用　动物实验证实妊娠期使用 GC 可增加胚胎破裂、胎盘功能不全、自发性流产和子宫内生长发育迟缓的发生率。人类使用药理剂量的 GC 可增加胎盘功能不全、新生儿体重减轻或死胎的发生率。尚未证明 GC 对人类有致畸作用。

2. 糖皮质激素的代谢　地塞米松可通过胎盘，小剂量即可影响胎儿发育,但是泼尼松和泼尼松龙通过胎盘时可失活。因此,妊娠期间使用糖皮质激素应首选泼尼松或泼尼松龙。胎盘可产生 11β- 脱氢酶,能将母体循环中进入胎盘的泼尼松氧化成无活性的 11- 酮基形式,对胎儿的影响较小。地塞米松可以通过胎盘屏障影响胎儿(透过胎盘的比例大约 46%),故不宜使用,仅限于治疗胎儿疾患(如分娩前应用以促进胎儿肺成熟)。

3. 妊娠期糖皮质激素的用法 糖皮质激素在动物实验中无致畸性,或者动物实验显示对胎儿有不良影响,但这些作用在孕妇中未被证实,可慎用于孕妇。妊娠期可以使用泼尼松或泼尼松龙,不应使用地塞米松(特殊情况除外)。

妊娠期使用 GC 的剂量不宜过大,尤其是前 3 个月,最好控制在泼尼松≤ 10mg/d,因为糖皮质激素可能使唇裂、腭裂等的发生率升高。妊娠 3 个月后,胎儿的口腔发育已经基本完成,激素用量可以放宽。如果妊娠期间出现病情活动,泼尼松的用量可增加至≤ 30mg/d;如病情加重,必须加大剂量才能控制急性发作或病情恶化,可短期内应用大剂量糖皮质激素,甚至有学者应用冲击治疗。但必须注意其除对胎儿有影响外,还可增加先兆子痫、妊娠高血压、妊娠糖尿病、感染和胎膜早破的发生率,必须慎重衡量。

大剂量使用糖皮质激素者不宜怀孕。孕妇慎用糖皮质激素,建议泼尼松的剂量≤ 15mg/d 时方可考虑妊娠。特殊情况下临床医师可根据情况决定糖皮质激素的使用,例如慢性肾上腺皮质功能减退症及先天性肾上腺皮质增生症患者妊娠期应坚持糖皮质激素替代治疗,严重的妊娠疱疹、妊娠性类天疱疮也可考虑使用糖皮质激素。

4. 特殊情况下糖皮质激素的使用 对早产儿,为避免呼吸窘迫综合征,可在分娩前给母亲使用适量的地塞米松,以诱导早产儿肺表面活化蛋白的形成,促进胎儿肺成熟。由于仅短期应用,对婴幼儿的生长和发育未见有不良影响。

一项研究表明,孕妇口服倍氯米松不会导致出生缺陷或其他问题。在人类中还没有用布地奈德、地塞米松、氟尼缩松、氟替卡松、莫米松或曲安奈德对出生缺陷进行过研究。在动物实验中,妊娠期间口服或注射皮质类固醇会导致出生缺陷。此外,在妊娠期间,特别是在妊娠的前 3 个月,过多使用皮质类固醇可能会对婴儿造成其他不必要的影响,如生长迟缓和肾上腺皮质功能减退。

5. 吸入性 GC 虽然在动物中的研究表明,吸入性皮质类固醇会导致出生缺陷和其他问题。但在人类中,这些药物在妊娠期间每天定期使用以控制母亲的哮喘时,尚未报告会导致新生儿的呼吸问题或出生缺陷。

欧洲抗风湿病联盟(EULAR)指南汇总了 3 500 例次母亲暴露于激素的

妊娠结局,结果显示流产率为 21.1%,稍高于对照组,且与剂量有关;先天畸形率为 1.1%,与对照组比较差异无统计学意义,证据强度为 2B 级。因此,EULAR 专家组认为在整个妊娠期都可以口服最低有效剂量的 GC,一致强度为 100%;且静脉注射、关节腔内注射或肌内注射 GC 也不增加先天畸形率,整个妊娠期如有需要都可以使用,一致强度为 100%。含氟激素因不能被胎盘降解,应谨慎使用,通常用于治疗胎儿疾病,一致强度为 100%。

四、哺乳期妇女的药学监护

糖皮质激素可经乳汁排泄。生理剂量或低药理剂量(泼尼松 5~25mg/d 或更低的剂量)时,乳汁中的泼尼松和泼尼松龙浓度很低,约 80mg/L,相当于新生儿的内源性氢化可的松的 10%,对新生儿一般无不良影响,故哺乳期可以应用低剂量的泼尼松或泼尼松龙治疗。母乳喂养时,若服用的泼尼松剂量 >20mg/d 或相当剂量者应弃去服药后 4 小时内的乳汁,服药 4 小时后再哺乳。如果哺乳期妇女接受大剂量 GC 治疗,则不应哺乳,否则对婴儿会造成不良影响,如生长受抑制、肾上腺皮质功能受抑制等。因此,美国儿科研究院认为哺乳期可以使用低剂量的泼尼松或泼尼松龙治疗,但接受大剂量糖皮质激素治疗的产妇不宜哺乳。

在哺乳期的母亲中不建议使用地塞米松,因为地塞米松会进入母乳,并可能影响婴儿的生长。目前尚不清楚倍氯米松、布地奈德、氟尼缩松、氟替卡松或曲安奈德是否进入母乳。尽管大多数药物少量进入母乳,但其中许多药物在母乳喂养时可以安全使用。母乳中的莫米松含量是不可测量的,因此接触量很低。服用这些药物并希望母乳喂养的母亲应与医师讨论。

五、肝肾功能异常人群的药学监护

在存在肝功能异常时,需要经过体内代谢才具有活性的糖皮质激素可能影响治疗的疗效,此时可考虑选择泼尼松龙等;肾功能异常时不需要调整剂量。

(杭永付 缪丽燕)

参 考 文 献

[1] 杨晶,张爱玲,鲁憬莉,等. ABCB1 基因多态性与糖皮质激素性股骨头坏死相关性的 Meta 分析. 中国医院药学杂志, 2016, 36(9): 732-737.

[2] 毛雪,沈芸. CYP3A4 与 CYP3A5 基因多态性与糖皮质激素类药物代谢的研究进展. 中国老年保健医学, 2016, 14(1): 74-77.

[3] 朱超,龚春燕,江丽,等. 基因多态性与糖皮质激素诱导性股骨头坏死的相关性 meta 分

析. 中国现代应用药学, 2019, 36（19）: 2436-2444.

[4] 中华医学会糖尿病学分会. 中国 2 型糖尿病防治指南（2017 年版）. 中华糖尿病杂志, 2018, 10（1）: 4-67.

[5] 郑妮, 郑晶晶, 陈新. 糖皮质激素不同给药方式的药效学及药动学研究进展. 华西药学杂志, 2011, 26（4）: 391-394.

[6] 马莉莉, 管晓东, 信枭雄, 等. 依从性评价方法研究综述. 中国药事, 2016, 30（4）: 388-393.

[7] 中华医学会风湿病学分会. 糖皮质激素诱导的骨质疏松诊治的专家共识. 中华风湿病学杂志, 2013, 17（6）: 363-368.

[8] 陈佩玲. 2017 年美国风湿病协会糖皮质激素性骨质疏松症预防与治疗指南. 肾脏病与透析肾移植杂志, 2018, 27（2）: 161-167.

[9] 中国中西医结合学会皮肤性病专业委员会环境与职业性皮肤病学组, 首都医科大学附属北京友谊医院皮肤科、过敏与临床免疫诊治中心, 中国医学科学院北京协和医学院皮肤病医院, 等. 规范外用糖皮质激素类药物专家共识. 中华皮肤科杂志, 2015, 48（2）: 73-75.

[10] 中国中西医结合学会皮肤性病专业委员会环境与职业性皮肤病学组, 首都医科大学附属北京友谊医院皮肤科, 北京友谊医院过敏与临床免疫诊治中心, 等. 皮肤外用药局部不良反应评价专家共识. 中国全科医学, 2015, 18（4）: 483-484.

[11] PEREIRA R M R, DE CARVALHO J F. Glucocorticoid-induced myopathy. Joint bone spine, 2011, 78（1）: 41-44.

[12] 段磊, 胡宝祥, 司继刚. 糖皮质激素冲击治疗引发的不良反应及对策. 儿科药学杂志, 2018, 24（1）: 51-53.

[13] 中国老年保健医学研究会老年合理用药分会, 中华医学会老年医学分会, 中国药学会老年药学专业委员会, 等. 中国老年人潜在不适当用药判断标准（2017 年版）. 药物不良反应杂志, 2018, 20（1）: 2-8.

[14] 吴华, 章友康. 妊娠及哺乳期女性糖皮质激素和免疫抑制剂的合理应用. 中华肾病研究电子杂志, 2018, 7（6）: 241-244.

[15] 田庆秀, 余丽君. 中文版支气管哮喘用药依从性量表的信效度检验. 中华护理杂志, 2014, 49（5）: 621-624.

[16] SCIASCIA S, MOMPEAN E, RADIN M, et al. Rate of adverse effects of medium-to high-dose glucocorticoid therapy in systemic lupus erythematosus: a systematic review of randomized control trials. Clinical drug investigation, 2017, 37（6）: 519-524.

[17] GOODWIN J E, GELLER D S. Glucocorticoid-induced hypertension. Pediatric nephrology, 2012, 27（7）: 1059-1066.

[18] SVENDSEN M T, ANDERSEN F, HANSEN J, et al. Medical adherence to topical

corticosteroid preparations prescribed for psoriasis: a systematic review. Journal of dermatological treatment, 2017, 28(1): 32-39.

[19] 许卫华, 王奇, 梁伟雄. 慢性疾病患者服药依从性测量量表的编制. 中国慢性病预防与控制, 2008, 16(6): 558-560, 567.

[20] 中华医学会眼科学分会角膜病学组, 山东省眼科研究所, 山东省眼科研究所山东省眼科医院, 等. 我国糖皮质激素眼用制剂在角膜和眼表疾病治疗中应用的专家共识(2016年). 中华眼科杂志, 2016, 52(12): 894-897.

[21] 申昆玲, 邓力, 李云珠, 等. 糖皮质激素雾化吸入疗法在儿科应用的专家共识(2018年修订版). 临床儿科杂志, 2018, 36(2): 95-107.

第三章 糖皮质激素在内分泌系统疾病治疗中的药学监护

第一节 肾上腺皮质功能减退症

一、疾 病 简 介

肾上腺皮质功能减退症（adrenocortical insufficiency，ACI）按病因可分为原发性和继发性，按病程可分为急性和慢性。

（一）流行病学

原发性慢性肾上腺皮质功能减退症又称为艾迪生病（Addison's disease，AD）。AD 是一种罕见疾病，随着时间推移，欧洲每百万人口报告的发病率从 1968 年英格兰的 39 例、1974 年丹麦的 60 例、1992 年英国考文垂的 93 例、1993 年英国诺丁汉的 110 例、1996 年意大利的 117 例，逐渐上升到 2007 年挪威的 144 例和 2009 年瑞典的 131 例。2016 年冰岛报告的发病率最高，为每百万人口 221 例。来自世界其他地区的数据很少。

（二）病因及发病机制

原发性慢性肾上腺皮质功能减退症系由于自身免疫、结核、感染、肿瘤等破坏双侧绝大部分肾上腺组织所致；急性肾上腺出血、坏死或栓塞可引起急性肾上腺皮质功能减退。

继发性慢性肾上腺皮质功能减退症则指垂体、下丘脑等病变引起的促肾上腺皮质激素（ACTH）不足，如希恩（Sheehan）病产后垂体出血坏死、垂体瘤卒中和垂体柄损伤可引起急性继发性肾上腺皮质功能减退症。

（三）临床表现

原发性和继发性肾上腺皮质功能减退症有共同的临床表现，如乏力、倦怠、纳差、体重减轻、头晕和直立性低血压等。

慢性肾上腺皮质功能减退症发病隐匿、病情逐渐严重，当临床症状明显时，肾上腺病变已经很严重。慢性原发性肾上腺皮质功能减退症的最具特征的表现是皮肤黏膜色素沉着，色素为棕褐色、有光泽、不高出皮肤表面，色素沉着的分布是全身性的,但以暴露部位及易摩擦的部位更明显,如脸部、手部、掌纹、束腰带等部位;色素沉着的皮肤常常间有白斑点。

继发性肾上腺皮质功能减退症表现为肤色苍白。合并其他腺垂体功能减退时可有甲状腺和性腺功能减退,表现为不耐寒、便秘、闭经、性欲下降、阳痿等;青少年患者常表现为生长延缓和青春期延迟。

不论是原发性还是继发性肾上腺皮质功能减退症,在严重的应激状态下(如高热、外伤、手术、严重的精神创伤)都可能出现肾上腺皮质危象。肾上腺皮质危象可危及患者生命,主要表现为恶心、呕吐、腹痛、腹泻、脱水、休克、心率加快、精神淡漠、嗜睡乃至死亡。

(四)实验室检查

1. 一般实验室检查　多数 ACI 患者有低钠血症和高钾血症,脱水严重者低血钠可不明显。原发性 ACI 者的高钾血症更多见,且多伴有血尿素氮升高;继发性 ACI 的高血钾一般不严重,因水潴留和稀释性低钠血症而血尿素氮不升高。少数患者可有轻度高钙血症(糖皮质激素促进排钙)。如伴有低钙血症和高磷血症提示合并甲状旁腺功能减退症,少数患者伴有正细胞正色素性贫血或恶性贫血。白细胞分类示中性粒细胞减少、淋巴细胞相对增多、嗜酸性细胞明显增多。血糖和糖耐量试验示空腹低血糖症。心电图示低电压、T 波低平或倒置、P-R 间期与 Q-T 间期延长。

2. 血浆皮质醇测定　严重的肾上腺皮质醇功能减退症患者由于血浆皮质醇基础值明显降低,尿游离皮质醇及 17- 羟皮质类固醇(17-OHCS)亦低于正常。一般认为血浆总皮质醇(F)基础值 ≤ 3μg/dl(83nmol/L)可确诊为 ACI;血浆 F 基础值 ≥ 20μg/dl(553nmol/L)可排除该诊断。对于急性危重患者,血浆 F 基础值在正常范围内不能排除 ACI;有学者认为脓毒血症和创伤患者的血浆 F 基础值 ≥ 25μg/dl(691nmol/L)才可排除。

3. 血浆 ACTH 测定　原发性 ACI 的血浆 ACTH 常升高(≥ 100μg/dl 或 22pmol/L)。血浆 ACTH 正常可排除慢性原发性 ACI,但不能排除轻度继发性 ACI,因为目前测定方法不能区分血 ACTH 低值和正常低限值。

4. 血 / 尿醛固酮测定　原发性 ACI 可能为低值或正常低限,而血浆肾素活性(PRA)升高。继发性 ACI 的血或尿醛固酮水平正常,其水平依据病变部位及范围而异,如肾上腺球状带破坏严重,则低于正常;如以束状带破坏为主,则可正常或接近正常。

5. ACTH 兴奋试验　ACTH 兴奋试验分为快速 ACTH 兴奋试验、ACTH 1~24 兴奋试验、延长的 ACTH 兴奋试验、低剂量 ACTH 兴奋试验等多种,各有优缺点,需根据具体情况选用。

所有怀疑 ACI 者都应行快速 ACTH 兴奋试验,小剂量快速 ACTH 兴奋试验可快速诊断 ACTH 兴奋试验正常的 ACI。若小剂量快速 ACTH 兴奋试验示肾上腺皮质储备功能受损，还需用其他试验确定分型和病因。若快速 ACTH 兴奋试验正常则可排除原发性 ACI，但不能排除新近起病的继发性 ACI（如垂体术后 1~2 周）。在这种情况下，仅胰岛素低血糖兴奋试验或美替拉酮（甲吡酮）试验有助于诊断。

6. 胰岛素低血糖试验　于上午 10 时静脉注射 0.1U/kg 胰岛素，于 0、15、30、45、60、90 和 20 分钟抽取血液标本，同时测定 ACTH 和 F。结果判断：正常反应为兴奋后血 F ≥ 20μg/dl（553nmol/L），血糖 < 2.2mmol/L。而继发性肾上腺皮质功能减退症者的血 ACTH 和 F 不上升。该试验仅用于缺血性心脏病、严重的神经与精神疾病，以及已经确诊的严重 ACI。

7. 美替拉酮（甲吡酮）试验　用于评估下丘脑 - 垂体 - 肾上腺轴（HPA）的完整性，在不能测定 ACTH 的情况下用于估计垂体的储备功能。

8. 放射学检查　胸片检查显示心脏影缩小，可明确有无肺结核。CT/MRI 肾上腺钙化可能提示为结核和真菌感染；肾上腺增大提示为感染和浸润性病变。针对下丘脑和垂体占位性病变，可做蝶鞍 CT 和 MRI 明确病因。对增大的肾上腺行 B 超或 CT 引导下经皮细针穿刺抽吸术可明确病因。

（五）诊断

ACI 的诊断包括分型及病因诊断，其诊断流程见图 3-1。在临床上，遇有下列情况时要想到慢性 ACI 的可能性：①长期乏力、食欲减退和体重减轻；②血压降低或直立性低血压；③皮肤色素沉着或皮肤色素脱失；④不耐寒、便秘、闭经、腋毛和阴毛稀少；⑤性欲下降、阳痿和睾丸细小；⑥生长延缓和青春期延迟；⑦低钠血症伴高钾血症；⑧空腹低血糖症或口服葡萄糖耐量试验（OGTT）曲线低平；⑨ 1 型糖尿病患者对胰岛素特别敏感，常规用量时发生低血糖症。

出现以下情况时应考虑肾上腺危象的可能性：①慢性原发性 ACI 患者出现发热、畏食、恶心、呕吐或腹痛、腹泻；②不明原因的休克经补充血容量、纠正电解质及其他抗休克治疗后病情仍无好转；③血栓性疾病、凝血功能障碍性疾病和手术后患者的病情急剧恶化，出现血压下降、休克和胸、腹、背痛。

二、治疗原则和药物治疗方案

肾上腺皮质功能减退症的治疗包括应激危象时的急性治疗、激素的生理剂量替代治疗、病因治疗。

（一）急性治疗

1. 补充糖皮质激素、盐皮质激素　当临床高度怀疑肾上腺危象时，取血样送检 ACTH 和皮质醇后应立即开始临床治疗，无须等待化验结果确认诊断。治疗包括静脉给予大剂量糖皮质激素、纠正低血容量及水与电解质紊乱、全

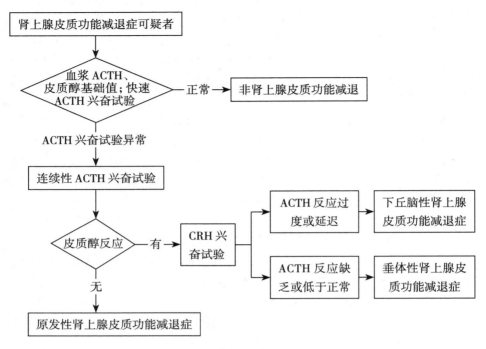

图 3-1　肾上腺皮质功能减退症的诊断流程

身支持治疗和消除诱因等。可先静脉注射氢化可的松 100mg，然后每 6 小时静脉滴注 50~100mg，第 1 个 24 小时内的总量为 200~400mg。肾功能正常时，低血钠和高血钾可望在 24 小时内纠正。多数患者的病情可以在 24 小时内获得控制。第 2 和第 3 天可将氢化可的松减至 50mg/6h 静脉滴注，一旦患者的病情允许，即改为氢化可的松口服（早上 40mg、傍晚 20mg），并在 2~3 天内减至早上 20mg、傍晚 10mg，总疗程 < 7 天。若超过 7 天，建议逐渐减量直至停药。当氢化可的松的用量在 50~60mg/24h 以下时，常常需要盐皮质激素（如口服 9α- 氟氢可的松 0.05~0.2mg/24h）。

2. 纠正脱水和电解质紊乱　一般认为肾上腺危象时脱水很少超过总体液量的 10%，估计液体量的补充约为正常体重的 6%。开始的 24 小时内可静脉补充葡萄糖生理盐水 2 000~3 000ml，补液量根据患者的失水程度、年龄和心脏情况而定。注意观察电解质和血气分析情况，必要时补充钾盐和碳酸氢钠，同时注意预防和纠正低血糖。

3. 消除诱因和支持治疗　应给予全身性的支持治疗，积极控制感染及其他诱因。病情控制不满意者多半因为诱因未消除或伴有严重的脏器功能衰竭，或肾上腺皮质危象的诊断不确切。

（二）激素的生理剂量替代治疗

1. 糖皮质激素替代治疗原则　①长期坚持；②尽量给予个体化的合适的激素替代用量，以缓解症状为目的，避免过度增重和骨质疏松等；③必要时，对原发性 ACI 患者补充盐皮质激素；④应激时应增加激素剂量，有恶心、呕吐、12 小时不能进食时应静脉给药。

替代治疗的糖皮质激素常用氢化可的松 20~30mg/d 口服，尽量模拟皮质醇的生理节律给药（一般分 2 次，早晨 2/3 和傍晚 1/3；少数人分 3 次效果更好，剂量分配为 2/4、1/4 和 1/4）。儿童患者需注意用量。遇有一般性应激时，需要增加糖皮质激素的用量。

2. 根据情况补充盐皮质激素和雄激素　一般原发性 ACI 患者需要同时补充盐皮质激素。如果患者在服用适量的糖皮质激素和充分摄取食盐（＞10g/d）后不能获得满意的疗效，仍感头晕、乏力甚至发生直立性低血压、血钠低、肾素活性升高，则需加用盐皮质激素（如 9α- 氟氢可的松每天上午 8 时口服 0.05~0.15mg）。若盐皮质激素过量，患者可出现水肿、高血压，甚至发生心力衰竭，故肾炎、高血压、肝硬化和心功能不全者需要减少用量。

雄激素具有蛋白同化作用，可改善患者的周身倦怠、食欲缺乏和体重减轻等症状。孕妇、充血性心力衰竭患者慎用。目前临床上应用较多的有苯丙酸诺龙、甲睾酮、普拉睾酮、十一酸睾酮等。

（三）病因治疗

因肾上腺结核所致的艾迪生病需要抗结核治疗。肾上腺结核可以是陈旧的，也可以是活动的。艾迪生病无活动结核者初诊时应常规进行半年左右的抗结核治疗。自身免疫性肾上腺炎引起的艾迪生病如合并其他内分泌腺体或脏器受累时，应予以相应的治疗。

继发性肾上腺皮质功能减退症常常同时存在其他腺垂体功能减退，如性功能和甲状腺功能减退，应予以相应的治疗；甲状腺素替代治疗应至少在糖皮质激素治疗 2 周后开始，以免甲状腺素加重糖皮质激素缺乏而诱发肾上腺危象。

三、药 学 监 护

（一）有效性监护

判断糖皮质激素替代治疗效果的指标只能是症状和体征，过量通常表现为体重过度增加，而剂量不足则表现为乏力、皮肤色素沉着。没有可靠的生化指标提示 GC 的合适剂量。血 ACTH 不能作为剂量合适的唯一指标，也不需要进行血 / 尿皮质醇定量测定。

（二）安全性监护

参照第二章第二节。

(三)依从性监护

参照第二章第三节。

(四)适宜性监护

1. ACI 合并妊娠者　不推荐使用人工合成的 GC,首选氢化可的松,初始剂量为 15~20mg/d 或 20~30mg/d 分 2~3 次服用,并尽量根据体重进行调整。如条件允许,建议使用定时释放的氢化可的松片剂或持续皮下输注给药。

2. 儿童 ACI　GC 首选氢化可的松,替代剂量注意适当,不足时易发生危象,用量过大则引起发育延迟。

(五)用药教育

1. 帮助患者了解本疾病及其性质,教育患者坚持终身激素替代治疗,包括长期生理剂量的替代和短期的应激替代治疗。平日补充适当的基础生理需要量;并发症或施行手术等应激状态时,在医师指导下酌情增量。

2. 建议患者随身携带疾病卡片,注明姓名、年龄、联系地址及亲人姓名,表明本人患有 ACI,如被发现意识不清或疾病危重,要求立即送往医院急救。

3. 建议患者随身携带 GC,以备必要时服用。

4. 儿童 ACI 建议每 6~12 个月复查 1 次,根据生长发育情况调整 GC 用量;加强体育锻炼,促进生长发育。

案例分析

案例:患者,男,69 岁,因"反复呕吐、乏力 1 个月余"入院。患者于 1 个月前起突发呕吐,呈非喷射性呕吐,呕吐物为所食的稀粥,中午和晚餐时以上症状再次发生,未予处理。半个月前患者再次呕吐 5~6 次,呕吐物为稀水样物,与进食无关,无明显诱因,伴乏力,患者诉平卧位时症状可减轻,立位时加重。查电解质示血钾 3.61mmol/L、血钠 131.91mmol/L、血氯 97.21mmol/L,拟以"肾上腺皮质功能减退症、电解质紊乱"入院诊治。入院予以琥珀酸氢化可的松 50mg b.i.d. 静脉滴注,予护胃、补钾等对症治疗。垂体全套示皮质醇 1.9nmol/L(低),ACTH 1.3pmol/L;皮质醇节律(8:00—16:00—24:00)示 1.9~1.6~1.9nmol/L。尿游离皮质醇 16.91nmol/24h;复查 8:00 皮质醇 2.2nmol/L,ACTH 1.7pmol/L。高血压五项(卧位)示皮质醇 30.1nmol/L,ACTH 0.8pmol/L,醛固酮 306pmol/L,肾素 1.1pg/ml。尿电解质示 24 小时尿钾 14.3mmol,24 小时尿钠 155.8mmol。诊断为肾上腺皮质功能减退症。静脉滴注琥珀酸氢化可的松 4 天后患者无恶心、呕吐,无头晕、眼花,无直立性晕厥,改为醋酸氢化可的松 10mg b.i.d. 口服,带药出院,门诊随访。

分析:患者为老年男性,有乏力、纳差症状,入院后查皮质醇水平均较低,考虑为肾上腺皮质功能减退症，给予琥珀酸氢化可的松 50mg b.i.d. 静脉滴注，症状好转后改为醋酸氢化可的松 10mg b.i.d. 口服，门诊长期随访，需终身激素替代治疗。

第二节　先天性肾上腺皮质增生症

一、疾 病 简 介

先天性肾上腺皮质增生症（congenital adrenal hyperplasia，CAH）是一组常染色体隐性遗传性疾病。其共同的病因在于皮质醇生物合成过程中某一种必需的酶存在缺陷，引起皮质醇合成不足，由于反馈抑制减弱，继发下丘脑的促肾上腺皮质激素释放激素（CRH）和垂体的 ACTH 代偿性分泌增加，导致肾上腺皮质增生。

（一）流行病学

按已知缺陷酶的种类，将 CAH 大致分为 6 型，分别为 21- 羟化酶缺陷症（21-hydroxylase deficiency，21-OHD）、11β- 羟化酶缺陷症（11β-hydroxylase deficiency，11β-OHD）、3β- 羟类固醇脱氢酶缺陷症 [3β-hydroxysteroid dehydrogenase（3β-HSD）deficiency]、17α- 羟化酶缺陷症（17α-hydroxylase deficiency，17α-OHD）和胆固醇碳链酶缺陷症（cholesterol desmolase deficiency）和 P450 氧化还原酶缺乏症（P450-oxidoreductase deficiency，PORD）。目前临床上以 21- 羟化酶缺陷症最常见，占 90%~95%，其发病率约为 1/4 500 新生儿，国内的发病率为 1/16 466~1/12 200；其次为 11β- 羟化酶缺陷症，占 5%~8%，其发病率为 1/（5 000~7 000）新生儿；再次是 3β-HSD 缺陷症；17α- 羟化酶缺陷症和胆固醇碳链酶缺陷症罕见。

（二）病因及发病机制

胆固醇是合成所有类固醇激素的前体物质。正常肾上腺皮质激素的生物合成途径见图 3-2。从醛固酮到皮质醇的生物合成需要 5 个不同的酶促反应步骤，即胆固醇碳链酶（包括 20- 羟化酶、22- 羟化酶、20，22- 碳链酶）、3β- 羟类固醇脱氢酶、17α- 羟化酶、21- 羟化酶和 11β- 羟化酶，其中 20，22- 碳链酶是限速酶。这些酶中的任何一个都有可能存在缺陷，从而导致不同类型的 CAH。

（三）临床表现

1. 21- 羟化酶缺陷症　最常见分为单纯男性化型、经典失盐型、非经典失盐型 3 个亚型，可根据临床表现、ACTH 兴奋试验和限钠试验来区分这 3 种临床类型。21- 羟化酶缺陷症的主要临床特征是皮质醇分泌不足、失盐及雄激素分泌过多引起的各种表现。

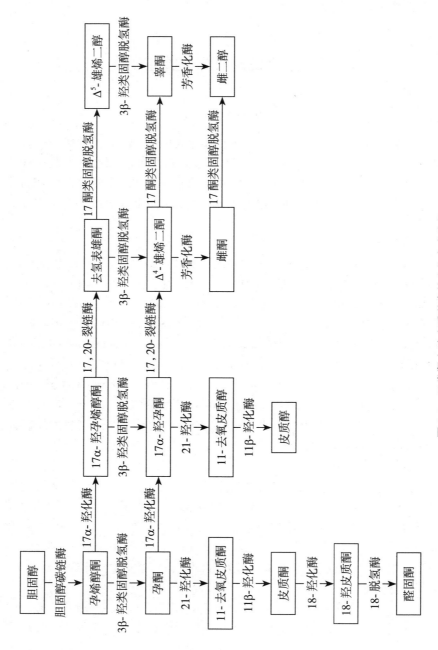

图 3-2 正常肾上腺皮质激素的生物合成途径

（1）单纯男性化型：单纯男性化型是指 21- 羟化酶缺陷症患者有明显的雄激素分泌过多的表现，如女性患者可有外生殖器男性化表现，但无失盐的临床表现。21- 羟化酶缺陷症是女性假两性畸形最常见的原因。对男性胎儿的外生殖器分化的影响较小，可出现大阴茎和小睾丸。由于皮质醇缺乏、高ACTH 水平，致两性外生殖器等部位的皮肤和黏膜色素沉着。患儿早期生长加速、躯体高大而肌肉强健，后期因骨骺愈合过早，致最终身高低于其双亲的平均身高。女性可有性发育迟缓、原发性闭经或月经不规则、不育伴或不伴多毛症，男性可出现小睾丸和无精子症。

（2）经典失盐型：表现为低钠、高钾血症和高尿钠，血清醛固酮水平降低（＜ 5.0ng/dl），伴血浆肾素活性（PRA）增高 [＞ 100ng/（ml·h）]，血容量降低，低血压、脱水和代谢性酸中毒等。患儿出生后 2 周内可出现低血容量、低血糖症等肾上腺危象，可迅速导致休克和死亡。

（3）非经典失盐型：为 21- 羟化酶缺陷程度较轻者，临床表现不如前 2 型典型和严重。一般女婴不会出现明显的假两性畸形。临床表现差异甚大，可于任何年龄发病并逐渐加重。虽一般无外生殖器畸形，但可出现不同程度的男性化表现。极轻者可无任何临床表现，仅能通过家系分析、基因突变检测才可发现。

2. 11β- 羟化酶缺陷症　人类的 11β- 羟化酶有两种同工酶，即 CYP11B1（11β- 羟化酶）和 CYP11B2（醛固酮合成酶），两者分别参与皮质醇和醛固酮的合成。11β- 羟化酶缺陷症可分为经典型和非经典型 2 类。

（1）经典型：经典型者可出现高血压、高钾血症、低钠血症、血容量降低等盐皮质激素缺乏的症状和不同程度的男性化表现。

高血压是本型的特征性表现，借此可与 21- 羟化酶缺陷症相鉴别。约有1/3 的患者伴左心室肥厚和视网膜病变。

（2）非经典型：非经典型者的血压往往正常或轻度升高，其他临床表现则与非经典失盐型 CYP21 缺陷症相似。患者出生时外生殖器一般正常，女性患者在青春期前后可出现轻度阴蒂肥大、多毛和月经稀少等。

3. 3β- 羟类固醇脱氢酶缺陷症　3β-HSD 可分为两种类型，Ⅰ型为外周组织 - 性腺型，Ⅱ型为肾上腺 - 性腺型，两种类型之间有区别。3β-HSD 缺陷症由Ⅱ型 3β-HSD 基因突变所致。

（1）经典型：表现为高血压失盐和男性假两性畸形（不同程度的小阴茎、尿道下裂、泌尿生殖窦或盲端阴道，而睾丸常位于阴囊中）。多数有男性乳房发育，女性患者则出现轻至中度男性化（阴蒂肥大、阴唇融合等女性假两性畸形）。多数患者可伴有失盐表现。

（2）非经典型：非经典型 3β-HSD 缺陷症患者出生时无明显异常。患者的病情一般较轻，女性常有多毛、痤疮、月经稀少和不育等雄激素过多的表现。

4. 17α- 羟化酶缺陷症　17α- 羟化酶具有两种不同的生物活性，即 17α- 羟化酶活性和 17, 20- 裂链酶活性，两种酶活性不足引起皮质醇和性腺类固醇缺乏。该症患者一般没有肾上腺皮质功能减退症的表现，因为该酶缺陷时皮质酮的分泌大量增加，而皮质酮本身具有一定程度的糖皮质激素活性。男性患者可出现完全的假两性畸形，即外生殖器可表现为幼稚型女性，有盲端阴道，内有小睾丸或小阴茎，尿道下裂伴男性乳房发育。女性患者出生时正常，在青春期第二性征不发育，原发性闭经，无阴毛和腋毛。同时伴低钾血症、代谢性碱中毒和低肾素性高血压。

5. 胆固醇碳链酶缺陷症　为 CAH 中病情最严重的类型，极为罕见，分为 Ⅰ 和 Ⅱ 型。Ⅰ 型即 18- 羟化酶缺陷，不能使皮质酮羟化为 18- 羟皮质酮，造成 18- 羟皮质酮及醛固酮合成障碍；Ⅱ 型缺陷使 18- 羟皮质酮不能转变为醛固酮，导致选择性醛固酮缺乏症。大量胆固醇和脂质积聚在肾上腺皮质细胞内，呈现明显增生的脂肪样外貌，故又称类脂性肾上腺皮质增生症。

患者出生时无任何异常，出生后第 2 周左右临床表现变得明显，出现严重的失盐表现，包括昏睡、呕吐、腹泻、脱水、体重下降、低血压、低钠血症、高钾血症、高尿钠和代谢性碱中毒、色素沉着等。如未经及时诊断和治疗，往往迅速死于肾上腺危象。

（四）实验室检查

CAH 的特征性生化改变为血浆和尿中测不到任何类固醇激素，而 ACTH 和 PRA 水平却极高。

（五）诊断

CAH 有多种临床类型，由于基因缺陷的遗传背景不同，其临床表现和生化改变表现各异，有些是共同具有的，有些却是特征性的，结合实验室检查尤其各种兴奋和抑制试验可有助于诊断。

1. 21- 羟化酶缺陷症　若新生儿就出现假两性畸形，伴失盐表现，但血压正常，应首先考虑 21- 羟化酶缺陷症。随着年龄增长，其雄激素过多所致的表现愈明显，再加上实验室检查证实其血浆 17- 羟孕酮（17-OHP）、硫酸脱氢表雄酮（DHEA）、雄烯二酮、孕酮和尿 17- 酮类固醇（17-KS）均增高，ACTH 兴奋后均进一步增高，即可确诊。

2. 11β- 羟化酶缺陷症　若患者有雄激素过多的表现，同时又伴有高血压，则应考虑可能为 11β- 羟化酶缺陷症，再经测定血浆 17-OHP、脱氢表雄酮（DHEA）、Δ^4-A、脱氧皮质酮（DOC）和 11- 脱氧皮质醇基础值均增高，并在 ACTH 刺激下进一步增高，即可确诊。

3. 3β- 羟类固醇脱氢酶缺陷症　一般可通过临床症状和血浆或尿 A^5 类固

醇/A^{4}类固醇值明显增高获得诊断。

4. 17α- 羟化酶缺陷症　患者的典型临床表现为女性及外表为女性的患者却有女性第二性征不发育、原发性闭经和低肾素性高血压的表现,或者外生殖器性别难辨的患者有低肾素性高血压、低血钾和碱中毒的表现,ACTH 或 HCG 兴奋试验可进一步确诊。

5. 胆固醇碳链酶缺陷症　有皮质功能不足表现的新生儿、有假两性畸形的男性(核型为 46,XY)、出生后不久即出现肾上腺皮质功能减退的危象均应疑及此症。若进一步测定肾上腺皮质或性激素水平均极低,即可确诊。

随着医学的进步,基因检测对本组疾病的诊断及鉴别将非常重要。

二、治疗原则和药物治疗方案

激素抑制性替代治疗是各种类型的 CAH 的共同治疗方案,应按实际缺乏的激素种类和缺乏程度给予合适的个体化治疗。

(一)糖皮质激素替代治疗

给予合适量的外源性 GC 既可替代、补充患者的内源性 GC 不足,又可反馈抑制 ACTH 过量分泌,达到改善症状的目的。对于所有类型的 CAH,临床通常选用生理性的糖皮质激素——氢化可的松口服治疗。一般起始剂量应偏大,待 1~2 周后下丘脑 - 垂体 - 肾上腺轴得到有效抑制时可减至维持剂量(剂量存在个体差异,一般为氢化可的松 10~20mg/m^2,即 20~40mg/d,分 2 次口服,一般早 2/3、晚 1/3)。一般需终身替代治疗,并在各种应激情况下酌情增加剂量。

(二)盐皮质激素替代治疗

对于失盐型 21- 羟化酶缺陷症、3β-HSD 缺陷症和胆固醇碳链酶缺陷症患者,除应用糖皮质激素外,还需要适当应用盐皮质激素进行替代治疗,同时要增加每日的食盐摄入量,婴幼儿可口服食盐 1~2g/d,因盐皮质激素的作用必须要以充分的钠摄入为基础。常用的盐皮质激素为 9α- 氟氢可的松,常用剂量为 0.05~0.15mg/d,可不必考虑患者的体重和年龄。事实上,婴幼儿对盐皮质激素相对不敏感,其需要量甚至超过成人(替代剂量可为 0.15~0.30mg/d)。当患者重病不能口服用药时,可以静脉滴注超生理剂量的氢化可的松 [100mg/(m^2·d)] 和等渗生理盐水来进行盐皮质激素替代治疗。绝大多数失盐型 CAH 患者在成年后可以停止盐皮质激素替代治疗和补盐。

(三)其他治疗

性分化异常是 CAH 的主要临床表现,必须进行合理而审慎的治疗。对于 CAH 的性分化异常患者,性分化异常的纠正应依据染色体核型、内和外生殖器的特点、家庭、社会、患者心理等综合因素确定。性别确定后,才能进行相应的整形手术和性激素替代治疗。

其他对症治疗包括降血压、补钾、纠正电解质和酸碱失衡。本症的早期诊断尤其是产前诊断,对 CAH 的某些类型的预后至关重要。

三、药 学 监 护

(一)有效性监护

对于所有类型的 CAH 患者,治疗过程中调整 GC 和盐皮质激素的剂量时必须监测血浆 PRA、血浆 17-OHP、DOC、11- 脱氧皮质醇、雄激素、24 小时尿 17- 酮类固醇(17-KS)、孕三醇等,并定期监测儿童患者的身高增长速度和骨龄。

一般不建议将 ACTH 和 17-OHP 正常作为治疗有效的标准,因为 ACTH 和 17-OHP 正常提示替代治疗已经过度,因而将 17-OHP 维持在正常值上限,而 ACTH 应控制在正常值上限的 2 倍以内。

(二)安全性监护

自幼年开始的 GC 替代抑制治疗可能产生一系列不良反应,这已成为内分泌临床上的一类新问题,主要包括不孕、不育、肿瘤和慢性皮质治疗反应症等。其他安全性监护参照第二章第二节。

(三)依从性监护

各种类型的 CAH 的 GC 抑制性替代治疗都是漫长的治疗过程,并需要根据患者的年龄、病情及应激情况等调整用药,因此实施非常困难,需要患者高度配合。具体参照第二章第三节。

(四)适宜性监护

特殊类型的 CAH 主要包括孕妇 CAH、女性胎儿 CAH、婴幼儿 CAH 和伴严重发育障碍等。对于不同的特殊情况,需结合患者情况,选择合适的治疗方案。如孕妇本身患有 CAH 时,GC 治疗首选氢化可的松,禁用地塞米松;但女性经典型 CAH 胎儿是妊娠期地塞米松治疗的适应证,其目的是预防女性胎儿的外生殖器男性化。

(五)用药教育

一般情况下,治疗 CAH 的 GC 建议分 7—8 时早餐后和下午 3 时 2 次服用;成年经典失盐型 CAH 患者为了防止早晨的 ACTH 与 17- 羟孕酮过度升高,建议应在傍晚服药,或将最大剂量安排在傍晚;GC 依从性对治疗很重要;ADR 可以预防,出现异常情况应及时就医;不可随意调整药物剂量和随意停药,应定期门诊随访评估病情,调整治疗方案。

案例分析

案例: 患者,女,18 岁,因"初潮后逐渐出现阴蒂肥大、全身多毛、声音低沉及月经色淡、量偏少"入院治疗。患者初潮在 16 岁,平素月经不规则,行经（3~5）/（28~180）天，经量少，无血块，无痛经。患者的既往史、家族史均无特殊，父母否认近亲结婚。入院后查体示身高为159cm，外貌似男性，可见喉结，无明显的胡须，体毛稍浓密，肩宽，肌肉发达，乳房发育Tanner I级，心肺（−）。妇科检查示阴毛呈男性分布，阴蒂长4cm、直径为2.5cm，似阴茎，小阴不明显。肛查示子宫偏小，双附件区未及异常。B超检查示子宫前位，宫体大小为35mm×30mm×28mm，宫颈长28mm；子宫形态规则，肌层回声均匀，内膜线居中；右卵巢25mm×20mm×15mm，左卵巢20mm×18mm×15mm，提示子宫偏小，子宫及附件未见明显异常；双肾、输卵管、膀胱未见明显异常。外院查染色体核型为46XX。入院后查游离睾酮3.0nmol/L（正常值＜2.1nmol/L），硫酸脱氢表雄酮8.9μmol/L（正常值2.1~8.8μmol/L），雄烯二酮36.2nmol/ml（正常值4.0~6.6nmol/ml），皮质醇194nmol/L（正常值248~660nmol/L），促肾上腺皮质激素155pmol/L（正常值2.2~17.6pmol/L），血17-羟孕酮5 112nmol/L（正常值248~580nmol/L），24小时尿17-羟孕酮21.8μmol/L（正常值5.5~22.1μmol/L），24小时尿17-酮类固醇70.3μmol（正常值21~52μmol），FSH 4.2U/L，LH 8.1U/L。行地塞米松抑制试验，测ACTH、睾酮、血17-羟孕酮均正常。诊断为先天性肾上腺皮质增生症21-羟化酶缺乏症。于外科完善术前检查排除手术禁忌证后，行保留阴蒂头及其背侧皮神经的阴蒂部分切除术和阴唇融合切口整形术。术后服用地塞米松0.75mg/d治疗，出院门诊随访。

分析：患者为成年女性，外貌特征男性化，可见喉结，肌肉发达，乳房发育Tanner I级。查体阴毛呈男性分布，阴蒂似阴茎，小阴不明显。实验室检查示游离睾酮↑，雄烯二酮↑，皮质醇正常，ACTH↑，血17-羟孕酮↑。行地塞米松抑制试验，测ACTH、睾酮、血17-羟孕酮均正常。诊断为先天性肾上腺皮质增生症21-羟化酶缺陷症，行外科手术矫形后，予地塞米松0.75mg/d每晚服用，长期门诊随访17-羟孕酮、皮质醇、ACTH、睾酮等。

第三节 格雷夫斯眼病

一、疾病简介

毒性弥漫性甲状腺肿又称格雷夫斯病，是一种自身免疫性甲状腺疾病，也是甲状腺功能亢进症（甲亢）的常见原因。格雷夫斯眼病（Graves' ophthalmopathy，GO）是格雷夫斯病最常见的甲状腺外表现。格雷夫斯眼病亦称为浸润性突眼、甲状腺相关性眼病（thyroid associated ophthalmopathy，TAO）等。

（一）流行病学

GO的发病率较小，估计男性每年发病率为0.54~0.9人/10万，女性每年发病率为 2.67~3.3 人 /10 万，其中中至重度患者仅占 5%~6%。丹麦一项于 1992—2009 年调查显示，格雷夫斯病患者中，中重度及极重度 GO 患者的患病率为 4.9%。

（二）病因及发病机制

格雷夫斯眼病的发生和发展与许多因素有关，如遗传、免疫、环境等。

1. 眼眶内的成纤维细胞是导致 GO 发病的主要靶细胞，TSH 受体是 GO 发病机制中的主要抗原。

2. 格雷夫斯眼病的遗传因素可能涉及多个基因，目前提出 50 多个相关基因，其中可能以人类白细胞抗原（HLA）Ⅱ型、细胞毒 T 淋巴细胞相关抗原 4（CTLA-4）、蛋白酪氨酸磷酸酶非受体型 22（PTPN22）、白细胞分化抗原 44（CD44）、促甲状腺激素受体（TSHR）基因等最为重要。

3. 在环境因素中，吸烟是一个重要的危险因素，有人观察到 83% 的格雷夫斯眼病是吸烟者，吸烟者的格雷夫斯眼病较非吸烟者严重。吸烟者的 GO 行 GC 和眶部放疗后，改善程度较非吸烟者小。放射性碘治疗、精神和机体的重大创伤也是引发 GO 的危险因素。

4. 还有一些学者提出体液免疫和细胞免疫因素与 GO 相关，都还在进一步的研究论证中。

（三）临床表现

GO 的眼部症状是眼睛有沙粒感、眼睛有压力或疼痛（30%）、复视（17%）、流泪 / 畏光（15%~20%）及视物模糊（7.5%）。GO 的眼部体征有结膜和眼睑水肿、眼球突出、眼睑退缩（＞90%）、限制性眼外肌病变（40%）和视神经功能障碍（5%）。其他临床特征包括胫前黏液性水肿（4%）、肢端肥厚（1%）和重症肌无力（＜1%）。

（四）实验室检查

1. 甲状腺功能评估指标　①TSH 测定：临床甲亢、亚临床甲亢和非甲亢性甲状腺毒症患者的 TSH 均低于正常值下限；②甲状腺激素测定：在一般情况下，临床甲亢患者的血清 TT_3、TT_4、FT_3、FT_4 均升高。

2. 甲状腺自身抗体　①促甲状腺激素受体抗体（thyroid stimulating hormone receptor antibody，TRAb）测定：格雷夫斯病患者的 TRAb 阳性率达 80%~100%，多呈高滴度阳性；②甲状腺过氧化物酶抗体（thyroid peroxidase antibody，TPO-Ab）和甲状腺球蛋白抗体（thyroglobulin antibody，TgAb）测定：格雷夫斯眼病患者可见 TPO-Ab、TgAb 阳性。

3. 眼眶 CT/MRI　CT 或 MRI 可用于评价格雷夫斯眼病患者的眼外肌大小和密度、眼球位置等，并有助于排除其他病因所致的突眼。

（五）诊断

GO 的诊断一般是通过眼部症状和体征的出现来确定的。目前临床常用的是 Bartley 诊断标准：

1. 存在眼睑退缩，合并以下体征或检查结果之一即可诊断：①甲状腺功能异常；②眼球突出；③视神经功能障碍，包括视力下降、瞳孔反射、色觉与视野异常，且无法用其他病变解释；④眼外肌受累，眼球活动受限。

2. 在无眼睑挛缩的情况下，除必须具备甲状腺功能异常外，还应有以下体征之一：①眼球突出；②眼外肌受累或视神经障碍，并排除其他眼病引起的类似症状。

格雷夫斯眼病的病情评估见表 3-1。临床活动状态评估（clinical activity score，CAS）见表 3-2，CAS ≥ 3 分提示炎症处于活动状态，分值越高，炎症越重。

表 3-1　格雷夫斯眼病的病情评估

分级	眼睑挛缩	软组织受累	突眼*	复视	角膜暴露	视神经
轻度	< 2mm	轻度	< 3mm	无或一过性	无	正常
中度	≥ 2mm	中度	≥ 3mm	非持续性	轻度	正常
重度	≥ 2mm	重度	≥ 3mm	持续性	轻度	正常
威胁视力	–	–	–	–	严重	压迫

注：* 指超过参考值的突出度，中国人群的眼球突出度参考值女性为 16.0mm、男性为 18.6mm；– 指不评价。

表 3-2　格雷夫斯眼病的临床活动状态评估（CAS）

分级	项目	本次就诊	与上次比较	评分
1	球后疼痛超过 4 周	√	–	1
2	4 周之内眼运动疼痛	√	–	1
3	眼睑发红	√	–	1
4	结膜发红	√	–	1
5	眼睑肿胀	√	–	1
6	球结膜水肿	√	–	1
7	泪阜肿胀	√	–	1
8	突眼度增加 2mm	–	√	1
9	任一方向的眼球运动减少 5°以上	–	√	1
10	视力下降 ≥ 1 行	–	√	1

注：√指存在上述表现；CAS ≥ 3 分即为格雷夫斯眼病活动；– 指不评价。

二、治疗原则和药物治疗方案

为 GO 患者选择最适合的治疗方案要基于其眼部病变的活动性和严重性。

(一)控制危险因素

1. 戒烟　目前研究已证实吸烟是 GO 的明确的危险因素。对于格雷夫斯甲亢患者,无论其是否合并有 GO,都应该督促其戒烟。

2. 维持甲状腺功能正常　由于甲亢和甲减都会加重 GO 的病情,因此,出现 GO 时应尽快恢复甲状腺功能正常并维持稳定。抗甲状腺药物和甲状腺手术本身并不会影响 GO 的自然病程。而放射性碘治疗则已明确会促进 GO 发生或加重,但这种影响可以通过联合口服 GC 来预防。对于吸烟、严重甲亢和新近出现的甲亢患者,在接受放射性碘治疗时应口服泼尼松预防,起始剂量为 $0.3\sim0.5g/(kg \cdot d)$,疗程为 3 个月。

(二)局部治疗的全程使用

眼表炎症和眼干燥症是 GO 的常见症状,建议对所有 GO 患者进行眼表评估,出现眼干燥症的患者应全程使用无防腐剂并具有渗透压保护作用的人工泪液;如有角膜暴露,需要用保护作用更强的凝胶或软膏,尤其是夜间。

(三)轻度 GO 的治疗

轻度 GO 的病程一般呈自限性,不需要强化治疗,治疗以局部和控制甲亢为主,如戴有色眼镜减轻畏光等不适;使用人工泪液、夜间遮盖角膜以消除角膜异物感,保护角膜;抬高床头减轻眶周水肿;戴棱镜矫正轻度复视。控制甲亢是基础治疗;告知患者戒烟。轻度 GO 是稳定的,一般不会发展为中度和重度 GO。在硒缺乏地区的一项大型多中心随机双盲安慰剂对照试验结果显示,对于病程较短的轻度 GO 患者,6 个月疗程的硒剂治疗可以明显改善生活质量和眼部症状,在硒富足地区及长期非活动期轻度 GO 暂无相关证据支持。

(四)中至重度活动期 GO 的治疗

中至重度活动期 GO 在上述治疗的基础上强化治疗,治疗效果取决于疾病的活动程度。

1. 一线治疗　推荐采用大剂量静脉 GC 冲击治疗作为中至重度活动期 GO 的一线治疗方案。静脉注射糖皮质激素的有效率为 70%~80%,而口服糖皮质激素的有效率仅为 50%。此外,静脉注射糖皮质激素比口服糖皮质激素表现出更好的耐受性。方案为静脉注射甲泼尼龙 $0.5g/$(次 $\cdot$ w)$\times 6$ 周 $+0.25g/$(次 $\cdot$ w)$\times 6$ 周(累积剂量为 4.5g);部分严重的患者可增大剂量为静脉注射甲泼尼龙 $0.75g/$(次 $\cdot$ w)$\times 6$ 周 $+0.5g/$(次 $\cdot$ w)$\times 6$ 周(累积剂量为 7.5g)。静脉注射 GC 的累积剂量不应超过 8.0g。

2. 二线治疗　对于静脉 GC 治疗不敏感或部分敏感及复发的患者,可考虑选择如下几种方案。

（1）第 2 个疗程的静脉激素治疗:前提是患者能承受,但甲泼尼龙的累积剂量不要超过 8g。

（2）口服 GC 联合眼眶放疗或联合环孢素:泼尼松 40~80mg/d,分次口服,持续 2~4 周,以后每 2~4 周减量 2.5~10mg。如果减量后症状加重,要减慢减量速度。GC 治疗需要持续 3~12 个月。眼眶放射治疗可改善复视和眼球运动,并且与口服激素治疗具有协同效应。随机对照研究显示,在中至重度活动期 GO 患者中联合应用环孢素和口服 GC 比任何一种单独应用都有效。

（3）利妥昔单抗:目前研究对于利妥昔单抗在 GO 治疗中的作用仍存在争议,因此仍需要大型多中心研究来明确利妥昔单抗是否可以替代大剂量激素冲击治疗作为中至重度活动期 GO 的一线治疗措施。

（4）眼眶减压手术:部分病程较长的患者停用 GC 后活动性眼部特征持续存在,可考虑行眼眶减压术增加眼眶静脉回流而改善眼球突出,缓解视神经压迫。

（5）其他治疗:局部注射醋酸曲安奈德、硫唑嘌呤、生长抑素类似物均对 GO 有轻微或未经证实的改善,目前尚不推荐它们在中至重度活动性 GO 患者中使用;免疫球蛋白静脉冲击与大剂量口服 GC 的疗效相仿,然而,高昂的费用及病毒（肝炎病毒及 HIV）扩散限制了其广泛运用;就活动性非持续性复视而言,棱镜能帮助减轻复视或斜颈症状;肉毒杆菌毒素同样能治疗上眼睑挛缩及睑裂闭合不全。2020 年,美国 FDA 批准首款针对性治疗活动性 GO 的药物 teprotumumab。Teprotumumab 是一种胰岛素样生长因子 1 受体的靶向抑制剂。推荐该药物的初始剂量为 10mg/kg 静脉滴注,然后再进行 7 个疗程的每 3 周静脉滴注 20mg/kg。

（五）威胁视力的 GO 的治疗

甲状腺相关眼病视神经病变（dysthyroid optic neuropathy, DON）与角膜破裂是威胁视力的两大因素。由于 DON 和 / 或严重的角膜暴露（大量上皮和 / 或间质细胞缺陷）或角膜破裂（后弹力层膨出或直接穿孔）所导致的威胁视力的 GO 需紧急治疗。

通常情况下,超大剂量的静脉 GC（甲泼尼龙 500~1 000mg 连续治疗 3 天或在第 1 周内隔日冲击）应作为治疗 DON 的一线选择。如果治疗后 DON 缓解或在 2 周后改善,应继续每周 1 次甲泼尼龙脉冲治疗,其疗程同中至重度活动性 GO;若 2 周内疗效不明显或疗效欠佳,或视觉功能迅速恶化（视力 / 视野）,应立即行眼眶减压手术。

三、药 学 监 护

（一）有效性监护

CAS 可用于评估治疗是否有效，但 GO 的特异性生活质量评估也是衡量疗效的关键要素。

（二）安全性监护

GC 冲击治疗建议单次剂量 < 750mg、累积剂量 < 8g，避免连续 2 天治疗。治疗前应行氨基转移酶、肝炎病毒标志物、空腹血糖及肝脏超声检查。治疗期间应每月监测氨基转移酶、血糖及血压。推荐常规使用质子泵抑制剂预防消化道溃疡。此外，在 GC 治疗过程中应注意骨骼保护，尤其是对存在多个骨质疏松危险因素的患者。糖皮质激素停药后，有必要监测类似于活动期 GO 的眼眶血管充血情况，如眼睑水肿、眼睑或结膜红肿、结膜水肿，尤其是病程较长的患者。

（三）依从性监护

大剂量静脉 GC 冲击治疗中至重度活动期 GO 需要维持数月，口服 GC 治疗时间更久，需要对患者进行依从性评估。具体参照第二章第三节。

（四）适宜性监护

近期感染病毒性肝炎、肝功能明显异常、严重的心血管并发症、未控制的高血压、精神异常及控制欠佳的糖尿病为激素冲击治疗的禁忌证。

（五）用药教育

眼部的自我防护；激素治疗出现不适症状时立即就医等。其他相关用药教育参照第二章第四节。

案例分析

案例：患者，女，40 岁。10 年前出现怕热、多汗、心悸、手抖、消瘦等症状，至医院确诊为"格雷夫斯病"，予丙硫氧嘧啶抗甲亢治疗 1 年余后病情缓解，遵医嘱停药。半年前再次出现怕热、多汗、心悸、手抖、消瘦等症状，确诊为格雷夫斯病复发，于外院行 [131]I 治疗。患者治疗后逐渐出现双眼突出、眼睑肿胀、畏光、流泪、眼部疼痛，眼眶 MRI 增强符合 GO。查甲状腺功能＋抗体示 TSH 2.98mIU/ml，FT_4 8.88pmol/L，FT_3 3.56pmol/L，TRAb 40.00U/L，TGAb > 2 000IU/ml，TPO-Ab > 1 000IU/ml；眼球突出度示右 18mm，左 20mm；CAS（眼睑水肿、结膜水肿、结膜充血）为 3 分。检查排除 GC 冲击治疗的禁忌证后，予甲泼尼龙 500mg 静脉冲击治疗，并予甲巯咪唑 10mg q.d. 口服控制格雷夫斯病，1 周后行第 2 次 GC 冲击治疗。

分析：患者为青年女性，格雷夫斯病复发，行 [131]I 治疗后逐渐出现双眼突出、眼睑肿胀、畏光、流泪、眼部疼痛，眼眶 MRI 增强符合 GO，诊断为 GO。在给予甲巯咪唑控制原发病的基础上，根据患者的 CAS 和病情严重性，在多项检查排除禁忌证后，给予大剂量 GC 冲击治疗。

（钱玉兰）

参 考 文 献

[1] 廖二元. 内分泌代谢病学. 3 版. 北京：人民卫生出版社，2012.

[2] 中华医学会. 临床诊疗指南：内分泌及代谢性疾病分册. 北京：人民卫生出版社，2005.

[3] BORNSTEIN S R, ALLOLIO B, ARLT W, et al. Diagnosis and treatment of primary adrenal insufficiency：an endocrine society clinical practice guideline. The journal of clinical endocrinology and metabolism, 2016, 101（2）：364-389.

[4] 中华医学会儿科学分会内分泌遗传代谢病学组，中山大学附属第一医院儿科. 先天性肾上腺皮质增生症 21- 羟化酶缺陷诊治共识. 中华儿科杂志，2016，54（8）：569-576.

[5] 齐璇. 随访 21- 羟化酶缺乏症 1 例. 武警医学，2014，25（2）：188-189.

[6] KAHALY G J, BARTALENA L, HEGEDÜS L, et al. 2018 European thyroid association guideline for the management of Graves' hyperthyroidism. European thyroid journal, 2018, 7（4）：167-186.

[7] LUIGI B, LELIO B, KOSTAS B, et al. The 2016 European thyroid association/European group on Graves' orbitopathy guidelines for the management of Graves' orbitopathy. European thyroid journal, 2016, 5（1）：9-26.

[8] MASON A S, MEADE T W, LEE J A H, et al. Epidemiological and clinical picture of Addison's disease. The lancet, 1968, 292（7571）：744-747.

[9] WILLIS A C, VINCE F P. The prevalence of Addison's disease in Coventry, UK. Postgraduate medical journal, 1997, 73（859）：286-288.

[10] LAURETI S, VECCHI L, SANTEUSANIO F, et al. Is the prevalence of Addison's disease underestimated? The journal of clinical endocrinology and metabolism, 1999, 84（5）：1762.

[11] SNAER O A, AGUSTA S H. Increasing prevalence of Addison's disease：results from a nationwide study. Endocrine practice, 2016, 22（1）：30-35.

[12] 史轶蘩. 协和内分泌和代谢学. 北京：科学出版社，1999.

[13] LAURBERG P, BERMAN D C, BÜLOW P I, et al. Incidence and clinical presentation of moderate to severe Graves' orbitopathy in a Danish population before and after iodine fortification of salt. The journal of clinical endocrinology and metabolism, 2012, 97（7）：2325-2332.

[14] 中华医学会，中华医学会杂志社，中华医学会全科医学分会，等. 甲状腺功能亢进症基

层诊疗指南（2019年）. 中华全科医师杂志, 2019, 18（12）: 1118-1128.

[15] 贺冶冰, 石少敏. Graves 眼病的临床诊断和治疗进展. 内科急危重症杂志, 2011, 17
（2）: 69-71.

[16] BARTLEY G B, GORMAN C A. Diagnostic criteria for Graves' ophthalmopathy. American
journal of ophthalmology, 1995, 119（6）: 792-795.

[17] IMAM S, PRADANA S, SUHARKO S, et al. Practical guidelines management of Graves
ophthalmopathy. Acta medica indonesiana, 2019, 51（4）: 364-371.

[18] BARTALENA L, KAHALY G J, BALDESCHI L, et al. The 2021 European Group on
Graves' orbitopathy（EUGOGO）clinical practice guidelines for the medical management of
Graves' orbitopathy. Eur J Endocrinol, 2021, 185（4）: G43-G67.

第四章　糖皮质激素在呼吸系统疾病治疗中的药学监护

第一节　哮　　喘

一、疾　病　简　介

支气管哮喘(哮喘)以慢性气道炎症为特征,这种慢性炎症导致气道高反应性的发生与发展。临床上表现为反复发作的喘息、气急、胸闷、咳嗽等症状,常在夜间和/或早晨发作、加剧,同时伴有可变的气流受限。哮喘是一种异质性疾病。

(一)流行病学

哮喘是影响全球所有人的健康的严重问题。它在许多国家的患病率呈现上升趋势,尤其是儿童。尽管一些国家的哮喘住院治疗和死亡率下降,但哮喘仍然给医疗保健系统和社会带来不可承受的负担,对家庭造成困扰。

(二)病因及发病机制

1. 危险因素　运动、变应原或刺激物暴露、天气变化或病毒性呼吸道感染等因素均可引发患者发生哮喘。

2. 发病机制　哮喘的发病是遗传和环境两者共同作用的结果,但很多变应原和触发因素会导致哮喘急性发作。目前哮喘的具体发病机制不明确,多数理论认为变态反应、气道慢性炎症、气道反应性增高及自主神经功能障碍等因素相互作用,共同参与哮喘的发病过程。

(三)临床表现

按照疾病的临床症状特点分为 3 期。①急性发作期:指喘息、气促、咳嗽、胸闷等症状突然发生,或原有症状加重,常有呼吸困难,以呼气流量降低为其特征,常因接触变应原、刺激物或呼吸道感染诱发;②慢性持续期:指患者每周均不同频度和或不同程度地出现喘息、气急、胸闷、咳嗽等症状;③临床缓解期:指患者无喘息、气急、胸闷、咳嗽等症状并维持 1 年以上。

（四）实验室检查

1. 痰液检查　见较多的嗜酸性粒细胞。

2. 肺功能检查　发作时呈阻塞性通气功能障碍，残气量及残气量与肺总量比值增加，支气管激发试验阳性，支气管扩张试验阳性。

3. 胸部 X 线 /CT 检查　X 线可见两肺的透亮度增加，呈过度通气状态，缓解期无明显异常；胸部 CT 部分患者见支气管壁增厚、黏液阻塞。

4. 特异性变应原检测　外周血中的变应原特异性 IgE 增高。

5. 动脉血气分析　发作时出现缺氧，$PaCO_2$ 下降，pH 上升。当 $PaCO_2$ 较前增高时，即使在正常范围内也要警惕严重气道阻塞的发生。

（五）诊断

1. 可变的呼吸道症状和体征

（1）反复发作喘息、气急，伴或不伴胸闷或咳嗽，夜间及晨间多发，常与接触变应原、冷空气，物理、化学性刺激及上呼吸道感染、运动等有关。

（2）发作时双肺可闻及散在或弥漫性哮鸣音，呼气相延长。

（3）上述症状和体征可经治疗后缓解或自行缓解。

2. 可变的呼气气流受限的客观证据　有气流受限的证据 [在随访过程中至少有 1 次气流受限的证据，第 1 秒用力呼气容积（FEV_1）/用力肺活量（FVC）＜ 0.75]，同时具备以下气流受限客观检查中的任何一条：

（1）支气管扩张试验阳性（吸入支气管扩张药后，FEV_1 增加＞ 12% 且绝对值＞ 200ml）。

（2）呼气流量峰值（PEF）的平均每日昼夜变异率＞ 10%（每日监测 2 次 PEF，至少 2 周）。

（3）抗感染治疗 4 周后，肺功能显著改善（与基线值比较，FEV_1 增加＞ 12% 且绝对值增加＞ 200ml）。

（4）运动激发试验阳性（与基线值比较，FEV_1 降低＞ 10% 且绝对值降低＞ 200ml）。

（5）支气管激发试验阳性（使用标准剂量的乙酰甲胆碱或组胺，FEV_1 降低≥ 20%）。

符合上述 1、2 两条，并除外其他疾病所引起的喘息、气急、胸闷和咳嗽，可以诊断为支气管哮喘。

二、治疗原则和药物治疗方案

（一）治疗原则

1. 急性发作期　尽快缓期症状，解除支气管痉挛和改善缺氧，恢复肺功能，预防进一步恶化或复发的风险。

2. 慢性持续期　控制症状并尽量减少未来恶化的风险,减少固定气流受限的风险和治疗的副作用。

3. 临床缓解期　当哮喘症状控制且肺功能稳定至少 3 个月后,治疗方案可考虑降级。

(二)化学治疗

主要包括抗炎和扩张支气管治疗。抗炎药包括 GC、色甘酸钠、酮替芬及某些炎症介质拮抗剂;支气管扩张药包括 β_2 受体激动剂、茶碱类药物和抗胆碱药。

(三)激素应用

1. 急性发作期　依据疾病发作的严重程度分级,选择不同方式的糖皮质激素治疗。

(1)中至重度发作和危及生命的危重度发作患者应尽快使用全身用激素。

1)严重的急性发作患者或不宜口服激素的患者应及时静脉注射或静脉滴注激素。推荐用法为甲泼尼龙 40~80mg/d 或琥珀酸氢化可的松 400~1 000mg/d 分次给药。无激素依赖倾向者可在短期(3~5 天)内停药,有激素依赖倾向者应酌情延长给药时间,控制哮喘症状后改为口服给药。静脉给药和口服给药的序贯疗法可减少激素用量和不良反应,如静脉使用激素 2~3 天,继以口服激素 3~5 天。

2)口服激素的吸收好、起效时间与静脉给药相近,因此中至重度急性发作的哮喘患者可口服激素。推荐用法为泼尼松或泼尼松龙 0.5~1.0mg/kg,或等效的甲泼尼龙片。

(2)轻至中度急性发作的患者可选择在家庭或社区中治疗,主要治疗措施为重复吸入速效支气管扩张药或 ICS 联合制剂。ICS 的剂量应增加,至少为基础剂量的 2 倍,最高剂量可达布地奈德 1 600μg/d 或等效的其他 ICS;条件允许者可雾化吸入布地奈德混悬液 1~2mg/ 次,3 次 /d。如果治疗反应不佳,尤其是在控制性治疗的基础上发生急性发作,应加用全身用激素。

2. 慢性持续期　一旦诊断明确,应尽早开始哮喘的控制性治疗。大多数哮喘患者推荐吸入低剂量的 ICS 作为初始治疗方案;若患者常有哮喘症状、夜醒每周 1 次及 1 次以上或存在任何危险因素,推荐中 / 高剂量的 ICS 或低剂量的 ICS/IABA 治疗。

3. 临床缓解期　每 3 个月减少 25%~50% 的 ICS 剂量是安全可行的。若患者使用最低剂量的控制药物达到哮喘控制 1 年,并且哮喘症状不再发作,可考虑停用激素类药物治疗。

三、药 学 监 护

（一）有效性监护

1. 适应证　无论哮喘急性发作期、慢性持续期，还是临床缓解期都适用 GC。

（1）ICS 作不作为首选的治疗哮喘的缓解性药物？

1）《支气管哮喘急性发作评估及处理中国专家共识》（2018）已经明确指出哮喘急性发作时应注意选择全身用激素（口服或静脉激素给药），而非 ICS。主要因为 ICS 起效很慢，通常规律吸入 1~2 周才能起效。布地奈德是起效最快的吸入制剂，起效时间需要 3 小时。因而，吸入性 GC 不作为哮喘急性发作的首选。

2）《支气管哮喘急性发作评估及处理中国专家共识》（2018）指出急性哮喘发作时激素可通过溶液雾化吸入，并推荐布地奈德溶液等吸入性激素经以压缩空气或高流量氧气为动力的射流装置雾化吸入，对患者吸气配合的要求不高，起效较快，适用于哮喘急性发作时的治疗。用法为 0.5~1mg/ 次，2 次 /d；中至重度患者 1~2mg/ 次，3 次 /d。布地奈德混悬液说明书中指出，吸入布地奈德混悬液后，对哮喘症状控制情况的改善出现于开始治疗后的 2~8 天，但在随后的 4~6 周仍没有达到该药的最大治疗收益。其他 ICS 均不作为哮喘急性发作的首选，主要作为哮喘非发作期的维持治疗，以及作为急性发作期控制后的"序贯疗法"。

（2）哮喘急性发作时口服和静脉给药方式何者更佳？如果选择口服激素，是否有必要再增加静脉激素治疗？

研究显示，口服和静脉给药的疗效相当，而口服药物的花费更少，因此可作为首选。对于伴有呕吐、气管插管等不便于口服药物的患者，可使用静脉给药方式。在口服激素的基础上增加静脉激素治疗并未进一步改善疗效。因此，通常无须在口服激素的情况下再添加静脉激素治疗。

（3）在哮喘症状恶化的情况下，全身应用 GC 的时机是什么？全身应用 GC 的剂量是多少及持续多长时间？是否需要逐渐停药？

1）使用时机：新增加缓解剂和控制药物治疗 2~3 天仍然不能控制症状；肺功能迅速恶化的患者，预计 PEF 或 FEV_1 ＜ 60% 者立即使用；急性发作患者既往有需要使用口服糖皮质激素控制急性发作者需要立即使用。

2）对于大部分成年患者，口服泼尼松 50mg/d 持续 5~7 天；对于 6~11 岁的儿童，推荐剂量的口服糖皮质激素为 1~2mg/（kg·d）至最高 40mg/d（证据 B），通常为 3~5 天。

3）给药时间＜ 2 周者不需要逐渐停药。

（4）长期应用 ICS 的患者在急性发作时是否需要增加剂量？

目前关于急性发作期是否增加 ICS 剂量存在争议。一篇系统评价显示，在哮喘急性发作时增加 ICS 剂量与保持原剂量不变的方案相比，治疗失败（需要使用系统性糖皮质激素）的风险 OR 值为 0.89（95% CI=0.68~1.18），结果并未显示出具有统计学意义的改善。越来越多的证据表明，较高的 ICS 剂量可能有助于防止哮喘继续恶化。患者的 PEF 下降后 ICS 剂量增加 4 倍（平均 2 000μg/d 丙酸倍氯米松当量）后，需要口服糖皮质激素的可能性显著降低。在急性恶化的成人患者中，持续高剂量的 ICS 7~14 天（500~1 600μg/d 丙酸倍氯米松 - 氢氟烷烃当量）与短程口服糖皮质激素具有相同的效果。

2. 用法用量　糖皮质激素在成人或青少年哮喘治疗过程中的低中高剂量组见表 4-1。4 岁及 4 岁以下的儿童每日吸入糖皮质激素剂量见表 4-2。

（1）考虑不给予 GC：对于哮喘症状发作，需要短效 β_2 受体激动剂（SABA）治疗少于每月 2 次；近 1 个月没有哮喘发作；没有哮喘发作加剧的危险因素，包括上一年的哮喘发作没有恶化的患者（D 级推荐）。

（2）考虑给予低剂量的 ICS：不常发作的哮喘患者，但伴有 1 种或多种急性加重的危险因素，例如低肺功能患者，或上一年因为哮喘加重需要口服 GC 的患者，或已经因为哮喘的原因住进重症监护病房的患者（D 级推荐）；对于哮喘症状发作，需要 SABA 治疗每月 2 次或每周 2 次的患者，或者每月 1 次或多次因哮喘发作导致惊醒的患者（B 级推荐）；对于哮喘症状发作，需要 SABA 治疗每周 2 次以上的患者（A 级推荐）。

（3）考虑给予中 / 高剂量的 ICS 或低剂量的 ICS/LABA：哮喘症状持续存在，或者每周 1 次或多次因哮喘而醒来，特别是合并高风险因素的患者（A 级推荐）。

（4）考虑给予高剂量的 ICS（A 级推荐）或中 / 高剂量的 ICS/LABA（D 级推荐）：严重不受控制的哮喘或急性发作患者的初始治疗。

表 4-1　低、中、高剂量的吸入性 GC 概述

药物	日剂量 /μg		
	低	中	高
成人或青少年（≥ 12 岁）			
丙酸倍氯米松（CFC）	200~500	> 500~1 000	> 1 000
丙酸倍氯米松（HFA）	100~200	> 200~400	> 400
布地奈德（DPI）	200~400	> 400~800	> 800
环索奈德（HFA）	80~160	> 160~320	> 320

续表

药物	日剂量 /μg		
	低	中	高
糠酸氟替卡松（DPI）	100	n.a.	200
丙酸氟替卡松（DPI）	100~250	＞ 250~500	＞ 500
丙酸氟替卡松（HFA）	100~250	＞ 250~500	＞ 500
糠酸莫米松（DPI）	200	200	400
糠酸莫米松（pMDI）	200~400	200~400	＞ 400
6~11 岁的儿童			
丙酸倍氯米松（CFC）	100~200	＞ 200~400	＞ 400
丙酸倍氯米松（HFA）	50~100	＞ 100~200	＞ 200
布地奈德（DPI）	100~200	＞ 200~400	＞ 400
环索奈德	80	＞ 80~160	＞ 160
糠酸氟替卡松（DPI）	n.a.	n.a.	n.a.
丙酸氟替卡松（DPI）	100~200	＞ 200~400	＞ 400
丙酸氟替卡松（HFA）	100~200	＞ 200~500	＞ 500
糠酸莫米松（pMDI）	100	100	200

注：CFC 为氯氟烃推进剂；DPI 为干粉吸入剂；HFA 为氢氟烷烃推进剂；pMDI 为常见压力定量吸入器；n.a. 为资料不详。该表中"低""中"和"高"剂量基于已发表的研究，不是等效剂量，可用于直接比较，但可能存在变异。

表4-2　4岁及4岁以下的儿童每日吸入低剂量的类固醇激素

药物	最低日剂量 /μg（数据对该年龄段是有效且安全的）
丙酸倍氯米松（HFA）	100（≥ 5 岁）
布地奈德雾化	500（≥ 1 岁）
布地奈德雾化（HFA）	100（≥ 4 岁）
丙酸氟替卡松	110（≥ 4 岁）
糠酸莫米松 pMDI+ 储雾罐	没有充分的有效数据
布地奈德	没有充分的有效数据
曲安奈德	没有充分的有效数据

注：HFA 为氢氟烷烃推进剂；pMDI 为压力定量气雾吸入器。

（二）安全性监护

1. 糖皮质激素应用于哮喘的药理学基础　GC 通过与糖皮质激素受体（GR）结合，会阻止 AP-1 和 NF-κB 等因子与 GR 结合，从而抑制促炎性介质（IL-1、2、5、6、8、13，TNF-α，RANTES，嗜酸性粒细胞趋化因子，GM-CSF，金属蛋白酶，ICAM-1 等）释放，产生强大的抗炎作用。GR 存在于气道的各种细胞中，GC 是治疗气道疾病的最有效的抗炎药，它作用于气道内的所有细胞，以抑制气道炎症或防止炎症细胞再进入细胞，这种抗炎特性对哮喘的治疗非常重要。

2. 哮喘患者使用 GC 的定位与原则　哮喘是一种气道非特异性炎症，有多种炎症细胞和介质参与并相互作用，致使气道阻塞，产生对各种刺激物的高反应性。GC 可以作用于哮喘的多个环节，针对不同的炎症细胞和介质起到有效的控制作用，因而 GC 是治疗哮喘的最有效的抗炎药。

3. 药物相互作用　GC 与 β_2 受体激动剂之间相互作用。GC 可以增加细胞表面的 β_2 受体表达，拮抗长期使用 β_2 受体激动剂导致的 β_2 受体下调；GC 还可以增强 β_2 受体与 G 蛋白（Gs）偶联，从而增强 β_2 受体激动剂的作用，并且 GC 能逆转炎症反应中的 β_2 受体与 G 蛋白（Gs）解偶联；另外，现在越来越多的证据表明 β_2 受体激动剂可能影响 GR 的功能，从而增强 GC 的抗炎作用。

（三）依从性监护

依从性在哮喘疾病中的作用越来越重要，有研究表明大约 50% 的哮喘患者在长期治疗过程中的依从性差，未按照医嘱按时吸入药物。影响患者依从性的因素有很多：①对疾病的认识欠缺，认为症状缓解后无须再服药；②对激素治疗存在恐惧，担心长期使用激素带来不良反应；③吸入装置使用不正确，用药教育不到位；④长期使用药物会对患者家庭造成一定的经济负担，尤其是收入较低的患者；⑤药物使用的便利性不佳，导致患者遗忘。

1. 提高患者依从性　是管理哮喘患者的重要措施，具体药学监护过程见表 4-3。

表 4-3　哮喘患者服药依从性差的改善方案监护表

导致依从性差的可能因素	在临床实践中如何识别患者的依从性差
药物 / 方案因素 使用吸入器困难（例如关节炎） 烦琐的治疗方案（例如每天多次） 多种不同的吸入器同时使用 **无意的依从性差** 操作步骤不正确	具有同情心理去询问问题 使用非评判性语气和患者讨论，获得患者依从性 例如许多患者不能按规定使用吸入器；询问：在过去的 4 周中，你每周有多少天一直在服用（完全没有、1 天、2 天、3 天或更长时间 1 周）？您是早上还是晚上发现自己更容易记住使用吸入器？

续表

导致依从性差的可能因素	在临床实践中如何识别患者的依从性差
健忘	检查用药情况
缺乏日常计划	检查最后一个控制器处方的日期
成本	检查吸入器上的日期和剂量计数器
有意的依从性差	通过电子病历系统查找处方和配药
认为不需要治疗	阅读说明书和相关文献获得更多知识
对哮喘治疗的期望值不合适	
对治疗的副作用担忧	
对医疗服务不满	
成功干预依从性的措施：与患者共同决策药物/剂量；制定吸入器闹铃提醒，以避免漏服；处方写明 ICS 是每天几次；家访	

2. 确保吸入制剂的正确操作　确保药物有效、纠正不正确的吸入操作、提供吸入制剂使用培训对于哮喘患者的长期治疗十分有益，尤其是部分患者使用 ICS 进行持续治疗出现恶化现象，需要考虑患者的吸入技术是否正确。吸入制剂的正确使用监护过程见表4-4。

表4-4　吸入制剂的正确使用监护过程表

选择	在为患者选择最合适的吸入装置时，需要考虑患者能够有效使用的吸入装置种类和费用；如果有不同的选择，鼓励患者参与选择；使用储雾罐联用压力定量气雾吸入器可减少发生 ICS 副作用的可能性；患者使用吸入性 ICS 需要考虑是否合并关节炎等相关合并症；尽可能避免使用多种不同的吸入器类型，以避免相混淆
检查	每次都需检查吸入装置；让患者告诉您他们如何使用吸入器（不要只询问他们是否知道如何使用吸入器）；使用吸入装置说明书识别患者在使用过程中的任何错误
纠正	通过身边可获得的设备向患者展示如何正确使用吸入装置，例如安慰剂吸入器；再次检查患者的吸入操作是否有问题，注意患者出现问题的步骤，重复此过程 2~3 次；如果患者在多次重复训练后无法正确使用吸入器，则只考虑替代；经过初步培训后，患者通常会在 4~6 周内重现错误，需要重新检查吸入操作是否有误

（四）适宜性监护

在日常临床实践中，使用 ICS 导致的不良反应往往被低估。ICS 会引起全身和局部的一些不良反应，这里主要强调局部 ADR 的发生和处理。局部不良反应的表现有咽炎、发声障碍、反射性咳嗽、支气管痉挛和口咽念珠菌病等，其局部不良反应的发生率往往与给药剂量、给药方式和患者依从性有关。

1. 影响因素考虑

（1）药物品种的选择：环索奈德和布地奈德属于非活性吸入性糖皮质激素，需要被酯酶激活才可以发挥活性，这种酶主要存在肺中，口咽部很少，与活性吸入性 GC 丙酸氟替卡松和布地奈德相比，可以很明显地降低局部不良反应的发生。

（2）制剂特点：吸入 GC 的粒径 < 5μm，更有可能沉积在支气管和细支气管中，而粒径 > 5μm 的粒子经常沉积在口腔和咽喉中。当前吸入性 GC 装置的颗粒直径大小差异很大，见图 4-1。从图 4-1 中可以看出干粉装置的粒径大于定量装置的粒径，丙酸氟替卡松通过干粉装置产生的空气粒径最大（ > 6μm），而丙酸氟替卡松通过氢氟烷烃（HFA）定量装置产生的粒径约为 2.5μm。HFA 抛射剂与氯氟烃（CFC）抛射剂比较可以产生更小的颗粒。在丙酸倍氯米松的研究中发现，使用 HFA 抛射剂患者，大约 30% 的患者发生口咽部沉积，而 90%~94% 的使用 CFC 抛射剂的患者发生口咽部沉积，因而，氢氟烷烃抛射剂将逐渐替代氯氟烃抛射剂。

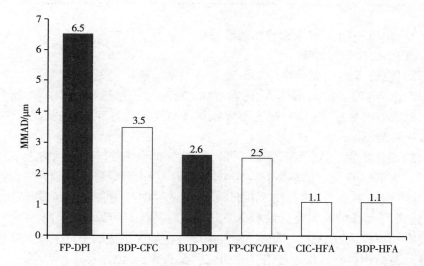

MMAD：平均粒径；FP：丙酸氟替卡松；DPI：干粉吸入剂；BDP：丙酸倍氯米松；CFC：氯氟烃；BUD：布地奈德；HFA：氢氟烷烃；CIC：环索奈德。

图 4-1 吸入 GC 的粒径比较

2. 局部不良反应的预防及治疗措施 预防口咽念珠菌病的措施包括使用储雾罐的定量装置，并在吸入后使用漱口水立即漱口；治疗时选用含有制霉菌素或两性霉素 B 的漱口水。

（五）用药教育

1. 常用的含 GC 吸入给药的药物及其装置见表 4-5。

表 4-5 常用的含 GC 吸入给药的药物及其装置

吸入装置		药物通用名	商品名
压力定量气雾吸入器（pMDI）		倍氯米松	必可酮气雾剂
		布地奈德	英福美气雾剂
		氟替卡松	辅舒酮气雾剂
干粉吸入器	都保（储存剂量型）	布地奈德 / 福莫特罗 布地奈德	信必可都保 普米克都保
	准纳器（多剂量型）	氟替卡松 / 沙美特罗	舒利迭
	碟式（多剂量型）	倍氯米松	必酮碟 喘宁碟
雾化器		布地奈德	普米克令舒

2. 常用的含 GC 吸入给药的装置操作

（1）压力定量气雾剂

1）优点：使用快捷迅速；携带方便；多剂量装置；一般价格便宜。

2）缺点：吸入技巧不易掌握；含有抛射剂等，可造成支气管痉挛；所含的 CFC 对大气臭氧层有影响，已有不含氟利昂的气雾剂；口咽部的沉积量较高；受极端温度影响。

3）操作步骤：①拿好气雾剂，将气雾剂底部的外盖打开并用力上下摇匀 10 下。②轻轻呼气直到不再有空气可以从肺内呼出。③将气雾剂的喷口放在口中，并合上嘴唇含着喷口。在刚开始吸气的同时用力按下储药罐将药物释出，随着深而长的吸气将药物吸入气道中，直到吸不动为止。④吸气后立即将气雾剂喷口从口中取出，闭嘴，屏气 10 秒（在没有不适的感觉下尽可能屏息久些），然后用鼻将气慢慢呼出。⑤用完后盖上盖子，漱口。

4）使用过程注意：避免未充分摇匀药物；吸气不充分，吸气阀门没有打开；呼吸过快；多次连续吸入；过度呼气。

（2）压力定量气雾剂 + 储雾罐

1）优点：无须吸气，适用的年龄范围广；减少 pMDI 抛射气体蒸发产生的气道内应激反应（如氟利昂效应）；提供药物储存空间，便于患者以任何流速吸入药雾；吸入肺部的药量可达到单用 pMDI 的 1 倍以上；减少咽喉部的药物存量，提高用药安全度。

2)缺点:抛射剂对环境有影响;装置明显大于 pMDI;不同的储雾罐输送药物的效能差异大;塑料储雾罐可能因为静电作用而影响吸入量。

3)操作步骤:①将储雾罐的盒子拿开,摇晃气雾剂,并将它接入储雾罐;②将储雾罐的吸口盖上患者的口鼻且尽量贴紧(或将储雾罐的吸嘴紧紧含在口中);③压一下压力定量气雾吸入器,使 1 个剂量的药物释放出来;④储雾罐的吸口紧贴口鼻(或将储雾罐的吸嘴紧紧含在口中),做 5~6 次呼吸;⑤使用此方法吸入激素类药物时,除漱口外还应清洁脸部。

(3)都保干粉吸入剂

1)优点:使用快捷,携带方便;操作较 pMDI 更容易;吸气启动;无须抛射剂,不含 CFC。

2)缺点:一般较 pMDI 昂贵;某些可受潮湿环境影响;治疗效果与吸药速度有关,不适合＜4 岁的儿童及严重哮喘发作;剂量定量时容易不准确;患者吸入后无感觉;无准确的计数装置。

3)操作步骤:①打开并检查指示剂窗口。使用吸入器前,将盖子拧松揭开。检查指示器窗口,看是否还有足够剂量的药物(每 20 个计量单位有 1 个数字标识,每 10 个计量单位间隔会有 1 条指示线,最后 10 个计量单位的背景为红色,红色出现表示剩余 10 次剂量,提示应及时另配一个备以使用)。②上药。将吸入器竖直,将把手向一个方向旋转直到不能再动,然后将其往回转,直到听到咔嚓的响声(这个动作是装入药液)。当药物装好后不要摇晃药瓶。③吸药。呼气,但不可对着吸嘴呼气,再将吸口放在上、下唇之间,快速用口做深呼吸,吸气时药物就被带入肺内。屏住呼吸 10 秒以确保药物到达肺的深部,缓慢呼气,不要将气吐入吸入器内,然后盖好盖子。如果装好药物后吸入器倒置或不慎将气吐入吸入器内,则需要损失剂量,重新装药和吸药。④用完后盖上盖子,漱口。

4)使用过程注意:避免没有垂直旋转把手;快速呼气/无呼气/含着都保呼气;吸气流速不足;手握住赌气孔。

(4)准纳器干粉吸入剂

1)优点:低吸气阻力,吸气量小的老年人和儿童都可以使用;每个剂量预先设置好,不会导致使用前定量时产生错误;不同的吸气流速下输出的剂量稳定性好;每一剂量采用铝箔塑封包装,防潮性能好;有准确的计数装置。

2)缺点:吸气流速仍有依赖性,不适合＜4 岁的儿童及严重哮喘发作;最大肺部沉积低于都保;口咽部的沉积量较大。

3)操作步骤:①打开。用一手握住外壳,另一手的大拇指放在拇指柄上,向外推动拇指直至完全打开。②推开。握住准纳器,使得吸嘴对着自己,向外推滑动杆,直至发出咔嗒声,表明准纳器已做好吸药的准备。③吸入。将吸嘴放入口中,从准纳器中深深地平稳地吸入药物,切勿从鼻吸入。然后将准纳器从口中拿出,继续屏气约 10 秒,关闭准纳器。④漱口。

4)使用过程注意:不要将气呼入准纳器中;将吸嘴放入口中;从准纳器深深地平稳地吸入药物,切勿从鼻吸入;将准纳器从口中拿出;继续屏气约 10 秒,在没有不适的情况下尽量屏住呼吸;缓慢恢复呼气。

案例分析

案例:患者,女,65 岁。10 年前诊断为"支气管哮喘",经治疗后好转。此后哮喘症状反复发作,闻到刺激性气味或受凉后诱发,每年 1~3 次,治疗后均可以缓解。4 天前受凉后出现咳嗽、咳痰(为少量白黏痰)喘息加重、不能平卧而收入院。患者既往不规律使用沙丁胺醇及氟替卡松/沙美特罗治疗哮喘。无食物、药物过敏史。无烟酒嗜好。诊断为支气管哮喘、肺炎。入院第 1 天对症处理,氟替卡松/沙美特罗(舒利迭)250/50μg 1 吸 b.i.d.、甲泼尼龙 40mg i.v. q.d. 治疗 5 天后哮喘发作有明显改善,静息无喘,活动后有轻度喘息;静脉激素改为口服泼尼松龙 30mg q.d. 治疗 4 天,喘憋较前明显缓解,夜间睡眠可,无喘息发作;泼尼松龙改为 20mg q.d. p.o. 治疗 3 天,减量为 15mg q.d. p.o. 治疗 3 天,继续减量为 10mg q.d. p.o. 治疗 3 天,哮喘发作控制理想,出院。

分析:除轻度发作以外的哮喘发作均推荐早期全身(静脉和口服)应用 GC 治疗,7 天的疗程与 14 天同样有效。该患者选择静脉制剂 40mg 甲泼尼龙治疗,由于患者入院时症状较重,剂量及给药途径均符合指南推荐。

甲泼尼龙为中效 GC 类药物,起效迅速。甲泼尼龙与 GR 的亲和力最强,具有较强的抗炎作用,作为常用 GC 应用于临床,尤其适用于冲击治疗,因而急性加重期选择甲泼尼龙治疗合理。后续患者病情好转,序贯口服合理。泼尼松龙的抗炎作用与甲泼尼龙相似,后续患者病情好转,序贯泼尼松口服合理,但泼尼松具有复杂的药动学特点,低剂量时呈现非线性药动学特点,因而在停药过程中要警惕病情反跳现象。泼尼松进入体内后主要与 CBG 特异性结合,少部分与白蛋白结合。血浆中的蛋白主要以白蛋白为主,而泼尼松龙与 CBG 具有高亲和力,CBG 血浆中含量较少,因而泼尼松使用过程中易出现饱和现象。有文献研究发现当泼尼松龙的剂量 > 20mg/d 时,CBG 已达到饱和状态,血液中的游离泼尼松龙随着剂量进一步增加而增加。游离状态的激素到达作用位点并与受体相互作用才能发挥效应,所以泼尼松龙的剂量 < 20mg/d,尤其 < 10mg/d 时其药动学呈非线性,也就是说这个剂量的泼尼松龙大多与 CBG 结合,其游离状态激素药动学呈非线性,病情易反跳,需要关注。

第二节 特发性间质性肺炎

一、疾病简介

特发性间质性肺炎（idiopathic interstitial pneumonia，IIP）是一组原因不明的异质性弥漫性间质性肺病（ILD），病变不仅侵犯肺间质，肺实质也明显受累，故美国胸科协会（ATS）/欧洲呼吸学会（ERS）于 2002 年颁布的国际多学科共识将其称为弥漫性实质性肺疾病（DPLD）。其特征为不同类型和程度的炎症及纤维化所造成的损害。

（一）流行病学

我国目前缺少 IIP 的流行病学资料。美国的资料显示间质性肺疾病的总患病率为男性 80.9/10 万，女性 67.2/10 万。该病儿童罕见，发病率随年龄增长而增加。临床上以特发性肺间质纤维化（IPF）最常见，在不同的研究人群中，IPF 的患病率为（6~14.6）/10 万，但 75 岁以上的老年人的患病率超过 175/10 万，约占所有 IIP 的 60% 以上。

（二）病因及发病机制

目前较多的看法，认为特发性肺间质纤维化是一种自身免疫病，采用泼尼松龙和硫唑嘌呤免疫抑制治疗策略，然而治疗结果显示死亡率增加。现在越来越多的研究认为自身免疫、遗传因素和环境因素等多重因素相互作用造成肺泡局部反复损伤，从而引起肺泡上皮老化，对特发性肺间质纤维化疾病的发展起核心作用。这些损伤会导致肺泡上皮成纤维细胞聚集，诱导产生肌成纤维细胞，在细胞外肺间质中大量聚集，导致积累肺间质重塑。

（三）临床表现

IIP 的主要损伤部位为肺间质，但也累及肺泡腔、肺泡上皮、外周气道、小血管及其内皮细胞。肺实质是指各级支气管及肺泡结构，肺泡主要指肺泡腔及肺泡上皮细胞。肺间质是指肺泡上皮基底膜与毛细血管内皮基底膜之间的潜在间隙，其中充填弹力纤维、胶原纤维、网状纤维、无定形细胞外基质及少量细胞，是肺的重要支撑组织。

（四）实验室检查

常规实验室检查无特异性。

（五）诊断

IIP 的最后确诊，除 IPF 可以根据病史、体征、支气管肺泡灌洗检查及胸部高分辨 CT 作出临床诊断外，其余 IIP 的确诊均需依靠病理诊断。治疗上由于

IPF/UIP 对治疗反应和临床预后比其他 IIP 差. 因此许多临床治疗研究主要集中在 IPF 方面。

2013 年 ATS/ERS 对 IIP 的分类进行了更新,见表 4-6。

表 4-6　IIP 的分类

	慢性纤维化性 IP	特发性肺间质纤维化(IPF)
主要 IIP		特发性非特异性间质性肺炎(NSIP)
	吸烟相关性 IP	呼吸性细支气管炎相关间质性肺疾病(RBILD)
		脱屑性间质性肺炎(DIP)
	急性/亚急性 IP	隐源性机化性肺炎(COP)
		急性间质性肺炎(AIP)
罕见 IIP		特发性淋巴细胞性间质性肺炎(LIP)
		特发性胸膜肺弹力纤维增生症(PPFE)
不能分类的特发性间质性肺炎		

二、治疗原则和药物治疗方案

(一)治疗原则

1. IPF　目前对 IPF 尚无确实、有效的治疗方法。对病理确诊的典型 IPF 及高分辨胸部 CT(HRCT)显示以蜂窝样改变为主要病变的典型 IPF,GC 治疗基本无效,不主张使用。对 IPF 炎性渗出早期(胸部 CT 显示磨玻璃样病变)患者可考虑 GC 联合免疫抑制剂(如硫唑嘌呤)治疗。建议决定是否使用 GC 及免疫抑制剂治疗时需与患者及家属讨论,应签署知情同意书。IPF 急性加重期应予以积极的 GC 治疗。应给予所有 IPF 患者最佳支持治疗,如氧疗、肺康复治疗等。肺移植是治疗终末期 IPF 的主要手段。

2. NSIP　最近认为 NSIP 并非单一疾病,可能与其他 IIP 混合存在。病理学将 NSIP 分为细胞型、混合型及纤维化型。GC 对细胞型及混合型 NSIP 治疗效果满意,而纤维化型疗效较差。部分患者可能需要 GC 联合免疫抑制剂治疗。

3. COP　GC 对大部分 COP 患者治疗效果良好。少数 COP 可急性发病,可在症状出现后的短期内因急性呼吸衰竭而死亡。严重病例或复发患者可能需要较高剂量的 GC 联合使用免疫抑制剂。

4. AIP　GC 对大部分 AIP 患者的治疗效果差。对早期 AIP,糖皮质激素冲击治疗可能有效。

5. DIP　由于 DIP 有明显的肺功能损伤及病情进展较快,一般可能需要糖皮质激素治疗,部分患者可能需要联合免疫抑制剂。

6. RBILD　糖皮质激素的治疗效果尚不清楚。有报道认为戒烟后病情无改善或病情继续恶化者可选用 GC 治疗,部分患者的病情改善。

7. LIP　对于 GC 治疗反应存在个体差异,部分患者的疗效较好,但有些患者的疗效欠佳,可在数月内死于疾病进展或肺部感染等。

(二)糖皮质激素的应用方案

1. IPF　已明确大剂量 GC[0.5~1mg/(kg·d)]治疗不能改善生存率而且伴有较高的病死率。对部分 IPF 可考虑较低剂量的 GC[泼尼松 0.5mg/(kg·d)] 联合乙酰半胱氨酸及硫唑嘌呤,治疗 4~8 周后评估疗效,若无效或病情恶化,应停止治疗;若有效,逐渐减至维持剂量 7.5~10mg/d,治疗至少维持 0.5~1 年。上述剂量与疗程尚无充足的循证医学证据。

2. COP 及 NSIP　目前对于理想的 GC 治疗剂量及疗程尚无充足的循证医学证据。建议起始剂量为泼尼松 0.75~1mg/(kg·d)(或等效剂量的甲泼尼龙或泼尼松龙),4~12 周后对病情和疗效进行评估,逐渐减量至维持剂量,一般疗程为 6~12 个月。如治疗效果不佳,应停药或改用其他药物治疗。

3. AIP　关于 GC 的治疗剂量与疗程目前尚无充足的循证医学证据。早期 AIP 糖皮质激素冲击治疗可能有效,如 GC 冲击无效可考虑联合使用免疫抑制剂。

4. DIP　目前对于理想的 GC 治疗剂量及疗程尚不清楚,尚无充足的循证医学证据。建议治疗方案:起始剂量为泼尼松(或等效剂量的甲泼尼龙 / 泼尼松龙)20~60mg/d,逐渐减量至维持剂量。

5. RBILD　目前尚无充足的循证医学证据。GC 的治疗效果尚不清楚,GC 治疗可能改善部分患者的病情。不推荐作为首选。

6. LIP　目前尚无充足的循证医学证据。

三、药 学 监 护

(一)有效性监护

糖皮质激素全身应用于特发性间质性肺炎的剂量超过泼尼松 7.5~20mg/d,并且其维持时间超过 1 个月,随着时间推移,其不良反应发生风险渐增,因而需要警惕相关不良反应,具体见第二章;且部分患者使用泼尼松 20~60mg/d 有较高风险,发生严重 ADR 的机会大大增加。对于泼尼松 ≥ 20mg/d 持续 ≥ 4 周者,可考虑预防肺孢子菌肺炎。

(二)安全性监护

1. GC 应用于 IIP 的药理学基础　IIP 尽管包含多种肺部疾病,但由于肺间质纤维化,它们具有共同的临床、放射学和组织病理学特征。目前主要药物治疗手段包括免疫抑制和抗纤维化,GC 治疗 IIP 的药理学基础主要利用其抗炎和免疫抑制作用。

2. IIP 患者使用 GC 的定位与原则　GC 仅对少数 IPF 患者有暂时的改善作用,对其他 IIP 的效果良好。特发性间质性肺炎的治疗目标是延迟疾病进展。早期观点认为间质性肺疾病的发病机制是由于炎症先发生并引起纤维化,2000 年以前绝大多数(2/3)IPF 患者使用 GC 和免疫抑制剂(环磷酰胺和硫唑嘌呤)治疗。其理由是认为 IPF 的发病机制是一种非特异性炎症,早期肺泡炎阶段应用 GC 和免疫抑制剂能抑制炎症减少渗出。2000 年以后,ATS/ERS 多次发表 IPF 诊治专家共识与指南,指出 IPF 的致死原因是不可逆性肺纤维化。鉴于激素和免疫抑制剂会带来诸多副作用,目前不再提倡用激素和免疫抑制剂治疗 IPF。

3. 按临床疾病特点对特发性间质性肺炎的治疗效果确定监护策略　见表 4-7。

表 4-7　不同疾病对应的监护策略

临床特点分类	治疗目标	监护策略
可逆性和自我限制的(RBILD 病例)	移除可能的原因	短期(3~6 个月)观察疾病是否消退
进行性、可逆性的(蜂窝式 NSIP 和纤维化 NSIP、DIP、COP)	最初获得治疗反应,争取获得长期治疗有效	短期观察治疗反应,长期观察治疗是否好转
稳定的(纤维化 NSIP)	维持疾病稳定	长期观察评估病程
进行性、不可逆性的,但有可能稳定的(纤维化 NSIP)	稳定	长期观察评估病程
治疗后也呈现进行性、不可逆性特点的(IPF、纤维化 NSIP)	减慢进展	长期观察评估病程,移植缓和疾病进展

泼尼松或泼尼松龙 30~40mg/d,连服 2~3 个月,待主观指标不再进步后逐渐减量。每次减 5mg/d,维持 2~3 个月,直至 5~7.5mg/d,或隔日 10~15mg。如病情恶化,可再加大剂量,有效者可长期(1~2 年)用维持剂量。对于 IPF 不宜单用激素,可考虑并用激素和免疫抑制剂或细胞毒性药物,至少并用 4~6 周。

(三)依从性监护

1. 口服给药时多数患者需要提高依从性,主要包括给药时间应尽量固定、规律,给药剂量准确,给药疗程和减量规则要遵从医嘱等。

2. 治疗中应告知患者注意一些激素类药物相关的不良反应表现,特别是在联合应用多种抗特发性间质性肺炎药物时,有可能不良反应是 2 类药物共同作用的结果,有变化或有疑问时应及时向医药专业人员咨询。

3. 合并有其他疾病联用更多药物时应注意药物相互作用,增加或减少任何其他药物的剂量或品种时应告知医药专业人员,以便评估其与治疗药物的影响。

(四)用药教育

1. 激素使用期间,在预防性用药方面考虑加用 PPI 或 H_2 受体拮抗剂治疗;应注意向患者宣教避免感染或避免接触感染原,注意饮食控制,避免体重大幅增加,监测血糖等。

2. 用药教育的重点是提高患者正确的用药依从性及不良反应自我观察和报告主动性。常规补充维生素 D 和钙。

案例分析

案例:患者,女,49 岁,因"反复头痛、头晕十余年,再发 1 个月余,活动后气促伴发热十余天"收入呼吸内科。入院诊断为双肺间质性肺炎;结节病? 淋巴瘤? 患者入院前近十余天出现发热,发热以夜间为甚,最高体温达 40.8℃,无寒战,无皮疹,有活动后气促、乏力,间断咳嗽,以干咳为主,无腹痛、腹泻,偶有心慌。曾在外院予以治疗,具体治疗药物为头孢甲肟及二羟丙茶碱,经过治疗后患者的体温下降,但其余临床症状无明显改善。8 月 27 日外院及 9 月 13 日的胸部 CT 均提示双肺毛玻璃样改变,以右肺为主。9 月 16 日入院时患者的体温36.5℃,脉搏82 次/min,呼吸20 次/min,血压91/60mmHg;血常规提示嗜酸性粒细胞及单核细胞百分比升高,不排除为患者的免疫功能下降所致。入院后初始予以患者罗红霉素胶囊 0.15g p.o. q.d.、乙酰半胱氨酸片 0.6g p.o. b.i.d. 及盐酸氨溴索注射液 300mg iv.gtt. q.d. 抗炎、止咳、化痰治疗;治疗 2 天后,9 月 18 日患者的临床症状未明显改善,体温36.7℃,双肺呼吸音低,右下肺仍可闻及少许湿啰音,血沉及结核抗体阴性,考虑抗感染治疗效果不佳,予以加用莫西沙星片 0.4g iv.gtt. q.d. 联合抗感染治疗;联用 4 天后患者的症状逐渐好转,9 月 22 日查房时患者的颈部彩超提示双侧血管均有动脉粥样硬化斑块的可能性,且生化回示 TG 2.01mmol/L、HDL-C 0.79mmol/L,提示患者有高脂血症的可能性大,同时唾液腺检测显示双侧唾液腺分泌功能降低、免疫功能降低,中医科会诊考虑为干燥综合征合并高脂血症,建议加用白芍总苷胶囊 0.6g p.o. b.i.d.、瑞舒伐他汀钙片 10mg p.o. q.n.;9 月 23 日患者的临床症状好转,体温正常,头痛较前减轻,无明显的咳嗽、咳痰,无畏寒及发热,予以停用莫西沙星片,并继续服用罗红霉素至出院。

分析:间质性肺炎的治疗主要采取对因治疗并辅以改善症状等对症支持,

因而积极寻找病因。该患者因受凉后起病,起病急,病程长,且最初出现高热、咳嗽与咳痰症状明显,在外院接受过抗感染治疗,需考虑细菌感染导致的间质性肺炎的可能性大,依据间质性肺炎的治疗方案,罗红霉素采用小剂量即150mg/d治疗,其抗感染剂量不足,不能迅速达到有效血药浓度,抗感染治疗效果减弱,加用莫西沙星。除考虑感染外,间质性肺炎亦可能由于干燥综合征引发,故对于感染控制后,采取初始治疗方案联用白芍总苷胶囊增强免疫能力治疗干燥综合征。

红霉素具有抗炎和免疫调节功能,对肺纤维化的治疗主张小剂量长期口服。该患者在治疗初期仅考虑间质性肺炎的治疗,使用大环内酯类抗菌药物罗红霉素,同时服用抗氧化剂乙酰半胱氨酸(NAC)治疗肺纤维化(低推荐)。急性发作的间质性肺疾病可采用GC联合环磷酰胺或硫唑嘌呤的方案治疗,该患者的间质性肺疾病未出现急性发作,未考虑GC治疗。

第三节　变态反应性支气管肺曲霉病

一、疾病简介

变态反应性支气管肺曲霉病(allergic bronchopulmonary aspergillosis,ABPA)又称为变应性支气管肺曲霉病,是一种由烟曲霉诱导,发生于非免疫受损个体的超敏性疾病,以机体对寄生于支气管内的烟曲霉(Af)发生变态反应为主要特点,其特征为对存在于支气管分支内的烟曲霉抗原呈现免疫应答,并引起肺浸润和近端支气管扩张。ABPA常常成为临床上哮喘难以控制的因素之一,有研究结果显示,重症哮喘与真菌感染之间存在密切的关系。

(一)流行病学

ABPA较常发生于哮喘患者,研究显示ABPA在哮喘中所占的比例为1.0%~3.5%。国内研究发现在连续就诊的哮喘患者中2.5%为ABPA。一项系统性综述结果显示,在就诊于呼吸专科或哮喘专科的哮喘患者中,ABPA的比例可达12.9%。除哮喘外,ABPA还可见于其他疾病。在欧美国家,肺囊性纤维化并发ABPA相对多见,病例汇总后所得的患病率为8.9%。此外,ABPA还可发生于其他肺部疾病患者,例如支气管扩张症、慢性阻塞性肺疾病等。湿润、温暖的气候或冬季室内条件下高发。多数患者有特异性体质,对多种食物及药物过敏。

(二)病因及发病机制

1. 病因

(1)传染源:曲霉在环境中,特别是有机物中普遍存在。世界范围内的曲霉有超过 100 种,但大多数致病的是烟曲霉、黑曲霉、黄曲霉和克拉维曲霉。烟曲霉是 ABPA 中最普遍的空气传播真菌致病菌。分生孢子的直径小(2~3μm),很容易到达肺泡并沉积。

(2)传播途径:大多数定植在肺部不致病,宿主免疫防御失衡、免疫功能低下的个体不能消除曲霉分生孢子,导致 ABPA。

(3)易感人群:哮喘或囊性纤维化患者。

2. 病理生理　变态反应性支气管肺曲霉病的发病机制仍未完全了解,主要有以下 3 种机制。

(1)变应原的刺激作用:曲霉是引起 ABPA 的主要致病菌,尤其以烟曲霉最常见,对曲霉敏感的特异性个体吸入高浓度烟曲霉的孢子,进入气道后发育长出菌丝,菌体释放出变应原和蛋白酶,损害黏液纤毛的清除功能,破坏气道上皮细胞,并激活肺的天然免疫,导致炎症细胞浸润,激发速发相和迟发相的炎症反应。

(2)免疫反应机制:上述炎症反应可促进细胞因子、趋化因子和生长因子的大量释放,同时曲霉抗原呈递给 T 细胞,激活 Th2 细胞反应。释放的 Th2 细胞因子可促进曲霉特异性 IgE 合成、肥大细胞脱颗粒及显著的嗜酸性粒细胞浸润,从而介导组织损伤及气道修复、重塑等病理过程。

(3)遗传易感性:研究结果显示,人类白细胞抗原(HLA)DR-2 的存在及 HLA-DQ2 序列缺失与 ABPA 的发病有相关性。此外,IL-10 启动子多态性、表面蛋白 A 基因多态性、IL-4 α 链受体多态性等也与 ABPA 的易感性及发病有关。

(三)临床表现

ABPA 的临床表现多种多样,缺乏特异性,主要表现为咳嗽、咳痰、喘息,还可见低热、消瘦、乏力、胸痛等。咳棕褐色黏冻样痰栓为特征性表现。存在支气管扩张时,可有不同程度的咯血。少数患者可以没有明显的症状。急性加重时出现咳嗽、喘息、咯血、咳大量黄黏痰等。缓解期上述症状可消失或明显减轻。

体检时肺部可闻及湿啰音或哮鸣音。晚期患者可出现杵状指和发绀。由于黏液嵌塞可引起肺不张甚至肺萎缩,体格检查可发现呼吸音减弱或闻及管状呼吸音。肺部浸润累及肺外周时可发生胸膜炎,吸气时可伴胸壁活动受限和胸膜摩擦音。

根据临床表现、血清学和影像学检查,ABPA 的自然病程可分为Ⅰ~Ⅴ期,对于评价患者个体的疾病状况和转归有帮助。Ⅰ期为新发的活动性 ABPA;Ⅱ期为临床和血清学缓解期;Ⅲ期为复发性活动性 ABPA;Ⅳ期为慢性激素依赖性哮喘;Ⅴ期为进行性炎症和气道扩张引起的纤维空洞性病变,可导致进展性呼吸衰竭和死亡。

需要指出的是，ABPA 的病程不一定按照上述顺序演变；在患者就诊时，也难以预料是否会进入缓解期、是否会复发抑或持续进展。一般认为早期诊断和治疗可降低未来疾病进展的风险。

（四）实验室检查

1. 皮肤试验　先进行皮肤点刺试验，若阴性再进行皮内试验，仍然阴性者则可排除 ABPA。烟曲霉皮试阳性是诊断 ABPA 的必要条件。

2. 血清学检查　血清总 IgE 抗体明显升高，＞1 000IU/ml 可诊断为 ABPA；血清特异性烟曲霉 IgE 抗体和 IgG 抗体升高；血清烟曲霉沉淀试验阳性。

3. 痰液检查　痰涂片和痰培养可见菌丝或痰培养烟曲霉阳性。

4. 外周血嗜酸性粒细胞计数升高。

（五）诊断

没有单一的诊断可以确定变态反应性支气管肺曲霉病，诊断需要基于经典的临床表现、影像学发现和免疫学检查结果确定。变态反应性支气管肺曲霉病的诊断标准须具备表 4-8 中第 1、第 2 和第 3 项中的至少 2 条。

表 4-8　变态反应性支气管肺曲霉病的诊断标准

1. 相关疾病
（1）哮喘
（2）其他：支气管扩张症、慢性阻塞性肺疾病、肺囊性纤维化等
2. 必需条件
（1）烟曲霉特异性 IgE 水平升高 [烟曲霉 sIgE 水平升高（＞0.35kUA/L）] 或烟曲霉皮试速发反应阳性
（2）血清总 IgE 水平升高（＞1 000U/ml）
3. 其他条件
（1）外周血嗜酸性粒细胞＞0.5×10⁹/L；使用激素者可正常，以往的数据可作为诊断条件
（2）影像学与 ABPA 一致的肺部阴影：一过性病变包括实变、结节、牙膏征或手套征、游走性阴影等；持久性病变包括支气管扩张、胸膜肺纤维化等
（3）血清烟曲霉 IgG 抗体或沉淀素阳性

二、治疗原则和药物治疗方案

（一）治疗原则

总体目标有 4 个方面：①控制哮喘或囊性纤维化（CF）症状；②预防或治疗 ABPA 的肺部恶化；③减轻或缓解肺部炎症；④减轻晚期纤维化或空洞性疾病的发展。

ABPA的治疗原则：①使用抗炎药（主要是GC）抑制免疫反应过度；②使用抗真菌药减弱或消除呼吸道中的真菌数量，从而减弱刺激，避免免疫的高反应性；③大多数患者需要延长治疗时间，避免ABPA的反复发作。

ABPA的早期积极治疗最有可能预防发展为晚期纤维化肺部疾病（Ⅴ期），许多处于Ⅰ期（急性期）和Ⅲ期（急性期）的患者可以进入完全缓解期为Ⅱ期，其特征是到6周时血清总IgE降低35%~50%，肺部浸润清除和症状改善。早期诊断和治疗似乎可以降低进入Ⅳ期（GC依赖）或Ⅴ期（纤维腔疾病）的风险。

（二）化学治疗

用于治疗ABPA的药物主要有GC、抗真菌药、抗IgE治疗药物和抗菌药物。

1. 抗真菌治疗　伊曲康唑200mg p.o. b.i.d.，疗程为4~6个月。伊曲康唑可以降低血清IgE水平，减少GC用量。如患者的胃酸低，伊曲康唑的吸收将会减少，因而在饭前1小时或饭后2小时服用时效果较好。对伊曲康唑治疗无改善的患者可选用伏立康唑200mg p.o. q.12h.（体重≥40kg）或100mg p.o. q.12h.（体重<40kg），疗程同伊曲康唑。

2. 抗IgE治疗　重组人源化IgE单克隆抗体奥马珠单抗可以改善症状，减少急性发作和住院次数，改善肺功能，减少口服激素的剂量，但报道多为个案和小样本研究。

（三）对症治疗

1. 避免接触抗原。

2. 祛痰　祛痰药、抗变态反应类药物和其他口服或吸入性药物及体位引流对清除支气管分泌物也有效；另外，支气管灌洗治疗可清除痰栓。

3. 控制哮喘　ABPA患者很多有哮喘病史。

（四）激素应用

口服激素是ABPA的基础治疗，不仅抑制过度免疫反应，同时可减轻曲霉引起的炎症损伤。早期应用口服激素治疗，可防止或减轻支气管扩张及肺纤维化造成的慢性肺损伤。绝大多数ABPA患者对口服激素治疗反应良好，短时间内症状缓解、肺部阴影吸收。口服激素的剂量及疗程取决于临床分期。

对于Ⅰ和Ⅲ期患者，通常使用的泼尼松起始剂量为0.5mg/kg q.d. 2周，继以0.25mg/kg q.d. 4~6周；然后根据病情试行减量，一般每2周减5~10mg，建议采用隔日给药方法。治疗时间依据疾病严重程度不同而有所差异，总疗程通常在6个月以上。对于Ⅳ期患者，可能需要长期口服小剂量激素维持治疗。

三、药学监护

（一）有效性监护

1. 适应证　各种曲霉导致的变态反应性支气管肺曲霉病。

2. 用法用量

（1）口服 GC 的剂量：口服 GC 一直是 ABPA 的主要治疗方法，目前关于全身性糖皮质激素的最佳口服剂量和治疗持续时间尚未明确定义，对于 ABPA 初始治疗最普遍的治疗方案（中等剂量给药方案）为口服泼尼松 0.5mg/kg q.d. 2 周，继以 0.25mg/kg q.d. 4~6 周；然后根据病情尝试减量，一般每 2 周减 5~10mg。

目前有研究在 ABPA 伴有哮喘的患者中给予（高剂量给药方案）口服泼尼松 0.75mg/kg q.d. 6 周，继以 0.5mg/kg q.d. 6 周，再根据病情试行减量，一般 6 周减 5mg，持续 6~12 个月。与中等剂量给药方法比较，在预防病情加重方面有优势，但在肺功能改善和首次肺功能加重出现时间方面是相似的；而且使用高剂量泼尼松的 ADR 更多，常见的副作用包括高血糖症、库欣病、体重增加和骨质疏松。因而鉴于中等剂量给药方案更有效、更安全，从而推荐初始给药方案选择中等剂量给药方案，而对于少部分患者没有足够的早期反应，需要密切监测。由于目前缺少在 ABPA 伴有囊性纤维化的患者中的高剂量研究数据，因而该结果不适合 ABPA 伴有囊性纤维化的患者。

（2）静脉 GC 的剂量：静脉 GC 的治疗方法一直在探索中，目前主要治疗方法为静脉注射甲泼尼龙 10~20mg/（kg·d），每 4 周连续 3 天每天输注 1 次。目前关于静脉使用 GC 的个案报道主要用于治疗对 GC 依赖的 ABPA 伴囊性纤维化的患者，或者常规治疗（口服泼尼松龙和口服药物）控制不佳的患者，以及对口服 GC 类药物有明显的副作用的患者。

（二）安全性监护

1. GC 应用于变态反应性支气管肺曲霉病的药理学基础　变态反应性支气管肺曲霉病是一种超敏反应性疾病，GC 是一种非特异性抗过敏药，具有强大的抗炎作用，可以通过多种途径阻止炎症发生。GC 有助于缓解患者的临床症状，减少气流阻塞，降低血清 IgE 并减少外周血嗜酸性粒细胞计数，减少肺部炎症、肺部浸润，并防止不可逆转的肺部损伤。

2. 变态反应性支气管肺曲霉病患者使用 GC 的定位与原则　全身性 GC 是 ABPA 的主要治疗方式。ICS 不作为 ABPA 的首选治疗方案，单独使用 ICS 并无临床获益。但对于全身用激素减量至 ≤ 10mg/d（泼尼松当量）的患者，联合使用 ICS 可能有助于哮喘症状的控制，同时可减少全身用激素用量。

尽管 ICS 在局部可达到高浓度，减少全身 ADR，具有明显的益处，然而几十年来，ICS 在 ABPA 治疗中的确切位置仍然难以确认，研究人员一直未能确定吸入的作用。一项选择倍氯米松作为安慰剂的双盲对照试验未显示 ICS 治疗对 ABPA 患者的临床症状有改善。另一项研究采用高剂量的 ICS 联合长效

β受体激动剂的组合治疗发现吸入高剂量GC仅能改善患者的哮喘症状,而患者的血清总IgE水平和症状改善仍然发生在接受口服GC治疗后,因而目前不推荐ICS作为ABPA的首选治疗方案。

3. GC与抗变态反应性支气管肺曲霉病药物的相互作用　伊曲康唑是一种强效CYP3A4抑制剂,可以增加甲泼尼龙的血清浓度,会增加GC的相关ADR,但伊曲康唑对泼尼松龙的血药浓度不影响。有研究报道,伊曲康唑与ICS联合使用会增加患者肾上腺功能不足的发生率。

（三）依从性监护

1. 口服给药时多数患者需要提高依从性,主要包括给药时间应尽量固定、规律,给药剂量准确,给药疗程和减量规则要遵从医嘱等。

2. 治疗中应告知患者注意一些激素类药物相关的不良反应表现,特别是在联合应用多种抗变态反应性支气管肺曲霉病药物时,有可能不良反应是2类药物共同作用的结果,有变化或有疑问时应及时向医药专业人员咨询。

3. 合并有其他疾病联用更多药物时应注意药物相互作用,增加或减少任何其他药物的剂量或品种时应告知医药专业人员,以便评估其与治疗药物的影响。

（四）适宜性监护

变态反应性支气管肺曲霉病患者临床应用激素时应注意以下事项:①明确用药指征;②谨慎确定用量和疗程;③选用对水、电解质影响小的制剂;④密切观察临床反应,及时监测水、电解质平衡及肾上腺皮质功能,尤其要注意低血钾的发生,必要时补充氯化钾,定期检查血压、体重,如出现水肿或有明显的体态变化应考虑尽早停药;⑤要注意防止细菌感染或真菌感染的发生,对已发生感染的患者,要使用抗菌药物或抗真菌药治疗。

（五）用药教育

1. 对于变态反应性支气管肺曲霉病患者的用药教育重点是口服激素的不良反应。

2. 用药教育的重点是提高患者正确的用药依从性及对不良反应自我观察和报告的主动性。

案例分析

案例:患者,男,74岁,体重70kg,多次因"肺部感染"住院治疗,经CT检查示肺部感染好转。患者入院前再次出现咳嗽、咳黄脓痰的症状,体温未测,无胸闷、胸痛,无发作性呼吸困难,于当地医院行胸部CT检查,结果示两肺散在感染,诊断为"肺部感染"。给予头孢菌素类抗菌药物治疗7天(具体不详),咳嗽稍好转即停药。后患者自觉症状再次加重,未予规律治疗,病情反复。

门诊以"肺部感染"收治。入院后给予注射用莫西沙星 0.4g 静脉滴注,治疗 3 天没有好转。行全麻支气管镜检查,查吸入物变态反应霉菌 IgE > 2 000 和烟曲霉毒素为 14.11(3 级)。11 月 17 日停用莫西沙星,调整为伏立康唑 200mg q.12h. 静脉滴注、两性霉素 B 5mg 雾化吸入、甲泼尼龙 40mg/d 静脉滴注、伏立康唑口服抗真菌,同时辅以补钙、抑酸护胃治疗。治疗 10 天后患者的症状明显缓解,后改为口服泼尼松片 30mg/d,并逐渐减量。GC 共使用 3 个月,抗真菌药共使用 1.5 个月后停药。随访 1 年,患者病情平稳。

　　分析:ABPA 的临床表现多样但缺乏特异性,临床诊断较为困难,咳棕褐色黏冻样痰栓或合并支气管扩张症、出现不同程度的咯血可作为 ABPA 的特征性表现,部分 ABPA 患者无明显的症状或仅在急性加重期出现咯血、咳嗽、咳大量黄黏痰等,易导致漏诊或误诊。本例患者主要表现为咳嗽、咳痰,且患者自述无发热、皮疹,由于其缺乏特异性临床表现而导致误诊。

　　抗真菌治疗可以降低真菌的负荷,减少 GC 的使用疗程,提高疗效。抗真菌药首选伊曲康唑,替代方案为伏立康唑,患者选用伏立康唑治疗抗真菌治疗合理。ABPA 在急性期应用激素,一般给予泼尼松 0.5mg/(kg·d),症状严重者其剂量可提高至 40~60mg。该患者查吸入物变态反应霉菌 IgE > 2 000,选择甲泼尼龙 40mg/d 静脉滴注改善症状合理。10 天后患者的症状明显缓解,后改为口服泼尼松片 30mg/d,并逐渐减量,合理。

　　GC 的药学监护要点包括①治疗的效果:密切关注 IgE 水平,根据 IgE 水平和临床症状调整 GC 的剂量。②不良反应监护:GC 的应用剂量偏大,需要护胃,PPI 需要应用;监测电解质,长期应用糖皮质激素预防低血钾;老年患者需要警惕骨质疏松,需要监护是否常规给予维生素 D 和钙片。

第四节　肺结节病

一、疾病简介

　　肺结节病是一种原因不明、以全身性肉芽肿为病理学特征的系统性疾病,其特征在于上皮样肉芽肿和巨细胞肉芽肿的形成,没有干酪样坏死。病因不明,以侵犯肺实质为主,临床上 90% 以上有肺的改变,并累及全身多脏器,如淋巴结、皮肤、关节、肝、肾及心脏等组织。临床经过较隐袭,患者可因完全性房室传导阻滞和 / 或充血性心力衰竭而猝死,甚至以猝死为首发症状。

(一)流行病学

　　肺结节病每年的发病率在不同种族之间差异很大,发病率为(0.04~64)/10 万,某些国家的某些种族常见,缺少中国人的数据。它可以发生在任何年龄,但通常始于 50 岁以下的成年人,更常见于 20~29 岁,另一个常见的年龄段为 65~69 岁,女性患者多于男性患者。

(二)病因及发病机制

1. 诱因或危险因素

(1)基因因素:肺结节病可能是一种多基因性遗传病。目前公认人类白细胞抗原(HLA)与肺结节病的发病有关,其中 HLA-A1、HLA-B8、HLA-DR3 与肺结节病密切相关。

(2)环境及职业因素:易感人群包括发霉环境中的工作人员、职业性接触杀虫剂的农业工作者、暴露于二氧化硅粉尘中的工人和消防员。病毒、螺旋体、非结核性分枝杆菌、支原体属感染等疾病也可能诱发肺结节病。

2. 病理生理　肺结节病的病因尚不清楚。一般认为,遗传易感性和环境因素在其发病机制中起至关重要的作用。可能为 1 种或多种特定的抗原触发免疫反应,活化的 T 细胞辅助炎症细胞聚集形成非坏死性上皮样肉芽肿。

(三)临床表现

肺结节病是一种炎症性疾病,其特征是肉芽肿(炎症的异常肿块)几乎存在于全身任何器官中,肺最常见。因此肺结节病有许多不同的临床表型,有部分患者即使没有治疗也可以康复,部分患者则可以发展为慢性炎症和纤维化。肺结节病的急性表现为发热、双侧踝关节炎(男性常见)和 / 或结节性红斑(女性常见)及双侧肺门淋巴结病。

(四)实验室检查

1. 胸部 X 线检查　30%~50% 的患者可无症状,而因其他疾患或常规体检行胸部 X 线检查时发现;双侧肺门及纵隔淋巴对称性肿大的表现有助于确诊;肺实质表现为广泛对称分布的结节状、点状或絮状阴影;晚期患者肺纤维囊性变和瘢痕化,可见蜂窝样改变,肺容积缩小。

2. CT 检查　能较准确地估计肺结节病的类型、肺间质病变的程度和淋巴结肿大的情况,尤其是高分辨率 CT。可出现肺门、纵隔淋巴结肿大,肺部结节、肺泡渗出,晚期可见肺间质异常。

3. 血常规检查　活动进展期可有白细胞减少、轻度贫血。

4. 血生化检查　可出现高血钙、氨基转移酶和碱性磷酸酶升高等肝功能损害的指标,也可出现尿素氮和肌酐升高等肾功能损害的指标,血浆免疫球蛋白增高,以及血沉增快。

5. 尿液分析　可能发现尿钙增高。

6. 结核菌素试验　通常为阴性或弱阳性,反映肺结节病患者的皮肤无反应性的特征。

7. 心电图(ECG)检查　可能发现心律失常等心脏损害的征象。

8. 肺功能检查　中、晚期肺结节病患者主要表现为限制性通气功能障碍、肺活量和肺总量下降。

（五）诊断

肺结节病的诊断决定于临床症状和体征及组织活检，临床及影像学表现符合肺结节病，病理为非干酪样坏死上皮细胞肉芽肿，并除外其他肉芽肿性疾病。本病诊断复杂，需要多学科团队合作。

二、治疗原则和药物治疗方案

（一）治疗原则

1. 肺结节病是一个自限性疾病，可以自行缓解，如果仅存在肺功能轻度异常而且病情稳定者不主张过于积极治疗。制订治疗方案前需进行个体化评估，有两种情况适宜治疗：①肺结节病的发展对生命产生威胁；②生活质量显著下降。

2. 肺结节病的表现个体间变异性大，缺少临床数据，缺少标准化治疗方案，治疗目标为预防或抑制肉芽肿增长，炎症不能控制会导致慢性纤维化，器官出现不可逆性损伤。

（二）化学治疗

1. 激素　目前激素的疗效虽有争议，但仍为首选药物。

2. 抗代谢药物和细胞毒性药物　对 GC 不耐受的患者，使用抗代谢药物和细胞毒性药物（例如甲氨蝶呤、硫唑嘌呤、来氟米特和吗替麦考酚酯）联合低剂量 GC 作为二线治疗选择。

3. 抗肿瘤坏死因子抗体等生物制剂　单克隆抗体结合肿瘤坏死因子拮抗剂（TNF）阻断细胞活化和增殖，抑制肉芽肿形成并促进肉芽肿消失。

（三）对症治疗

1. 抗肺结节病相关的肺动脉高压　具有致命性，可选择的药物很少，肺血管扩张药可能会有效。

2. 抗支气管扩张　支气管扩张可能由肉芽肿性气道病变引起瘢痕。在纤维囊性肺结节病患者中，支气管扩张患者常见咯血和肺部感染等急性发作的临床症状，需要抗菌药物或 GC 治疗。

3. 治疗曲霉　除常规真菌药治疗（唑类和两性霉素 B）外，由于免疫抑制剂类抗肺结节病药物能促进真菌生长，故需要尽可能降低剂量。

（四）手术

晚期肺结节病患者治疗失败，可以考虑肺移植。

（五）激素应用

1. 治疗肺结节病首选口服 GC。美国胸科协会 / 欧洲呼吸学会 / 世界肺结节病和其他肉芽肿协会及其他肉芽肿性疾病共识声明建议初始剂量为泼尼松（或等效剂量的甲泼尼龙或泼尼松龙）20~40mg/d，持续至少 1~3 个月，然后停药前逐渐降低至 5~10mg/d 的剂量，共 1 年。

2. 如停药后病情复发，再次 GC 治疗仍然有效，并在必要时加用免疫抑制剂。

三、药 学 监 护

（一）有效性监护

1. 适应证　各类肺结节病患者一般对 GC 反应良好，有的患者使用 GC 无效或在高剂量时疾病复发称为 GC 抵抗，或有 GC 治疗并发症的患者需要寻找替代治疗方法。

2. 用法用量　目前尚未确定 GC 的最佳剂量，治疗持续时间取决于疾病的自然病程，治疗疗程高度可变且不可预测。GC 治疗肺结节病的剂量 - 效应曲线见图 4-2，泼尼松 20mg/d 治疗达到最大效应，同时 GC 的毒性增加。GC 抑制肉芽肿的最佳剂量可能在这 2 条线的交叉点附近，约为泼尼松 10mg/d。

对于肺结节病的治疗，大多指南建议初始剂量为泼尼松 20~40mg/d，但是目前还没有研究以确定最佳剂量或治疗持续时间。其减量需要结合患者的临床反应，通常每 3~4 周评估 1 次，没有最佳减量治疗疗程方案，大多数专家认为泼尼松减至 10mg/d 或更少是最佳选择。

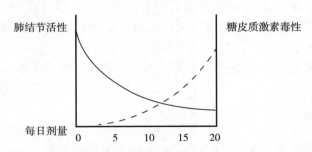

图 4-2　糖皮质激素剂量与肺结节病治疗效果之间的关系

（二）安全性监护

1. GC 应用于肺结节病的药理学基础　肺结节病有抗原 - 抗体过度免疫反应，GC 因具有强大的免疫抑制作用而用于肺结节病的治疗。

2. 肺结节病使用 GC 的定位与原则　GC 因价格便宜、作用迅速、效果广泛、剂量容易掌控，而被目前作为一线药物用于肺结节病。由于肺结节病是一个自限性疾病，可以自行缓解，因而 GC 的使用存在很大的争议。基于专家建议，依据患者的临床症状等开始用药，出现呼吸恶化症状，特别是呼吸困难;严重的肺功能损害或实质性功能恶化(即强制肺活量减少 $\geq 10\%$ 或与基准值相比 DLCO 减少 $\geq 15\%$);放射学进展(即蛀牙或蜂窝状变化,或严重的恶化间质异常)。GC 的使用目标为逐渐降低 GC 的有效和耐受剂量。

(三)依从性监护

1. 口服给药时多数患者需要提高依从性,主要包括给药时间应尽量固定、规律,给药剂量准确,特别是给药疗程和减量规则要遵从医嘱等。

2. 治疗中应告知患者注意一些激素类药物相关的不良反应表现。

3. 合并其他疾病联用更多药物时应注意药物相互作用,增加或减少任何其他药物的剂量或品种时应告知医药专业人员,以便评估其与治疗药物的影响。

(四)适宜性监护

肺结节病患者临床应用激素时应注意以下事项:①明确用药指征;②谨慎确定用量和疗程;③选用对水、电解质影响小的制剂;④密切观察临床反应,及时监测水、电解质平衡及肾上腺皮质功能,尤其要注意低血钾的发生,必要时补充氯化钾,定期检查血压、体重,如出现水肿或有明显的体态变化应考虑尽早停药;⑤注意防止细菌感染或真菌感染的发生,对已发生感染的患者,要使用抗菌药物或抗真菌药治疗。

(五)用药教育

1. 对于肺结节病患者的用药教育主要针对口服给药,因为常用的激素给药途径为口服给药,但特殊病情阶段为静脉或其他给药途径。口服激素的肺结节患者,其用药教育应当与患者同服的抗肺结节药物及其他药物一同进行。

2. 用药教育的重点是提高患者正确的用药依从性及不良反应自我观察和报告主动性。

案例分析

案例:患者,女,63 岁,主因"间断气短半年加重十余天"入院。6 个月前于当地医院查胸部 CT 示双侧胸腔积液,右侧大量胸腔积液,右肺中叶斑片状影,考虑陈旧性病变。当时右侧胸腔置管,引流胸腔积液共 2 500ml,左侧未处理,胸腔积液呈黄色微混,李凡他试验阳性,细胞总数 4 613/μl,白细胞计数 2 613/μl,单核细胞 85.4%,多核细胞 14.6%,胸腔积液的总蛋白 / 血总蛋白 45.1/67.8,胸腔积液的 LDH/ 血 LDH 303/248,ADA 5U/L,胸腔积液涂片上可见大量淋巴细胞,结核菌素试验阴性。予以异烟肼、利福平、乙胺丁醇三联抗结核半年,就诊本院复查胸部 CT 示双肺弥漫性病变;结核? 间质性病变? 右肺中叶斑片影,陈旧性结核的可能性大;纵隔内淋巴结肿大,部分钙化;双侧胸膜局限性增厚。气管镜示左主支气管下段黏膜粗糙充血、水肿，有细小结节样改变，上叶支气管开口略狭窄；左上叶、舌叶、右中间段支气管下段及中叶支气管黏膜病变。支气管间嵴黏膜活检，镜检示支气管黏膜非坏死性慢性肉芽肿性炎。组织化学染色结果示 RETICULUM（显示肉芽肿结构），AFB Ⅲ、PASM、PAS 均（−）。病理诊断：结合组织学表现、组织化学染色符合肺结节病，ACE 50.73U/L。治疗给予泼尼松 30mg p.o. q.d. 治疗，每 2 周减 5mg。复查胸片明显好转，患者恢复良好。

分析：这是肺结节病合并胸腔积液的病例，发病年龄较单纯肺结节病患者偏大，在第二高峰 50 岁以上多见，临床症状不典型，依据病理结果确诊。肺结节病往往会自愈，少量胸腔积液可随疾病自愈而自行吸收，大量胸腔积液给予激素治疗，胸腔积液也可明显吸收，易造成误诊。在肺结节病的治疗上，相对于其他药物，激素是治疗的首选。初始剂量为泼尼松（或等效剂量的甲泼尼龙或泼尼松龙）20~40mg/d，持续至少 1~3 个月，然后停药前逐渐降低至 5~10mg/d 的剂量，共 1 年。该患者选择泼尼松 30mg p.o. q.d. 治疗，每 2 周减 5mg 治疗，10 周减到 5mg，符合指南推荐。本案例的治疗效果明确，但缺少治疗持续时间，肺结节病停药后容易复发。

该患者全身长期应用泼尼松，由于泼尼松的非线性药动学特征，减药至 20mg q.d. 时特别需要警惕治疗效果。同时需要监护胃肠道出血、对血糖的影响、电解质、体重、水钠潴留、感染风险。

第五节 慢性阻塞性肺疾病

一、疾 病 简 介

慢性阻塞性肺疾病（chronic obstructive pulmonary disease，COPD）简称慢阻肺，是一种以持续气流受限为特征的可以预防和治疗的常见疾病，气流受限多呈进行性发展，与气道和肺对有毒颗粒或气体的慢性炎症反应增强有关。急性加重和合并症对个体患者整体疾病的严重程度产生影响。慢性气流受限由小气道疾病（阻塞性支气管炎）和肺实质破坏（肺气肿）共同引起，两者在不同患者中所占的比重不同。

（一）流行病学

2018 年中国成人肺部健康研究（CPHS）对 10 个省市的 50 991 名人群调查显示，20 岁及 20 岁以上成人的慢阻肺患病率为 8.6%，40 岁以上则高达 13.7%，首次明确我国的慢阻肺患者人数近 1 亿，慢阻肺已经成为与高血压、糖尿病"等量齐观"的慢性疾病，构成重大的疾病负担。据统计 2013 年我国的慢阻肺死亡人数约 91.1 万人，占全世界慢阻肺死亡人数的 1/3，远高于我国的肺癌年死亡人数。

（二）病因及发病机制

1. 诱因或危险因素

（1）环境及职业因素：吸烟是重要的诱发因素，此外还有职业性粉尘和化学物质接触、环境污染。

（2）呼吸道感染：是病情加重的重要诱因。

（3）蛋白酶 - 抗蛋白酶失衡。

（4）其他：遗传因素、自主神经功能失调、营养不良、气温变化。

2. 病理生理　慢阻肺的发病是遗传与环境因素共同作用的结果，其发病机制尚未完全明确，肺部炎症反应、氧化应激、蛋白酶 - 抗蛋白酶失衡等在慢阻肺的发病中起重要作用。

（三）临床表现

多于中年发病，好发于秋、冬寒冷季节。症状为慢性咳嗽、咳痰，少数可仅咳嗽不伴咳痰，甚至有明显的气流受限但无咳嗽症状。痰为白色泡沫或黏液性，合并感染时痰量增多，转为脓痰。典型症状为气促或呼吸困难，早期仅于剧烈活动时出现，后逐渐加重，甚至发生于日常活动和休息时。晚期常有体重下降、食欲减退、精神抑郁和 / 或焦虑等，合并感染时可咳脓痰。后期出现低氧血症和 / 或高碳酸血症，可并发慢性肺源性心脏病和右心衰竭。

1. 急性加重期　患者的呼吸道症状加重，超过日常变异水平，需要改变治疗方案。表现为咳嗽、咳痰、气短和 / 或喘息加重，痰量增多，为脓性或黏液脓性痰，可伴有发热等。

2. 稳定期　咳嗽、咳痰和气短等症状稳定或症状轻微，病情基本恢复到急性加重前的状态。

（四）实验室检查

1. 肺功能检查　FEV_1/FVC 是 COPD 的一项敏感指标，可检出轻度气流受限。$FEV_1\%$ 预计值是中、重度气流受限的良好指标，它变异性小，易于操作，应作为 COPD 肺功能检查的基本项目。

2. X 线检查　虽然 X 线胸片改变对 COPD 诊断的特异性不高，但作为确定肺部并发症及与其他肺疾病相鉴别的一项重要检查，应该常规使用。COPD 的早期胸部 X 线检查可无异常变化，以后可出现慢性支气管炎和肺气肿的影像学改变。

3. 血气分析　对确定发生低氧血症、高碳酸血症、酸碱平衡失调及判断呼吸衰竭的类型有重要价值。其他 COPD 合并细菌感染时血白细胞增高，核左移。

4. 痰培养　可能检出病原菌,常见的病原菌为肺炎链球菌、流感嗜血杆菌、卡他莫拉菌和肺炎克雷伯菌等。

(五)诊断

慢阻肺的诊断应根据临床表现、危险因素接触史、体征及实验室检查等资料,综合分析确定。典型慢阻肺的诊断标准包括呼吸困难、慢性咳嗽或咳痰;危险因素暴露史;肺功能检查吸入支气管扩张药后 $FEV_1/FVC < 0.7$ 提示气流受限,且除外其他疾病。

二、治疗原则和药物治疗方案

(一)治疗原则

根据分期和严重程度分级确定治疗方案。

1. 稳定期的治疗　慢阻肺稳定期的治疗目标为减轻当前症状,包括缓解症状、改善运动耐力和改善健康状况;降低未来风险,包括预防疾病进展、预防和治疗急性加重、降低病死率。

治疗包括减少危险因素暴露、患者教育与管理、支气管扩张药和 ICS 等药物治疗,以及氧疗、康复治疗等。

2. 急性加重期的治疗　COPD 急性加重期的院外治疗需首先确定 COPD 急性加重的原因和进行严重程度评价。除支气管扩张药外,可考虑口服 GC。

COPD 急性加重期的住院治疗包括控制性氧疗、抗感染、支气管扩张药、全身性 GC 及呼吸支持治疗等。

(二)化学治疗

1. 支气管扩张药　短效和长效 β_2 受体激动剂、短效或长效毒蕈碱受体拮抗剂、茶碱类药物。

2. GC　吸入、口服或静脉 GC。

3. 祛痰药。

(三)对症治疗

1. 氧疗　持续低流量鼻导管吸氧。

2. 机械通气　可通过无创或有创方式给予机械通气,根据病情需要,可首选无创机械通气。

3. 其他治疗　维持液体和电解质平衡,补充营养,注意痰液引流,识别并治疗伴随疾病及合并症等。

(四)激素应用

1. ICS　慢阻肺患者应该根据实际情况选用 ICS,对于急性加重的患者应选用含 ICS 的方案,优选三联治疗(ICS/LABA/LAMA),是否需要联合 LAMA 取决于患者的支付能力。对于无急性加重史的慢阻肺患者,推荐优选 LABA/

LAMA；如果病情无法控制，可升级为三药联用。

2. 全身性 GC 的使用

（1）无论是口服或静脉给予 GC，都是慢性阻塞性肺疾病急性加重期（AECOPD）患者治疗的金标准，且口服治疗的效果不逊于静脉给药。

（2）关于 GC 治疗 AECOPD 的剂量和持续时间在很大程度上取决于医师的判断。根据文献研究，使用较低剂量与高剂量比较，低剂量容易治疗失败，因而 GOLD 指南建议使用等效的泼尼松 40mg/d，然而 GOLD 并未对死亡率和住院天数在 2 个剂量之间进行比较。

三、药 学 监 护

（一）有效性监护

1. 适应证

（1）ICS

1）使用：过去 1 年 COPD 重度加重并入院；过去 1 年 COPD 加重 2 次；嗜酸性粒细胞 ≥ 300/μl；合并哮喘的患者。

2）考虑使用：过去 1 年 COPD 加重 1 次；嗜酸性粒细胞为 100~300/μl。

3）不考虑使用：肺炎反复发生；嗜酸性粒细胞 < 100/μl；有结核病史。

（2）全身性 GC 用于 AECOPD。

2. 用法用量　COPD 加重期住院患者宜在应用支气管扩张药的基础上口服或静脉滴注 GC，建议口服泼尼松 30~40mg/d，连续 7~10 日后逐渐减量停药；也可以静脉给予甲泼尼龙 40mg，1 次 /d，3~5 日后改为口服。

（二）安全性监护

1. GC 应用于 COPD 的药理学基础　GC 用于 COPD，主要利用其强大的气道抗炎作用机制。急性加重期气道存在急性炎症反应，GC 可有效控制炎症，有益于改善患者的死亡率。对于慢性阻塞性肺疾病稳定期，GC 的治疗效果不佳，主要用于降低气道对炎症的反应，并不能降低慢性阻塞性肺疾病患者的长期 FEV_1 或死亡率，尚无确凿的证据表明单用 ICS 的患者会获益。

2. COPD 使用 GC 的定位与原则

（1）ICS：嗜酸性粒细胞计数可以用来预测 ICS 的治疗效果，血液嗜酸性粒细胞计数与 ICS 的效应之间存在线性关系。患者具有较低的嗜酸性粒细胞计数，ICS 的治疗效果较弱；而在较高的嗜酸性粒细胞计数中，观察到 ICS 治疗具有递增效果。嗜酸性粒细胞计数 < 100/μl，ICS 的治疗效果弱；嗜酸性粒细胞计数 > 300/μl，ICS 的治疗效果明确；嗜酸性粒细胞计数在 100~300/μl，治疗效果不明确，需要个体化评估，不同患者的 ICS 治疗效果不同。

（2）全身性 GC：目前的研究显示低剂量 GC 与安慰剂比较，能明显降低患者的死亡率、住院天数和再入院率；有研究显示较低剂量组患者的死亡率会降低，5 天的治疗疗程和 14 天的治疗疗程比较并没有降低患者的死亡率；低剂量 GC 与高剂量 GC 治疗 AECOPD，低剂量 GC 可降低患者的死亡率，2 组间的住院天数相似。有研究结合患者的住院天数、再入院率和死亡率，提出泼尼松 60mg/d 为 AECOPD 的糖皮质激素高、低剂量之间的临界值。

（三）依从性监护

1. 吸入给药时多数患者需要提高依从性及吸入技术需要规范，主要包括给药时间应尽量固定、规律，给药剂量准确，给药疗程和减量规则要遵从医嘱等。

2. 治疗中应告知患者注意一些激素类药物相关的不良反应表现，有变化或有疑问时应及时向医药专业人员咨询。

3. 合并其他疾病联用更多药物时应注意药物相互作用，增加或减少任何其他药物的剂量或品种时应告知医药专业人员，以便评估其与治疗药物的影响。

（四）适宜性监护

1. ICS

（1）ICS 的使用与口腔念珠菌病、声音嘶哑、皮肤淤青和肺炎的患病率有关。

肺炎：① ICS 增加肺炎的发生率，目前临床研究主要存在氟替卡松，而布地奈德和其他吸入药物少见，因而有感染风险的患者选择时避开选择氟替卡松吸入使用。②肺炎发生的高危人群包括当前吸烟且年龄 ≥ 55 岁；之前发生过 COPD 加重或肺炎；体重指数（BMI）< 25kg/m^2；呼吸困难分级（medical research council dyspnea，MRC）评分显示呼吸困难和 / 或严重的气流受限；有证据表明，血液中的嗜酸性粒细胞计数增加 < 2% 会有发生肺炎的风险；患者 COPD 中度，ICS 是否使用或是否与 LABA 联用与增加肺炎发生的风险无关。

（2）观察性研究的结果表明，ICS 治疗可能会增加糖尿病 / 糖尿病控制不佳的风险，以及白内障和结核病感染的风险。由于都是观察性研究，缺乏 RCT 研究，因而不可能得出确切的结论。

（3）有证据表明 ICS 停药后 FEV$_1$ 轻度下降（约 40ml），对嗜酸性粒细胞计数高的患者的肺功能影响更明显。最近一项研究在两药联用治疗的 COPD 患者中进行，发现 ICS 停药后嗜酸性粒细胞计数 ≥ 300/μl 的患者的 FEV$_1$ 降低更明显，且加重发作频率更高，使用长效支气管扩张药可能会减少 ICS 停药后的这一影响。

2. 全身性 GC 的使用　口服 GC 在患者急性加重期可以改善肺功能、呼吸衰竭及治疗失败率，但在稳定期长期口服 GC 的患者没有受益且有众多不良反应,如皮质类固醇肌病。

(五)用药教育

1. 药师须指导患者用药,明确患者是否已知晓不同药物的作用(急性加重期用药还是稳定期用药)和方法(尤其需要明确各种吸入剂型如定量气雾剂、干粉吸入剂、雾化吸入剂等的使用方法是否掌握),以及常见的药物不良反应及其防范(如 ICS 后应及时漱口等)。

2. 用药教育的重点是提高患者正确的用药依从性及不良反应自我观察和报告主动性。

案例分析

案例:患者,男,69 岁,体重 76kg,身高 178cm。6 年前诊断为慢性阻塞性肺疾病,每年秋、冬季节或天气寒冷时,咳嗽、咳痰,伴胸闷、气短的症状发作或加重,近半年已因"慢性阻塞性肺疾病急性加重"入院治疗 1 次,肺功能结果显示重度混合性通气功能障碍。4 天前患者出现咳喘症状加重,伴发热,体温最高至 38.6℃,自行口服抗感冒药,效果欠佳。无药物、食物过敏史。有糖尿病十余年,服用格列本脲 2.5mg p.o. q.d.,血糖控制尚可。查体示桶状胸,两肺叩诊过清音、呼吸音弱,可闻及中等量干、湿啰音。肺部 CT 示右侧肺炎。入院诊断为慢性阻塞性肺疾病急性加重。患者入院时喘息严重,双肺呼吸音弱,Ⅱ型呼吸衰竭,给予甲泼尼龙琥珀酸钠注射液 40mg iv.gtt q.d.。4 天后患者的喘息、气促症状有所缓解,更换为甲泼尼龙片 20mg p.o. q.d.,用药 3 天后停药。同时给予雾化吸入复方异丙托溴铵联合静脉滴注多索茶碱注射液。入院时痰培养为耐甲氧西林金黄色葡萄球菌(MRSA),抗感染方面给予左氧氟沙星、头孢拉定和万古霉素治疗 15 天,好转后出院。

分析:患者慢阻肺急性加重给予 GC 治疗可明显降低患者的死亡率。本患者选择甲泼尼龙琥珀酸钠注射液 40mg iv.gtt q.d.,4 天后患者的喘息、气促症状有所缓解,转为口服甲泼尼龙片 20mg p.o. q.d. 治疗 3 天,气喘、气急明显缓解后停药,用法用量合理。患者的嗜酸性粒细胞并未提示 > 100/μl,因而全身性 GC 停药后未继续 ICS 治疗合理。另外引起 COPD 急性加重的常见诱因为支气管感染,抗感染治疗是关键,该患者的病原菌明确,积极抗感染对患者治疗同样十分重要。

药学监护:全身性 GC 短期应用主要注意护胃,防止水钠潴留、低血钾,以及对血糖的影响。该患者既往有糖尿病,血糖监护是药学监护重点。GC 有拮抗胰岛素的作用,是一种升糖激素,患者使用甲泼尼龙,需要密切关注病人血糖变化情况,并及时调整降血糖药。患者在使用大剂量激素冲击治疗过程中,也会引起血糖的升高,且多次激素冲击治疗会使患者糖耐量逐渐减低,血糖升高的时间提前,升高的幅度加大。在减少激素用量的情况下,原剂量的降血糖药很可能导致低血糖的发生。甲泼尼龙由静脉改为口服后血糖波动时间会发生变化,口服甲泼尼龙对血糖的影响始于口服后 3 小时左右,6~8 小时左右达高峰,作用能够维持约 12 小时。在该患者血糖调节过程中需要结合激素用量用法以及药动学特点,严密监测血糖,及时调整胰岛素的剂量。

第六节 变应性鼻炎

一、疾 病 简 介

变应性鼻炎(allergic rhinitis, AR)的临床症状为打喷嚏、鼻瘙痒、气流阻塞,是吸入变应原后由 IgE 介导的鼻黏膜慢性炎症性疾病。重要的变应原包括季节性的花粉和霉菌,以及多年生室内变应原如尘螨、宠物、害虫和一些霉菌。

（一）流行病学

我国 2004—2005 年进行的多中心随机抽样电话问卷调查结果显示,11 个城市的 AR 自报患病率平均为 11.1%,年龄和性别校正后的患病率依次为北京 8.7%、杭州 8.9%、西安 9.1%、长春 11.2%、南京 13.3%、上海 13.6%、广州 14.1%、沈阳 15.7%、长沙 16.1%、武汉 19.3% 和乌鲁木齐 24.1%。儿童 AR 流行状况的地区性或多中心研究较多,例如 2005 年在武汉市针对 3~6 岁儿童的问卷结合皮肤点刺试验的调查中,经确诊的 AR 患病率为 10.8%;2007 年针对北京市中心城区和郊区的 3~5 岁儿童的调查显示,经确诊的 AR 患病率分别为 19.5% 和 10.8%;2008—2009 年在北京、重庆和广州市以 0~14 岁儿童为对象的问卷调查中,AR 的自报患病率分别为 14.46%、20.42% 和 7.83%。

（二）病因及发病机制

1. 诱因或危险因素

（1）易感个体:抗原对大多数人无害,过敏体质的人接触易发生变态反应。这类抗原物质称为变应原,变应原是诱发本病的直接原因。

（2）季节性变应性鼻炎:主要由农作物、植物在花粉播散季节播散花粉到空气中引起。

（3）常年性变应性鼻炎:主要有尘螨、灰尘、真菌、动物皮屑等引起,经过呼吸道吸入体内而产生变态反应。

（4）食物性变应原:牛乳、鸡蛋、水果和鱼虾等食物性变应原也应注意。

2. 病理生理 AR 的发病与遗传和环境的相互作用有关。吸入变应原可诱导特应性个体的鼻腔局部和区域引流淋巴器官产生特异性IgE,产生速发相反应,释放组胺和白三烯等炎症介质,刺激鼻黏膜的感觉神经末梢和血管,兴奋副交感神经,导致鼻痒、打喷嚏、流清水样涕等症状。尽管 IgE 介导的 I 型变态反应是 AR 发病的核心机制,但非 IgE 介导的炎症反应也参与 AR 的发生与发展。

(三)临床表现

AR 的典型症状为阵发性喷嚏、流清水样涕、鼻痒和鼻塞;可伴有眼部症状,包括眼痒、流泪、眼红和灼热感等,多见于花粉过敏患者。

(四)实验室检查

1. 皮肤试验　变应原皮肤试验是确定 IgE 介导的 I 型变态反应的重要检查手段,主要方法包括皮肤点刺试验(skin prick test,SPT)和皮内试验。SPT 具有高敏感性和较高的特异性,一般均在 80% 以上,因而对 AR 的诊断可提供有价值的证据。

2. 血液检查　①血清总 IgE 检测:由于变应性疾病、寄生虫感染及其他一些因素(如种族)均可使体内的总 IgE 水平增加,故测定血清总 IgE 对变态反应筛查的预测价值低,不能作为 AR 的诊断依据;②血清特异性 IgE 检测:即变应原体外检测,适用于任何年龄的患者,不受皮肤条件的限制,其与 SPT 具有相似的诊断性能,血清特异性 IgE 水平的临界值为 0.35kU/L,大于或等于该值即为阳性,提示机体处于致敏状态。

(五)诊断

临床判断可通过患者的临床症状和使用抗组胺药或鼻用 GC 后的治疗反应来确定。确诊是通过血清中的变应原特异性 IgE 检查或皮肤点刺试验(SPT),患者是否曾经暴露于变应原后出现相关临床症状确定的。

二、治疗原则和药物治疗方案

(一)治疗原则

减轻或治愈当前症状,防止再次复发。

1. 主要包括避免接触变应原、药物治疗、免疫治疗和患者教育。

2. 鼻内 GC 是目前治疗变应性鼻炎的最有效的药物,其他药物还有 H_1 受体拮抗剂。

3. 根据症状严重程度和持续时间采用阶梯式药物治疗方案。对持续性变应性鼻炎患者,应坚持临床随访及疗效评价,并据此调整治疗方案,增减治疗强度。

(二)化学治疗

1. 抗组胺药　第一和第二代抗组胺药口服或鼻用均为一线用药。

2. 白三烯受体拮抗剂　口服为一线用药。

3. 肥大细胞膜稳定剂　口服或鼻用均为二线用药,酌情使用。

4. 减充血剂和抗胆碱药　主要是鼻用,为二线用药。

5. GC　鼻用为一线用药,口服为二线用药。

(三)对症治疗

1. 鼻腔冲洗　使用40℃的生理盐水冲洗鼻腔可明显改善 AR 患者的喷嚏和鼻塞症状,并降低鼻腔冲洗液中的组胺和白三烯含量。

2. 免疫治疗　变应原特异性免疫治疗为 AR 的一线治疗方法。给予患者逐步增加剂量的变应原提取物(治疗性疫苗),以诱导机体免疫耐受,使患者在再次接触相应的变应原时症状明显减轻,甚或不产生临床症状。

(四)手术治疗

手术治疗为 AR 的辅助治疗方法,手术方式主要有两种类型,即以改善鼻腔通气功能为目的的下鼻甲成形术和以降低鼻黏膜高反应性为目的的副交感神经切断术。

(五)激素应用

ICS 是目前治疗 AR 的最有效的药物。临床可用于轻度和中至重度 AR 的治疗,按推荐剂量喷鼻 1~2 次 /d,疗程不少于 2 周;对于中至重度持续性 AR 是首选药物,疗程为 4 周以上。持续治疗的效果明显优于间断治疗。

三、药 学 监 护

(一)有效性监护

1. 适应证

(1)鼻内 GC 是中至重度持续性变应性鼻炎的一线治疗药物,也可用于中至重度间歇性变应性鼻炎和轻度持续性变应性鼻炎。

(2)不推荐肌内注射和长期口服 GC,口服 GC 是 AR 的二线治疗药物,临床应酌情使用。中至重度持续性 AR 患者如通过其他治疗方法无法控制严重的鼻塞症状时,可考虑短期口服 GC。

2. 用法用量　ICS 用于 AR 治疗的方案见表4-9。

表4-9　ICS 用于 AR 治疗的方案

药物	推荐剂量
丙酸倍氯米松	成人和＞ 12 岁的儿童:每个鼻孔 1~2 喷 / 次(42~84μg) b.i.d.,总剂量为 168~336μg/d 6~12 岁的儿童:每个鼻孔 1 喷 / 次(42μg) b.i.d.,总剂量为 168μg/d;最大剂量为每个鼻孔 2 喷 / 次 b.i.d.,总剂量为 336μg/d
布地奈德	成人和≥ 6 岁的儿童:每个鼻孔 1 喷 / 次(32μg/ 喷) q.i.d.,最高 256μg/d(≥ 12 岁)或 128μg/d(6~12 岁)

续表

药物	推荐剂量
氟尼缩松	成人：每个鼻孔 2 喷 /d（58μg）b.i.d.，不超过 8 喷 /d（464μg） 6~14 岁的儿童：每个鼻孔 1 喷 / 次（29μg）t.i.d. 或每个鼻孔 2 喷 / 次（58μg）b.i.d.，每个鼻孔不超过 4 喷 /d，总剂量不超过 232μg
环索奈德	成人和 ≥ 12 岁的儿童：每个鼻孔 2 喷 / 次（50μg）q.i.d.
糠酸氟替卡松	成人和 ≥ 12 岁的儿童：每个鼻孔 2 喷 / 次（55μg）q.i.d. 2~11 岁的儿童：每个鼻孔 1 喷 / 次（27.5μg）q.i.d.，最大剂量为每个鼻孔 2 喷 / 次（55μg）q.i.d.
丙酸氟替卡松	成人：每个鼻孔 2 喷 / 次（100μg）q.i.d. 或每个鼻孔 1 喷 / 次（50μg）b.i.d. ≥ 4 岁的儿童：每个鼻孔 1 喷 / 次（50μg），最大剂量为每个鼻孔不超过 2 喷 / 次（100μg）
糠酸莫米松	成人和 ≥ 12 岁的儿童：每个鼻孔 2 喷 / 次（100μg）q.i.d. 2~11 岁的儿童：每个鼻孔 1 喷 / 次（50μg）q.i.d.
曲安奈德	成人和 ≥ 12 岁的儿童：每个鼻孔 2 喷 / 次（110μg）q.i.d. 2~11 岁的儿童：每个鼻孔 1 喷 / 次（50 或 110μg）q.i.d.，最大剂量为每个鼻孔不超过 2 喷 / 次（110 或 220μg）q.i.d.

（二）安全性监护

1. GC 应用于 AR 的药理学基础　GC 具有显著的抗炎、抗过敏和抗水肿作用，其抗炎作用为非特异性，对各种炎症性疾病均有效，包括基因效应（基因组机制）和快速效应（非基因组机制）。快速效应可在短时间内控制急性炎症反应，缓解症状；基因效应需数日至数周起效，可持续控制炎症反应状态。鼻内局部使用 GC 可以使高浓度的药物直接作用于鼻黏膜的 GR 部位而发挥治疗作用。

2. AR 患者使用 GC 的定位与原则　鼻用 GC 是 AR 的一线治疗药物，对患者的所有鼻部症状包括喷嚏、流涕、鼻痒和鼻塞均有显著的改善作用，是目前治疗 AR 的最有效的药物。口服 GC 是 AR 的二线治疗药物，中至重度持续性 AR 患者如通过其他治疗方法无法控制严重鼻塞症状时可考虑短期口服 GC。

（三）依从性监护

1. 掌握正确的鼻腔喷药方法，避免朝向鼻中隔喷药，可以减少鼻出血的发生；鼻用 GC 长期治疗时，建议使用全身生物利用度低的制剂。

2. 给药时间应尽量固定、规律，给药剂量准确，给药疗程和减量规则要遵从医嘱等。

（四）适宜性监护

1. ICS 的亲脂性比较　化合物的亲脂性越强，被鼻黏膜吸收越快、越彻底，同时在鼻中保留的时间越长。不同 GC 之间的亲脂性比较为糠酸莫米松＞丙酸氟替卡松＞丙酸倍氯米松＞布地奈德＞曲安奈德＞氟尼缩松。理想 GC 的亲脂性很强，全身生物利用度很低，从而增强局部作用，减弱全身不良反应。ICS 的全身生物利用度见表 4-10。

表 4-10　ICS 的全身生物利用度

	药物	生物利用度
第一代鼻吸入性糖皮质激素	布地奈德	30%~40%
	倍氯米松	40%~50%
	曲安西龙	40%~50%
	氟尼缩松	50%
第二代鼻吸入性糖皮质激素	糠酸莫米松	≤ 0.1%
	糠酸氟替卡松	≤ 0.55%
	丙酸氟替卡松	1%~2%
	环索奈德	≤ 0.1%

2. 第一和第二代鼻吸入性糖皮质激素的比较

（1）第一代鼻吸入性糖皮质激素：增加倍氯米松（168μg b.i.d.）吸入治疗时间，儿童出现生长抑制；哮喘儿童吸入和鼻内吸入糖皮质激素，下丘脑 - 垂体 - 肾上腺轴抑制可能会发生；在青春期前儿童中，连续 1 年鼻内吸入布地奈德治疗，与安慰剂组对比未观察到下丘脑 - 垂体 - 肾上腺轴受到明显抑制，平均身高不受影响；在 2 岁以上的儿童中，使用布地奈德未发现对视力、眼压等有影响。

（2）第二代鼻吸入性糖皮质激素：糠酸莫米松在肝脏中大部分被代谢，因而全身生物利用度非常低，生长迟缓、白内障、眼压升高或下丘脑 - 垂体 - 肾上腺轴抑制均未发现。糠酸氟替卡松的全身生物利用度较低，约为 0.55%，糠酸氟替卡松 110μg/d 不会引起明显的下丘脑 - 垂体 - 肾上腺轴抑制，生长速度不会受到抑制，鼻内吸入糠酸氟替卡松 110μg/d，1 年后与安慰剂比较会增加患者的眼压升高或白内障的发病率。

（五）用药教育

1. 口服糖皮质激素的最主要的不良反应是白内障。

2. 鼻吸入性糖皮质激素的主要不良反应主要有鼻干燥或烧灼感及喉咙刺激、鼻黏膜干燥和变薄，长时间使用可导致鼻部萎缩、鼻黏膜溃疡、鼻出血、咽炎和咳嗽等。

3. 用药教育的重点是提高患者正确的用药依从性及不良反应的自我观察和报告主动性。

案例分析

案例：患者，女，29 岁，左侧鼻腔有鼻塞和黏液样鼻涕 3 个月，2001 年 6 月就诊于当地门诊。无发热、鼻瘙痒、打喷嚏、流鼻涕症状。无过敏性疾病史。鼻腔检查示左鼻腔中发现广泛的Ⅲ级息肉。CT 示左侧息肉并伴有全脂膜炎。血清 IgE 1 201IU/ml。皮肤过敏性测试示曲霉呈现阳性。内镜鼻腔手术示鼻和鼻窦黏膜发炎，混有灰粉红色息肉强烈提示过敏真菌性鼻窦炎。病理切片发现黄曲霉。行鼻息肉切除手术，术后第 1 天静脉给予头孢呋辛全身抗感染，泼尼松龙 60mg/d 口服 2 周，每周逐渐减少 5mg，直至达到 5mg/d 的维持治疗，持续到术后 6 个月停药。局部应用倍氯米松喷鼻，每个鼻孔 100μg，每天 2 次。术后第 6 个月血清 IgE 降至 461IU/ml，术后第 10 个月降至 353IU/ml。

分析：变应性鼻炎的诊断需要结合手术报告、组织病理学和培养结果综合判断。治疗包括手术和过敏性炎症的治疗，预后良好，但仍需警惕复发。口服糖皮质激素虽然是 AR 的二线治疗药物，但患者是过敏性曲霉真菌性鼻炎，血清检查 IgE 已达 1 201IU/ml，治疗药物的选择类似于变应性肺曲霉病，给予全身性糖皮质激素治疗，依据 IgE 调整药物剂量。鼻吸入性糖皮质激素的局部不良反应包括鼻干燥或烧灼感及喉咙刺激、鼻黏膜干燥和变薄，长时间使用可导致鼻部萎缩、鼻黏膜溃疡、鼻出血、咽炎和咳嗽等现象，需要警惕。

第七节　嗜酸性粒细胞性支气管炎

一、疾病简介

嗜酸性粒细胞性支气管炎（eosinophilic bronchitis，EB）是一种以气道嗜酸性粒细胞浸润为特征的非哮喘性支气管炎。临床表现为慢性咳嗽，诱导痰嗜酸性粒细胞比例≥ 2.5%，无气道高反应性，支气管扩张药治疗无效，对糖皮质激素治疗反应良好。

（一）流行病学

目前 EB 的病因不明，可能与过敏或变应性因素有关。从现有的资料看，仅部分患者（40%~60%）存在特应性（atopy），表现为总 IgE、特异性 IgE 增高或皮肤变应原试验阳性。

（二）病因及发病机制

1. 诱因或危险因素　与吸入变应原有关，如尘螨、花粉、面粉、蘑菇孢子等；也有职业性接触化学试剂或化学制品所致的报道，如接触天然乳胶手套、丙烯酸盐、环氧树脂等。

2. 病理生理　患者中能检测到活动性呼吸道炎症，但没有气道超敏反应，同时痰中的嗜酸性粒细胞增多（嗜酸性气道炎症）。EB 患者和哮喘患者在组织学上与哮喘的气道炎症相似，与咳嗽变异性哮喘相混淆。尽管哮喘和 EB 中均可见嗜酸性粒细胞和基底膜增厚，但仅在哮喘患者中可见肥大细胞浸润，EB 没有气道超敏反应的原因。

（三）临床表现

本病可发生于任何年龄，但多见于青壮年，男性多于女性。主要症状为慢性刺激性咳嗽，这也是多数患者的唯一的临床症状，一般为干咳，偶尔咳少许黏痰，可在白天或夜间咳嗽，部分患者对油烟、灰尘、异味或冷空气比较敏感，常为咳嗽的诱发因素。部分患者伴有变应性鼻炎的症状。体格检查无异常发现。

（四）实验室检查

1. 痰液检查　诱导痰细胞学是诊断嗜酸性粒细胞性支气管炎的关键检查。诱导痰细胞学检查嗜酸性粒细胞 > 3%（国内标准为 2.5%），多数在 10%~20%，个别患者可高达 60% 以上。

2. 血气分析　嗜酸性粒细胞性支气管炎患者的呼出气一氧化氮水平显著增高，有可能用于嗜酸性粒细胞性支气管炎患者的辅助诊断。肺通气功能正常，支气管扩张试验、支气管激发试验阴性。

（五）诊断

EB 的诊断是通过临床特点、影像学等综合判断。临床上以刺激性干咳或伴少许黏痰为唯一症状或主要症状，肺通气功能正常，无气道高反应性。诱导痰嗜酸性粒细胞 > 3% 及激素治疗有效，诊断主要靠诱导痰细胞学检查。

二、治疗原则和药物治疗方案

（一）治疗原则

1. 避免接触变应原。

2. 吸入性糖皮质激素是目前治疗嗜酸性粒细胞性支气管炎的主要药物。

（二）化学治疗

1. 糖皮质激素的治疗效果良好，支气管扩张药无效。

2. 抗组胺和白三烯治疗的疗效有待进一步确定。

（三）对症治疗

脱离变应原和职业环境。

（四）激素应用

1. 糖皮质激素是嗜酸性粒细胞性支气管炎的一线治疗药物。

2. 吸入性糖皮质激素的抗感染治疗是嗜酸性粒细胞性支气管炎的主要疗法。患者的症状改善后，痰中的嗜酸性粒细胞计数显著下降。

3. 目前尚无指南指导应该使用哪种吸入性糖皮质激素，以及剂量和疗程。

三、药学监护

（一）有效性监护

1. 适应证　嗜酸性粒细胞性支气管炎以慢性咳嗽、痰液中的嗜酸性粒细胞增多为特征，糖皮质激素是目前治疗嗜酸性粒细胞性支气管炎的主要药物。

2. 用法用量

（1）通常采用吸入性糖皮质激素治疗，剂量为倍氯米松 250~500μg/ 次或等效剂量的其他糖皮质激素，2 次 /d，疗程为 4~8 周。

（2）严重病例可联合应用，短期需加用泼尼松口服 10~30mg/d，持续 3~7 天。

（3）总的治疗时间以多长为宜，目前尚无定论。

（二）安全性监护

1. 糖皮质激素应用于嗜酸性粒细胞性支气管炎的药理学基础　糖皮质激素具有强大的抗炎作用，抑制由于职业暴露或吸入变应原而引起的炎症。

2. 嗜酸性粒细胞性支气管炎患者使用糖皮质激素的定位与原则　糖皮质激素是嗜酸性粒细胞性支气管炎的一线治疗用药。首先考虑吸入治疗，对吸入高剂量糖皮质激素耐受的患者可以考虑口服给药。

（三）依从性监护

参见本章第五节。

（四）适宜性监护

1. ICS 的使用与口腔念珠菌病、声音嘶哑、皮肤淤青和肺炎的患病率有关。

2. 糖皮质激素的不良反应具有累积性，主要不良反应为体重增加、白内障形成、骨质疏松和体液潴留。与吸烟没有明确的关系，仅少数患者有吸烟史。

（五）用药教育

1. 药师须指导患者用药，明确患者是否已知晓不同药物的作用（急性加重期用药还是稳定期用药）和方法（尤其需要明确各种吸入剂型如定量气雾剂、干粉吸入器、雾化吸入器等的使用方法是否掌握），以及常见的药物不良反应及其防范（如吸入糖皮质激素后应及时漱口等）。

2. 用药教育的重点是提高患者正确的用药依从性及不良反应自我观察和报告主动性。

案例分析

案例：患者，女，43岁，有8个月的进行性加重干咳史。曾接受过抗菌药物治疗，但咳嗽继续加重。生命体征正常，肺部体检示两肺哮鸣音，白细胞计数（包括嗜酸性粒细胞的绝对数量）都是正常的。肺功能检查结果提示阻塞，对支气管扩张药没有反应。支气管镜检查发现弥漫性气管支气管黏膜结节。结节活检显示支气管黏膜嗜酸性浸润。没有证据治疗肿瘤、感染、血管炎或肉芽肿。该患者被诊断为嗜酸性粒细胞性支气管炎。该患者接受全身性糖皮质激素治疗，并吸入布地奈德1个月。1个月后患者的临床症状已完全缓解，肺功能检查示梗阻性缺陷缓解，小结节仍然可见。继续吸入布地奈德2个月后，气管中不再存在黏膜结节。随访6个月后，临床症状未再出现。

分析：患者43岁，女性，符合嗜酸性粒细胞性支气管炎发病的临床特点，并且以慢性刺激性咳嗽为主要症状，对抗菌药物和支气管扩张药治疗无效。患者的气管支气管黏膜弥漫性结节会引起对支气管扩张药无反应。嗜酸性粒细胞性支气管炎对糖皮质激素治疗反应良好，严重病例可联合应用短期全身性糖皮质激素。该患者初始选择全身性糖皮质激素治疗的基础上并吸入布地奈德的方式治疗合理。该个案未提及具体给药剂量，总的治疗时间以多长为宜，目前尚无定论。该个案依据临床症状肺部结节是否消失来确定停用或是继续使用糖皮质激素治疗，可以作为参考。

目前常见糖皮质激素的使用方案可供参考：布地奈德干粉剂吸入，200~400μg/次，2次/d；或丙酸倍氯米松250~500μg/次，2次/d；或等效剂量的其他糖皮质激素，持续应用4周以上。初始治疗也可联合应用泼尼松口服，10~20mg/d，持续3~5天。

（张文静　王　卓）

参 考 文 献

[1] 中华医学会呼吸病学分会哮喘学组，浙江大学医学院附属第二医院呼吸与危重症医学科，北京大学第三医院呼吸与危重症医学科，等. 变应性支气管肺曲霉病诊治专家共识. 中华医学杂志, 2017, 97(34): 2650-2656.

[2] MEMON R J, PERSAUD Y, SAVLIWALA M N. Allergy desensitization. Treasure Island (FL): StatPearls Publishing, 2021.

[3] Global strategy for asthma management and prevention (2020 update) [J/OL]. https://ginasthma.org/wp-content/uploads/2020/04/GINA-2020-full-report_-final-_wms.pdf.

[4] 中华医学会呼吸病学分会哮喘学组. 支气管哮喘患者自我管理中国专家共识. 中华结

117

核和呼吸杂志,2018,41(3):171-178.

[5] BUHL R. Local oropharyngeal side effects of inhaled corticosteroids in patients with asthma. Allergy,2006,61(5):518-526.

[6] TRAVIS W D, COSTABEL U, HANSELL D M, et al. An official American thoracic society/ European respiratory society statement: update of the international multidisciplinary classification of the idiopathic interstitial pneumonia. American journal of respiratory and critical care medicine, 2013, 188(6):733-748.

[7] 王欣宇,张维录.特发性间质性肺炎的研究进展.世界最新医学信息文摘,2019,19 (32):31,140.

[8] 中华医学会呼吸病学分会间质性肺疾病学组,首都医科大学附属北京朝阳医院呼吸与 危重症医学科,中日医院呼吸与危重症医学科.特发性肺纤维化诊断和治疗中国专家 共识.中华结核和呼吸杂志,2016,39(6):427-432.

[9] GLASSBERG M K. Overview of idiopathic pulmonary fibrosis, evidence-based guidelines, and recent developments in the treatment landscape. The American journal of managed care, 2019, 25(11 Suppl):S195-S203.

[10] 崔德健.特发性间质性肺炎.中华内科杂志,2016,45(8):679-683.

[11] JUDSON M A. Corticosteroids in sarcoidosis. Rheumatic disease clinics of North America, 2016, 42(1):119-135.

[12] GRUNEWALD J, GRUTTERS J C, ARKEMA E V, et al. Sarcoidosis. Nature reviews disease primers, 2019, 5(1):45.

[13] 中华医学会,中华医学会杂志社,中华医学会全科医学分会,等.慢性阻塞性肺疾病基 层诊疗指南(2018年).中华全科医师杂志,2018,17(11):856-870.

[14] Global strategy for the diagnosis, management, and prevention of chronic obstructive pulmonary disease 2020 report. https://goldcopd.org/wp-content/uploads/2019/12/GOLD-2020-FINAL-ver1.2-03Dec19_WMV.pdf.

[15] KICHLOO A, ALJADAH M, VIPPARLA N, et al. Optimal glucocorticoid dose and the effects on mortality, length of stay, and readmission rates in patients diagnosed with acute exacerbation of chronic obstructive pulmonary disease(AECOPD). Journal of investigative medicine, 2019, 67(8):1161-1164.

[16] JANG T Y, KIM Y H. Recent updates on the systemic and local safety of intranasal steroids. Current drug metabolism, 2016, 17(10):992-996.

[17] 中华耳鼻咽喉头颈外科杂志编辑委员会鼻科组,中华医学会耳鼻咽喉头颈外科学分 会鼻科学组.变应性鼻炎诊断和治疗指南(2015年,天津).中华耳鼻咽喉头颈外科杂 志,2016,51(1):6-24.

第五章 糖皮质激素在风湿免疫性疾病治疗中的药学监护

第一节 弥漫性结缔组织病

一、疾病简介

弥漫性结缔组织病(diffuse connective tissue disease,DCTD)是一组累及多个系统的慢性炎症性自身免疫病,包括系统性红斑狼疮(SLE)、类风湿关节炎(RA)、干燥综合征(SS)、系统性硬化病(SSc)、炎症性肌病(IM)(多发性肌炎/皮肌炎)等。它们的主要病理改变为靶组织和血管的慢性炎症性改变及胶原组织的纤维样变与增生。这类疾病的病因尚不完全清楚,目前认为与某些环境因素和人体自身的易感性相关。

(一)流行病学

SLE 的患病率各地报道有差异,为(20~250)/10 万。我国的 SLE 患病率为 70/10 万,在妇女中则高达 113/10 万,男、女之比为 1∶(5~10),发病高峰在 15~40 岁的育龄期,有报告 90% 的患者是育龄妇女。

RA 可发生在任何年龄,但在 40~50 岁更为常见,女性多发,男、女发病比例约为 1∶3,在老年人中性别差异不明显。我国大陆地区的患病率为 0.2%~0.4%,该病是造成我国人群丧失劳动力和致残的主要病因之一。

我国尚无 IM 的流行病学调查报告。国外报道的患病率为(2~10)/10 万,发病率为(0.5~8.4)/10 万,有 2 个发病年龄高峰,即 10~15 岁的儿童和 45~60 岁的成人。男、女的发病率比值为 1∶2.5,但对于肿瘤相关性肌炎与包涵体肌炎,男性为女性的 2 倍。

SSc 的发病年龄多为 30~55 岁,女性高于男性,男、女比例为 1∶(7~12)。

(二)病因及发病机制

SLE 的确切病因和发病机制目前还不明确。通常认为是在易感基因和环境因素相互作用下,导致异常的免疫反应引起发病。部分与免疫反应相关的机制包括 T、B 淋巴细胞的高反应性和易感敏感性及抗原获取能力和抗体反应的调节异常。

RA 的确切病因尚不清楚,有遗传易感性宿主对感染原反应的表现、关节结构的持续感染或微生物产物潴留在滑膜组织中引起慢性炎症反应、"分子模拟"(即感染性微生物可使宿主与表达于关节内的抗原决定簇产生交叉反应)等多种假说。同时遗传、内分泌及环境因素等则增加 RA 的易感性。目前,在所有可能的环境因素中,唯一能确定与 RA 相关的因素是吸烟。

IM 的病因和发病机制尚未明确,目前认为是在某些遗传易感性个体中由感染与非感染环境因素诱发,并经免疫介导的一组疾病。其中,多发性肌炎(PM)和皮肌炎(DM)的发病有明显的种族差异,提示具有遗传倾向性。

SSc 的病因仍不明确,可能是在遗传因素、环境因素、细胞及体液免疫异常等因素作用下,通过小血管内皮细胞之间、成纤维细胞和免疫系统的相互作用,最后导致血管病变和组织纤维化(SSc 的两大基本病变特征)。

（三）临床表现

SLE 可急性发作或隐匿发病,病情可以从轻的间断性疾病到严重的暴发性疾病不等,病程常缓解与复发交替,发病时可累及 1 个或多个系统,但长期的完全缓解(不用药物且没有症状)是罕见的。临床症状多样,患者之间的临床表现差异较大,早期症状往往不典型。活动期患者大多数有全身症状,尤其是发热、乏力和肌肉 / 关节疼痛。其他尚有皮肤黏膜、关节肌肉和骨骼、肾脏、心血管系统、肺部、精神与神经系统、消化系统、血液系统、内分泌系统症状,抗磷脂抗体综合征,干燥综合征,眼耳鼻喉等症状。

RA 是一种以关节滑膜炎及血管翳为特征的全身性疾病。其临床表现多种多样,发病方式(隐匿、急性和亚急性发病型)及病程(进展型、间歇型、长期临床缓解型)也各不相同。典型的 RA 是一种慢性多关节炎,约 2/3 的患者在出现明显的滑膜炎前,隐匿性地以乏力、畏食和模糊的肌肉骨骼症状起病,可持续几周或几个月而难以诊断,特征性的关节症状则逐渐出现,尤其在手、膝和足关节呈对称性的受累。近 10% 的 RA 患者则急性起病,表现为快速发展的多关节炎,常伴有发热、淋巴结肿大和脾大等全身症状。

RA 的临床表现可分为关节表现和关节外表现。其中关节受累常表现为多发性对称性外周关节受累,典型的关节表现包括关节疼痛及触痛、肿胀、晨僵、活动受限、畸形、骨质疏松。关节外病变广泛且常伴有高滴度的抗免疫球蛋白 G Fc 段成分的自身抗体(类风湿因子),可见类风湿结节、骨骼肌无力和萎缩、类风湿血管炎,此外还可累及胸膜、心脏、肺、肾、血液系统、神经系统、眼部等。

IM 在成人中发病隐匿,在儿童中发病较急。急性感染可为其前驱表现或病因。全身症状可有发热、关节疼痛、乏力、食欲缺乏和体重减轻等。主要临床表现是对称性的四肢近端肌无力、血清肌酶水平增高,组织病理学特点是肌组织内的炎症细胞浸润。

SSc 最多见的早期表现是雷诺现象(约 70% 的病例的首发现象)、隐袭性肢端和面部肿胀,并有手指皮肤逐渐增厚,多关节病也是突出的早期症状。患者起病前可有不规则发热、胃纳减退、体重下降等。皮肤病变是本病的标志性特点,呈对称性,几乎所有病例的皮肤硬化都从手指开始,然后向面部和躯干蔓延。多关节和肌肉疼痛也为早期症状。此外,可见消化道受累(常见表现,仅次于皮肤受累和雷诺现象)、肺部病变、心脏病变、肾脏病变、神经系统受累和干燥综合征等。

(四)实验室检查

SLE 的诊断主要依赖临床表现和实验室检查。①一般检查:血、尿常规异常代表血液系统和肾功能受损,血沉增快表示疾病控制尚不满意;②自身抗体:患者的血清中可查到多种自身抗体,常见且有用的自身抗体依次为抗核抗体谱、抗磷脂抗体和抗组织细胞抗体;③补体:常用的有总补体(CH50)、C3 和 C4,补体低下,尤其是 C3 低下常提示有 SLE 活动;④狼疮带试验:用免疫荧光法检测皮肤的真皮和表皮交界处有无免疫球蛋白沉积带;⑤肾活检病理:对狼疮性肾炎的诊断、治疗和预后评估均有价值。

RA 的诊断主要依靠临床表现、影像学检查和自身抗体检查,特别是类风湿因子、抗 CCP 抗体、抗角蛋白抗体和抗 Sa 抗体等自身抗体对诊断 RA 的特异性和敏感性均较高,有助于 RA 的早期诊断。RA 的相关其他实验室检查项目包括①血常规:RA 患者可有轻至中度贫血;活动期患者的血小板可升高;白细胞数大多正常,在活动期可略有增高。②红细胞沉降率:红细胞沉降率是观察滑膜炎活动性和严重性的指标,但本身无特异性。③ C 反应蛋白(CRP):CRP 是炎症过程中出现的急性时相蛋白,CRP 与病情活动指数、晨僵时间、握力、关节疼痛及肿胀指数等水平密切相关。④血清免疫球蛋白:RA 患者可出现免疫球蛋白多克隆性增高,即 IgG、IgM、IgA 均增高。⑤补体:RA 患者的补体大多正常。在急性期和活动期,患者的血清补体可升高,但伴有明显的血管炎患者的 C3 可降低。

IM 患者的诊断主要依据临床表现,肌电图、肌肉活检、血清肌酶、自身抗体检查有助于诊断。该病患者血清中的多种肌酶有不同程度的升高,血清中可见多种自身抗体。①一般检查:血常规可见白细胞正常或增高,血沉增快,血肌酸增高,肌酐下降,血清肌红蛋白增高,尿肌酸排泄增多;②血清肌酶谱:肌酸激酶(CK)、醛缩酶(ALD)、谷草转氨酶(GOT)、谷丙转氨酶(GPT)、乳酸脱氢酶(LDH)增高,尤以 CK 升高最敏感;③自身抗体:大部分患者的抗核抗体(ANA)阳性,部分患者的 RF 阳性;④肌电图:可早期发现肌源性病变,对肌源性和神经性损害有鉴别诊断价值；⑤肌活检：约 2/3 的病例呈典型肌炎的病理改变，另 1/3 的病例肌活检呈非典型变化甚至正常。

SSc 患者的诊断主要依赖临床表现，皮肤活检、血清中的特异性自身抗体均有助于诊断。血沉正常或轻度升高，半数病例有免疫球蛋白增高和 RF 阳性，70% 的 ANA 阳性。抗 Scl-70 抗体和抗着丝点抗体是诊断该病的最重要的自身抗体。

(五)诊断

SLE 的诊断基于特异性的临床表现和自身抗体。根据最新的 2019 EULAR/ACR，在狼疮性肾炎并伴 ANA 阳性的前提下，对 7 项临床指标(全身性、血液系统、神经系统、皮肤黏膜、浆膜、肌肉骨骼、肾脏)和 3 项免疫指标(抗磷脂抗体、补体蛋白、SLE 特异性抗体)进行评分，≥ 10 分者可以分类诊断 SLE，注意每条标准均需要排除感染、恶性肿瘤、药物等原因。据统计，该标准的敏感性和特异性分别为 96.1% 和 93.4%。

应注意 SLE 早期可不典型，例如 6% 可仅表现为肾损害，易被误诊为原发性肾小球疾病，故在育龄妇女中应警惕 SLE 的可能性。如有可疑，应进行抗核抗体，抗 dsDNA 抗体等检查，以便早期诊断。

RA 的诊断主要依据临床特点、免疫学指标及影像学检查。为提高早期诊断的敏感性和临床试验的纳排标准，ACR 和 EULAR 发布 2010 RA 评分系统，即至少有 1 个关节表现出明显的临床滑膜炎(或肿胀)，并且无法用其他疾病解释时，对关节受累情况、血清学指标、症状持续时间和急性时相反应物四部分进行评分，诊断达 6 分及 6 分以上即可诊断为 RA。

PM 和 DM 的诊断标准包括四肢对称性的近端肌无力；血清肌酶谱升高，特别是肌酸激酶(CK)；肌电图示有肌源性改变；肌活检异常；特征性的皮肤表现。以上 5 条全具备为典型皮肌炎；具备前 4 条可确诊多发性肌炎。应注意在诊断前应排除肌营养不良、肉芽肿性肌炎、感染、横纹肌溶解、重症肌无力及其他代谢性或内分泌疾病。

SSc 目前常用 ACR/EULAR 2013 进行分类诊断，分为弥漫性皮肤系统性硬化病、局限性皮肤系统性硬化病、无皮肤表现的系统性硬化病、重叠综合征或混合结缔组织病、未分化结缔组织病。

二、治疗原则和药物治疗方案

SLE 不能治愈，长期的完全缓解也很少见。因此，应有效控制 SLE 的急性严重的病情活动，制订维持治疗方案，从而控制症状，防止器官受损。

(一)GC 常用于致命性 SLE，即增殖性狼疮性肾炎

常采用泼尼松 0.5~2mg/(kg·d)口服；或甲泼尼龙 1 000mg 静脉滴注 1 次/d，

连续 3 天后以泼尼松 0.5~1mg/（kg·d）口服。与小剂量相比，大剂量 GC 治疗（泼尼松 40~60mg/d，持续 4~6 个月）可以明显提高患者的存活率。目前建议大剂量、短疗程使用 GC。治疗重症 SLE 采用如上剂量治疗 4~6 周，然后在临床表现允许的情况下快速减量，通常减至 5~10mg/d 或隔日 10~20mg 泼尼松、泼尼松龙或相当剂量的维持剂量。多数重症患者需要数年的持续小剂量激素维持治疗期，在预防或治疗疾病复发时增加剂量，但是因为一些重要的不良反应，建议经常尝试降低激素用量。

GC 在孕妇中的应用：由于 SLE 女性的妊娠丢失率较高（近 2~3 倍），且疾病活动度高、抗磷脂抗体阳性和 / 或肾炎的母亲死胎的发生率较高，全身使用糖皮质激素可以抑制病情活动。应注意妊娠时患者对泼尼松或泼尼松龙的灭活能力要比对氟化糖皮质激素如地塞米松和倍他米松的灭活能力强，因此妊娠期女性 SLE 患者应该使用最小剂量、最短时间的泼尼松 / 泼尼松龙来控制病情。胎儿时接触糖皮质激素（主要为倍他米松）引起的不良反应有低体重、中枢神经系统发育障碍、易发生成人代谢综合征。对于既往出现过妊娠丢失的抗磷脂抗体阳性的 SLE 患者，前瞻性对照试验研究证实肝素加小剂量阿司匹林可以显著增加活胎比例。SLE 女性患者通常可以耐受妊娠，不出现病情复发，需要积极的糖皮质激素治疗或提前分娩。

（二）狼疮性皮炎

多数患者局部应用糖皮质激素和抗炎药可以有效减轻皮疹的严重程度，而且相对安全。局部糖皮质激素和维 A 酸是有效的治疗方案，但不良反应严重。广泛性、瘙痒性、大疱性或溃疡性皮炎常在口服糖皮质激素后得以迅速改善，减量时易出现皮疹反复，因此需要加用第 2 种药物（如羟氯喹、维 A 酸或一些细胞毒性药物）。

RA 的治疗目的主要是缓解疼痛、减轻炎症、保护关节结构、维持关节功能和控制系统受累。由于病因不明确，治疗是姑息性的，通过非特异性地抑制炎症或免疫过程以改善症状和防止关节结构的进行性破坏。

小剂量的口服糖皮质激素作为二线治疗方案广泛用于抑制炎症症状和体征，也有证据提示该方案能延缓骨质侵蚀的发生和进展。目前常用小剂量（＜ 7.5mg/d）泼尼松。当全身治疗不能控制炎症时，关节腔内注射糖皮质激素也可一过性地缓解症状。少部分患者可能需要每月给予大剂量糖皮质激素冲击治疗。

三、药 学 监 护

（一）有效性监护

各种 SLE 的临床症状，尤其是新近出现的症状均可能提示疾病活动，与

SLE 相关的多数实验室指标（如抗 dsDNA 抗体滴度增高、血液三系减少、红细胞沉降率增快等）也与疾病活动有关。此外，也可应用国际上通用的几个 SLE 活动性判断标准对疾病活动进行评分。

（二）安全性监护

1. 停药 服药疗程长短是导致 HPA 抑制发生的重要因素之一。长期大量服用糖皮质激素在停药时需要注意逐渐减量，防止出现撤药综合征，即肾上腺皮质功能危象。若患者短期（1~2 周）内服用大剂量激素，可直接停药，无须减量。

2. 感染 因合并免疫抑制剂治疗，需要严密监测有无感染出现。

3. 消化道出血 大剂量使用激素还需要监测有无消化道出血，对于使用糖皮质激素联用非选择性 NSAID 的人群，无论何种剂量，都应予以 PPI 预防胃黏膜损伤；对于给药剂量（以泼尼松为例）> 0.5mg/(kg·d) 的人群，或长期服用维持剂量 2.5~15.0mg/d 的人群，应密切关注其胃肠道出血症状，必要时予以 PPI。

4. 骨质疏松 中老年患者应查骨密度，注意骨质疏松。

5. 高血糖 监测血糖，特别是原有糖尿病的患者则需要监测三餐后血糖，对症处理。

6. 高血压 监测血压，特别是原有原发性高血压的患者，根据血压情况对症处理。

（三）依从性监护

糖皮质激素的使用时间一般较长，需要对患者进行依从性评估，可使用 Morisky 评分表进行依从性评分。对依从性评分 < 8 分的患者均应进行教育，早晨设定闹钟可提高服药依从性。若忘记服用激素，12 小时以内可补服 1 次，超过 12 小时则不用补服，继续按照后面的服药时间服药。

（四）适宜性监护

对存在肝功能受损的患者因选择甲泼尼龙治疗。对老年人及合并其他如高血压、糖尿病、急性冠脉综合征（ACS）等疾病时应充分评估患者病情，选择合适的药物和剂量。对全身真菌感染、已知对甲泼尼龙过敏者应禁用，对有精神疾病病史、传染性疾病（如结核或疱疹等）等情况的患者应严密监测。

（五）用药教育

建议 7—8 时早餐后顿服糖皮质激素；糖皮质激素依从性对治疗很重要；ADR 可以预防，出现异常情况应及时就医；不可随意调整药物剂量和随意停药，定期门诊随访评估病情，调整治疗方案。

案例分析

案例：患者，女，43岁，主因"眼周、鼻梁、双颊暗红色蝶形红斑，双前臂出现散在暗红色皮疹，面部及双下肢水肿10天"入院。查抗核抗体示ANA定性阳性，ANA滴度1：320，ANA类型为颗粒、细胞质；dsDNA定量157.1IU/ml；SSA、Ro-52、核糖体P蛋白均阳性。补体示C3 0.5g/L，C4 < 0.06g/L。尿潜血3+，RBC计数183/µl，蛋白2+。肾功能示肌酐40µmol/L，尿素氮5.6mmol/L，尿酸0.342µmol/L，24小时尿蛋白定量11.02g/L。初步诊断为系统性红斑狼疮、狼疮性肾炎。入院后肾脏病理为狼疮性肾炎（Ⅱ型）。初始给予甲泼尼龙12mg p.o. q.d.、奥美拉唑肠溶胶囊20mg p.o. q.d.、碳酸钙 D_3 1片 p.o. q.d.、硫唑嘌呤5mg p.o. q.d.。入院第3天检查显示患者的白细胞降低，且C3、C4均下降，提示狼疮处于活动期，更换方案，重新诱导治疗，停用硫唑嘌呤，予NS 250ml+甲泼尼龙240mg iv.gtt q.d. 冲击治疗，激素冲击3天后白细胞明显上升，后改为NS 100ml+甲泼尼龙40mg iv.gtt q.d. 较小剂量维持，24小时尿蛋白定量下降至正常范围内，改为甲泼尼龙40mg口服维持治疗。

分析：患者为中年女性，临床表现为眼周、鼻梁、双颊暗红色蝶形红斑，双前臂出现散在暗红色皮疹，面部及双下肢水肿，血尿、蛋白尿，诊断为系统性红斑狼疮、狼疮性肾炎（Ⅱ型）。初始予口服甲泼尼龙，后由于患者狼疮处于活动期，给予激素冲击治疗，后逐渐减量改口服维持治疗。对于长期使用激素的可能不良反应应给予预防，故患者服用奥美拉唑护胃、碳酸钙 D_3 防止骨质疏松，甲泼尼龙建议每日早晨餐后一次性顿服，以减少对皮质轴的抑制作用。

第二节　自身免疫性肝炎

一、疾病简介

自身免疫性肝炎（autoimmune hepatitis，AIH）是一种由针对肝细胞的自身免疫反应介导的肝脏实质炎症。AIH的临床表现多样，主要临床表现为血清氨基转移酶升高、高免疫球蛋白血症、自身抗体阳性等。组织病理上主要表现为以界面性肝炎和门管区浆细胞浸润为特征，若不接受治疗，常可导致肝硬化、肝衰竭甚至死亡。

（一）流行病学

AIH被认为是一种罕见疾病，欧洲地区的患病率为（16~18）/10万，多见于女性，男、女比例约为1：4。任何年龄均可发病，10~30岁及40岁为2个发病高峰,也有发病于绝经期妇女的情况。

(二)病因及发病机制

AIH 的病因及发病机制尚未完全明确,可能涉及遗传因素、病毒感染、药物、免疫调节紊乱等多种因素。①遗传因素影响 AIH 的发生、临床表现和治疗效果,在北美和西欧人群中 AIH 的发病率较高,主要遗传易感因素是 HLA-DR3;在中国和日本等亚洲国家的人群中相对较低,主要易感因素是 HLA-DR4。②环境中的病原体如细菌、病毒及药物、毒物等与自身免疫反应有密切的关系,具体发病机制目前还不是完全清楚。③免疫调节紊乱也是 AIH 的促发因素。

(三)临床表现

AIH 大多隐匿性起病,临床症状及体征各异。大部分患者的临床症状及体征不典型。常见症状包括乏力、恶心、呕吐、上腹部不适或疼痛、关节疼痛、肌痛、皮疹等。部分患者无明显的临床症状及体征,只有在生化检查出肝功能异常后才发现。少数患者表现为急性、亚急性甚至暴发性起病。部分患者伴发其他自身免疫病,如自身免疫性甲状腺炎、格雷夫斯病、干燥综合征、类风湿关节炎等。

(四)实验室检查

AIH 是一种慢性进展性自身免疫性肝病,主要依据血清氨基转移酶升高、高免疫球蛋白血症和自身抗体阳性等指标及组织病理学检查进行诊断。①肝功能检查:在 AIH 患者中,肝功能异常主要表现为血清氨基转移酶升高,其中 GOT、GPT 升高显著;少数患者伴有高胆红素血症,以结合胆红素升高为主;碱性磷酸酶(ALP)和 γ- 谷氨酰转肽酶(γ-GT)正常或仅轻度升高。②免疫学检查:AIH 患者的血清 γ- 球蛋白和 IgG 升高,其水平可反映患者对治疗的反应。③组织学检查:肝活检组织学检查有助于明确诊断及与其他疾病相鉴别。

(五)诊断

诊断标准:参照国际 AIH 小组的诊断建议,见表 5-1。确诊主要取决于血清丙种球蛋白或 IgG 的升高水平及抗核抗体、SMA 或抗肝肾微粒体 -1 抗体的滴度,并排除乙醇、药物、肝炎病毒感染等其他肝损害因素。如血中没有抗核抗体、SMA 或抗肝肾微粒体 -1 抗体,则血中存在核周型抗中性粒细胞胞质抗体(ANCA)、抗可溶性肝抗原抗体 / 肝胰抗原抗体、抗肌动蛋白抗体、抗肝细胞质 I 型抗体和抗唾液酸糖蛋白受体抗体支持 AIH 的诊断。肝脏病理尽管不具特异性,但对鉴别诊断和判断病情严重程度很重要。

二、治疗原则和药物治疗方案

AIH 治疗的总体目标是获得肝组织学缓解,防止肝纤维化的发展和肝衰竭的发生,延长患者的生存期和提高患者的生存质量。临床上可行的治疗目标是获得完全生化缓解,即血清氨基转移酶和IgG水平均恢复正常。

表5-1　AIH诊断标准的归纳总结

确诊 AIH	疑似 AIH
正常 α_1- 抗胰蛋白酶表型	部分 α_1- 抗胰蛋白酶缺乏
正常血浆铜蓝蛋白、铁和铁蛋白水平	非特异性血浆铜蓝蛋白/铜、铁和铁蛋白异常
无活动性甲、乙、丙型肝炎感染	无活动性甲、乙、丙型肝炎感染
乙醇摄入 < 25g/d 且近期未使用肝毒性药物	乙醇摄入 < 50g/d 且近期未使用肝毒性药物
主要血清转氨酶异常	主要血清转氨酶异常
γ- 球蛋白或 IgG 水平＞正常值的 1.5 倍	任何程度的高丙种球蛋白血症
ANA、SMA、抗 LKM1,在成人中＞1:80,在儿童中＞1:20	ANA、SMA、抗 LKM1,在成人中＞1:40
AMA 阴性	存在其他自身抗体
中至重度界面性肝炎	中至重度界面性肝炎
无胆道损伤、肉芽肿或其他疾病的显著变化	无胆道损伤、肉芽肿或其他疾病的显著变化

（一）泼尼松（龙）和硫唑嘌呤联合治疗

AIH 患者一般优先推荐泼尼松（龙）和硫唑嘌呤联合治疗方案,联合治疗可显著减少泼尼松（龙）的剂量及其 ADR。泼尼松（龙）的初始剂量为 30~40mg/d,并于 4 周内逐渐减量至 10~15mg/d;硫唑嘌呤以 50mg/d 的剂量维持治疗。诱导缓解治疗一般推荐如下用药方案:泼尼松（龙）30mg×1 周、20mg×2 周、15mg×4 周,泼尼松（龙）的剂量低于 15mg/d 时,建议以 2.5mg/d 的幅度渐减至维持剂量（5~10mg/d）;维持治疗阶段甚至可将泼尼松（龙）完全停用,仅以硫唑嘌呤 50mg/d 单药维持。

（二）泼尼松（龙）单药治疗

泼尼松（龙）单药治疗时的初始剂量一般选择 40~60mg/d,并于 4 周内逐渐减量至 15~20mg/d。泼尼松可在肝脏代谢为泼尼松龙后发挥作用,除非肝功能严重受损,两者的作用相似。泼尼松龙可等剂量替代泼尼松,而 4mg 甲泼尼龙相当于 5mg 泼尼松。

（三）其他替代药物

布地奈德是第二代糖皮质激素,其在肝脏的首过消除率较高（约 90%）,

6-OH- 布地奈德与糖皮质激素受体的亲和性高,抗炎疗效相当于泼尼松(龙)的 5 倍,而其代谢产物(16-OH- 泼尼松龙)无糖皮质激素活性。来自欧洲的多中心临床研究表明,布地奈德和硫唑嘌呤联合治疗方案较传统联合治疗方案能更快诱导缓解,而糖皮质激素的相关副作用显著减轻,可作为 AIH 的一线治疗方案。目前多用于需长期应用泼尼松(龙)维持治疗的 AIH 患者,以期减少糖皮质激素的副作用。

三、药 学 监 护

(一)有效性监护

监测临床症状的改善或消失,监测肝功能指标血清氨基转移酶、胆红素和球蛋白水平的改善。

(二)安全性监护

参照第二章第二节。

(三)依从性监护

参照第二章第三节。

(四)适宜性监护

参照第五章第一节。

(五)用药教育

参照第二章第四节。

案例分析

案例: 患者,女,52 岁。既往三十余年前急性肝炎病史,无高血压、糖尿病等病史。此次以"乏力半年余,眼黄、尿黄 2 个月"为主诉入院。入院查肝功能示 TBIL 126.2μmol/L, GPT 1 873U/L, 球蛋白 46.6g/L。免疫学指标提示抗双链 DNA 抗体阳性。行肝穿刺病理检查提示"自身免疫性轻至中度肝炎(G2-3S2)",明确诊断为自身免疫性肝炎,给予激素治疗。初始给予甲泼尼龙片 40mg/d,半个月后改为 36mg/d,服用 1 周,无特殊不适,予带药甲泼尼龙、雷贝拉唑钠肠溶片、碳酸钙 D_3 片等出院继续治疗。

分析: 患者为中年女性,GPT 1 873U/L,大于正常值上限的 10 倍以上,伴乏力、黄疸等症状,肝穿病理提示"自身免疫性轻至中度肝炎(G2-3S2)"。该患者存在激素治疗的指征,且排除严重的精神疾病病史、癫痫、严重的骨质疏松、严重的糖尿病、高血压、溃疡、未能用药物控制的感染等激素应用的禁忌证,故给予激素治疗。

第三节　脊柱关节炎

一、疾　病　简　介

脊柱关节炎(spondyloarthritis, SpA)或称脊柱关节病,是指以中轴、外周关节及关节周围组织慢性进展性炎症为主要表现的一组疾病。其显著特点是炎性腰背痛,伴或不伴有外周关节炎。其临床特点为:①血清 RF 阴性;②伴或不伴脊柱炎的骶髂关节炎;③非对称性外周关节炎;④附着点炎;⑤不同程度的家族聚集倾向;⑥与 HLA-B27 强相关;⑦临床表现常相互重叠。

2009 年和 2010 年国际 SpA 评价工作组对脊柱关节炎提出新的分类和诊断标准:脊柱关节炎分为中轴型脊柱关节炎和外周型脊柱关节炎,中轴型脊柱关节炎又分为放射学阴性脊柱关节炎和放射学阳性脊柱关节炎即强直性脊柱炎,外周型脊柱关节炎包括反应性关节炎、银屑病关节炎、炎性肠病关节炎及未分化脊柱关节炎。

在临床中,中轴型脊柱关节炎(axial SpA, ax-SpA)较常见,故本节主要侧重于中轴型脊柱关节炎,并重点介绍强直性脊柱炎(ankylosing spondylitis, AS)。

(一)流行病学

我国的 AS 患病率在 0.25% 左右,男、女之比为(2~3):1。

(二)病因及发病机制

AS 的确切病因尚不清楚,但目前认为其发病机制与遗传、细菌感染、免疫、环境等因素有关。①遗传因素:在 AS 的发病中遗传因素具有十分重要的作用,AS 患者的 HLA-B27 阳性率高达 90%;②感染因素:AS 患者粪便中的肺炎克雷伯菌检出率为 79%,推测肺炎克雷伯菌可能通过分子模拟机制诱发针对 HLA-B27 和 HLA-B27 相关结构的自身免疫反应,从而导致发生 AS;③免疫因素:60% 的 AS 患者的血清补体增高,血清中的 C4 和 IgA 水平显著增高,血清中有循环免疫复合物,提示免疫机制参与本病的发生;④其他因素:除感染外,某些环境因素或创伤、内分泌和代谢障碍等也被认为可能是发病因素。

(三)临床表现

症状大多缓慢而隐匿,发病年龄多在 10~40 岁,以 20~30 岁为高峰。早期可有食欲缺乏、低热、乏力、消瘦和贫血等症状。

早期症状常为腰骶痛或不适、晨僵等;也表现为臀部、腹股沟酸痛,症状可向下肢放射而类似于"坐骨神经痛"。约半数患者以下肢大关节如髋、膝、踝关节炎症为首发症状,常为非对称性、反复发作与缓解。

典型表现为腰背痛、晨僵、腰椎各方向活动受限和胸廓活动度减小。早期多为附着点炎引起,随着病情进展,整个脊柱可自下而上发生强直。晚期病例常伴严重的骨质疏松,易发生骨折。

(四)实验室检查

无特异性指标。RF 阴性,活动期可有血沉、C 反应蛋白、免疫球蛋白(尤其是 IgA)升高。90% 左右的患者 HLA-B27 阳性。

(五)诊断

常用 1984 年修订的纽约分类标准(表 5-2)。

表 5-2 修订的强直性脊柱炎的纽约分类标准(1984)

1. 诊断

(1)临床标准:①腰痛、晨僵 3 个月以上,活动后改善,休息无改善;②腰椎额状面和矢状面活动受限;③胸廓活动度低于相应年龄、性别的正常人

(2)放射学标准(骶髂关节炎的纽约分类标准):双侧≥Ⅱ级或单侧Ⅲ~Ⅳ级骶髂关节炎

2. 分级

(1)肯定强直性脊柱炎:符合放射学标准和 1 项及 1 项以上临床标准者

(2)可能强直性脊柱炎:①符合 3 项临床标准;②符合放射学标准而不伴任何临床标准者

1984 年提出的 AS 诊断标准不利于 AS 的早期诊断,自患者首发症状至符合上述诊断标准平均延误 8.8 年。根据 2009 年国际脊柱关节炎专家协作组提出的中轴型脊柱关节炎的诊断标准,即符合放射学阳性脊柱关节炎即强直性脊柱炎的诊断标准有利于 AS 的早期诊断。

AS 的实验室检查无特异性或标志性指标,临床症状和放射学的骶髂关节炎是诊断的关键。对临床症状不明显者,实验室检查可作为参考项目,特别是 HLA-B27 阳性与 AS 有强关联性,红细胞沉降率及 CRP 等指标主要用于病情活动性的判定和疗效评估。

二、治疗原则和药物治疗方案

AS 目前尚无根治方法,如果患者能够得到及时诊断及合理治疗,可控制症状并改善预后,应综合非药物、药物及手术等疗法,缓解相应的症状,控制或减轻炎症,达到防止脊柱或关节变形的目的。对于晚期患者,必要时可行外科手术,矫正畸形关节,从而改善和提高患者的生活质量及预后。

(一)非甾体抗炎药

非甾体抗炎药(NSAID)可迅速改善患者的腰背部疼痛和晨僵、减轻关节肿胀和疼痛及增加活动范围,对早期或晚期 AS 患者的症状治疗都是首选。其种类繁多,对 AS 的疗效大致相当。应针对患者的具体情况选用 1 种 NSAID,

持续规则使用同样剂量至少 2 周；如 1 种药物治疗 2~4 周后疗效不明显，应改用其他不同类别的 NSAID。

(二)改变病情抗风湿药

改变病情抗风湿药（DMARD）主要包括柳氮磺吡啶和甲氨蝶呤，亦有来氟米特用于 AS 治疗的研究。

柳氮磺吡啶可改善 AS 患者的关节疼痛、肿胀和发僵，并可降低血清 IgA 水平及其他实验室活动性指标，特别适用于改善 AS 患者的外周关节炎。本品起效较慢，通常在用药后 4~6 周起效。通常推荐用量为 2.0g/d，分 2~3 次口服；剂量增至 3.0g/d，疗效虽可增加，不良反应也明显增多。为增加患者的耐受性，一般以 0.25g，3 次 /d 开始；以后每周递增 0.25g，直至 1.0g，2 次 /d。也可根据病情或患者对治疗的反应调整剂量和疗程，维持 1~3 年。

甲氨蝶呤的疗效有待肯定，对上述传统治疗无效者可用肿瘤坏死因子 -α（TNF-α）拮抗剂治疗。

(三)糖皮质激素

一般不主张口服或静脉全身应用糖皮质激素治疗 AS，因其 ADR 大且不能阻止 AS 的病程进展。GC 主要用于局部治疗顽固性外周关节炎、肌腱端炎及 SPA 并发的眼炎。对全身用药效果不好的顽固性外周关节炎（如膝、髋、踝）可行关节腔内注射 GC 治疗，重复注射应间隔 3~4 周，一般不超过每年 2~3 次。对顽固性骶髂关节炎患者，可选择 CT 引导下的骶髂关节内注射长效激素，或短期使用较大剂量的激素如泼尼松 20~30mg/d，待 DMARD 发挥作用后尽快减量。

(四)其他药物

沙利度胺和帕米膦酸钠也用于本病的治疗。前者基于其免疫调节作用，后者则由于其骨质保护作用。沙利度胺的初始剂量为每晚 50mg，每 10~14 天递增 50mg，至每晚 150~200mg 维持。帕米膦酸钠每月 1 次，前 3 个月每次 30mg，后 3 个月每次 60mg。

三、药 学 监 护

(一)有效性监护

监测患者的腰背部疼痛和晨僵是否改善、是否减轻关节肿胀和疼痛及增加活动范围；监测 HLA-B27、红细胞沉降率及 CRP 等指标。

(二)安全性监护

参照第二章第二节。

(三)依从性监护

参照第二章第三节。

（四）适宜性监护

参照第五章第一节。

（五）用药教育

参照第二章第四节。

案例分析

案例： 患者，男，38岁，主因"反复腰骶部隐痛2年、镜下血尿1年，3天前出现双下肢紫癜，未见颜面和下肢水肿、肉眼血尿"等症状，为进一步诊治收入院。查体示身体状况良好，双肾无压痛、叩击痛，双胫前及内踝部可见对称性散在紫癜，脊柱活动度2cm，胸廓活动度2cm，双侧髋关节"4"字征阳性。查尿蛋白2+。查血免疫球蛋白示IgG 25.7g/L，IgM 2.22g/L，IgA 3.03g/L，CRP 71mg/L，RF（−），HLA-B27（+），抗dsDNA抗体（−），抗核抗体（−）。腰椎及骶髂关节X线片符合AS改变。肾穿病理示肾穿组织见2条皮质，23个肾小球，其中球性硬化4个、节段性硬化2个，硬化的肾小球体积变小，其余均体积增大；系膜细胞及基质弥散性轻度增生，系膜区增宽，肾小管轻度萎缩。荧光示IgA（+++），IgM（++），C3（+++），IgG（+）。入院诊断为强直性脊柱炎（AS）合并IgA肾病、过敏性紫癜。使用泼尼松30mg p.o. q.d.、甲氨蝶呤10mg iv.gtt 每7天1次；14天后给予泼尼松25mg p.o. q.d.、柳氮磺吡啶0.5g p.o. t.i.d.；治疗2周后病情好转，1个月后症状消失，带药出院，门诊随访。

分析： 根据患者的临床症状及各项检测指标，强直性脊柱炎合并IgA肾病的诊断成立。此病多为个案报道，表现为血尿、蛋白尿、管型尿，甚至高血压和肾衰竭等。AS为自身免疫病，可合并全身系统损害，而肾脏较其他脏器损害相对较少，其肾脏损害主要包括继发性淀粉样变性、IgA肾病及因服用药物而引起的间质性肾病。本例针对治疗AS原发性，给予非甾体抗炎药及慢性抗风湿药治疗，由于患者继发IgA肾病和过敏性紫癜，加用泼尼松治疗，疗效显著，证明患者的肾脏受累可能与AS有关。

（毛俊俊　钟明康）

参 考 文 献

[1] 董怡. 弥漫性结缔组织病的多系统病变. 中华内科杂志，1998，37（6）：423-426.

[2] 林向阳，朱小春. 风湿免疫性疾病的检验诊断. 2版. 北京：人民卫生出版社，2016.

[3] 卫生部. 卫生部办公厅关于印发《糖皮质激素类药物临床应用指导原则》的通知. [2021-6-1]. http://www.nhc.gov.cn/wjw/gfxwj/201304/81a2b9f230a94f10bb25c292abe0f8d8.shtml.

[4] ARINGER M，COSTENBADER K，DAIKH D，et al. 2019 European league against

rheumatism/American college of rheumatology classification criteria for systemic lupus erythematosus. Annals of the rheumatic diseases, 2019, 78（9）: 1151-1159.

[5] ALETAHA D, NEOGI T, SILMAN A J, et al. 2010 rheumatoid arthritis classification criteria: an American college of rheumatology/European league against rheumatism collaborative initiative. Annals of the rheumatic diseases, 2010, 69（9）: 1580-1588.

[6] VAN DEN HOOGEN F, KHANNA D, FRANSEN J, et al. 2013 classification criteria for systemic sclerosis: an American college of rheumatology/European league against rheumatism collaborative initiative. Annals of the rheumatic diseases, 2013, 72（11）: 1747-1755.

[7] 王绮夏, 蒋翔, 连敏, 等. 2015 年欧洲肝病学会临床实践指南: 自身免疫性肝炎. 临床肝胆病杂志, 2015, 31（12）: 2000-2019.

[8] 中华医学会风湿病学分会. 自身免疫性肝病诊断和治疗指南. 中华风湿病学杂志, 2011, 15（8）: 556-558.

[9] 中华医学会风湿病学分会. 强直性脊柱炎诊断及治疗指南. 中华风湿病学杂志, 2010, 14（8）: 557-559.

[10] 于刚, 张江林. 强直性脊柱炎的治疗指南介绍. 中国骨与关节杂志, 2014, 3（10）: 763-766.

第六章　糖皮质激素在血液系统疾病治疗中的药学监护

第一节　自身免疫性溶血性贫血

一、疾 病 简 介

自身免疫性溶血性贫血（autoimmune hemolytic anemia，AIHA）是由于机体免疫功能紊乱，产生自身抗体，导致红细胞破坏（溶血）加速超过骨髓代偿时发生的贫血。

AIHA 的自身抗体根据其作用于红细胞所需的温度可分为温抗体型和冷抗体型。温抗体型相对常见，约占 70%；冷抗体型相对少见，包括冷凝集素病（cold agglutinin disease，CAS）、阵发性冷性血红蛋白尿症（paroxysmal cold hemoglobinuria，PCH）。

（一）流行病学

国外资料显示 AIHA 的发病率为（0.8~3.0）/10 万，各年龄段均可发病，以成人为多。

（二）病因及发病机制

AIHA 的病因迄今尚未完全明了。目前，对未能找到诱发因素的 AIHA 称为原发性 AIHA，有明确诱因者称为继发性 AIHA。随着诊断水平的提高和新的医疗技术的发展，AIHA 中原发性 AIHA 所占的比例不断升高。继发性 AIHA 的常见病因见表 6-1。

表 6-1　继发性自身免疫性溶血性贫血的常见病因

常见病因	种类
淋巴细胞增生性疾病	慢性淋巴细胞白血病
	霍奇金淋巴瘤
	非霍奇金淋巴瘤
	意义未明的单克隆 IgG 丙种球蛋白血症

常见病因	种类
	自身免疫性淋巴细胞增生综合征
实体瘤/卵巢皮样囊肿	
自身免疫病	系统性红斑狼疮
	桥本甲状腺炎
	溃疡性结肠炎
感染	支原体感染
	EBV 感染
	CMV 感染
	微小病毒感染
	HIV 感染
	肝炎病毒感染
	轮状病毒及其他肠道病毒感染
免疫缺陷	常见变异性免疫缺陷病
	原发性联合免疫缺陷病
药物	氟达拉滨、克拉屈滨、头孢曲松、哌拉西林、他唑巴坦、舒巴坦等
血型不合	血型不合的异基因造血干细胞移植
同种免疫	输血后慢性溶血

(三)临床表现

AIHA 可由多种自身抗体导致,其中以 IgG 和 IgM 为多。

1. 温抗体型　多数起病缓慢,常见贫血、黄疸及肝脾大。急性发病多见于小儿,特别是伴有感染者,表现为重度贫血、高热、腰背疼痛、恶心和呕吐。部分患者可出现休克和神经系统症状,继发者可同时拥有原发病的临床表现。需要注意,静脉血栓形成是 AIHA 的常见并发症,尤其是以肺栓塞预后凶险。少数患者可伴有特发性血小板减少性紫癜,称为伊文思综合征。

2. 冷抗体型　毛细血管遇冷后发生红细胞凝集,导致循环障碍和慢性溶血,表现为手足发绀,肢体远端、鼻尖、耳垂等处症状明显,常伴肢体麻木、疼痛,遇暖后逐渐恢复正常,称为雷诺现象(Raynaud phenomenon)。因皮肤温度低,冷抗体凝集红细胞导致毛细血管循环受阻,红细胞吸附冷抗体后活化补体,可发生血管内溶血。冷抗体型 AIHA 的预后较温抗体型 AIHA 好,仅少数重症患者死于贫血或输血反应。

（四）实验室检查

主要为红细胞自身抗体检查。

1. 直接抗球蛋白试验（direct antiglobulin test, DAT）检测被覆红细胞膜自身抗体。温抗体型自身抗体与红细胞的最佳结合温度为 37℃，冷抗体型自身抗体与红细胞的最佳结合温度为 0~5℃。

2. 间接抗球蛋白试验（indirect antiglobulin test, IAT）检测血清中的游离温抗体。

3. 冷凝集素是 IgM 型冷抗体，与红细胞的最佳结合温度为 5℃。冷凝集素效价＞1∶32 时即可诊断为冷凝集素病（CAS）。

4. 冷热溶血试验检测冷热双相溶血素（D-L 抗体）。D-L 抗体是 IgG 型冷热溶血素，在 0~4℃时与红细胞结合，并吸附补体，但并不溶血；在 30~37℃发生溶血。PCH 的冷热溶血试验阳性，DAT 为补体 C3 阳性。

（五）诊断

AIHA 的诊断标准如下：①血红蛋白水平达贫血标准；②检测到红细胞自身抗体；③至少符合以下 1 条，即网织红细胞百分比＞4% 或绝对值＞120×10^9/L、触珠蛋白＜100mg/L、总胆红素 ≥ 17.1μmol/L（以非结合胆红素升高为主）。

二、治疗原则和药物治疗方案

迅速脱离接触病因（如药物），控制原发病（如感染、肿瘤）才可有较好的治疗效果。治疗原则包括：①病因治疗；②免疫抑制剂单用或联合治疗；③脾切除；④保暖，多数 CAS 患者仅表现为慢性溶血过程，保暖为其最主要的治疗手段；⑤输血、血浆置换及单采；⑥单克隆抗体治疗。

（一）糖皮质激素

按泼尼松计算，剂量为 0.5~1.5mg/（kg·d），可根据具体情况换算为地塞米松、甲泼尼龙等静脉滴注。糖皮质激素可用至血细胞比容＞30% 或 HGB 水平稳定于 100g/L 以上才考虑减量。若使用推荐剂量治疗 4 周仍未达到上述疗效，建议考虑二线用药。急性重型 AIHA 可能需要使用 100~200mg/d 甲泼尼龙 10~14 天才能控制病情。有效者泼尼松剂量在 4 周内逐渐减至 20~30mg/d，以后每月递减（减少 2.5~10.0mg），在此过程中严密检测 HGB 水平和网织红细胞绝对值变化。泼尼松剂量减至 5mg/d 并持续缓解 2~3 个月，考虑停用糖皮质激素。

（二）利妥昔单抗

剂量为 375mg/（kg·d），第 1、8、15 和 22 天，共 4 次。也有报道显示，小剂量利妥昔单抗（100mg/d）在降低患者的经济负担、减少不良反应的同时并不降低疗效。

（三）其他免疫抑制剂

环磷酰胺、硫唑嘌呤、长春新碱等，多数情况下与糖皮质激素联用。环孢素治疗 AIHA 已有较广泛的应用，多以 3mg/（kg·d）起始给药，维持血药浓度（谷浓度）不低于 150~200μg/L。

三、药 学 监 护

（一）有效性监护

主要根据患者的临床症状、红细胞计数、HGB 水平和网织红细胞百分比、血清胆红素、DAT 和 IAT、冷凝集素效价等指标评价治疗效果。

（二）安全性监护

1. 停药　治疗有效者的泼尼松剂量可逐渐减少，一般在 4 周内逐渐减至 20~30mg/d，以后每月递减（减少 2.5~10.0mg）。泼尼松剂量减至 5mg/d 并持续缓解 2~3 个月，可考虑停用糖皮质激素。

2. 感染　因合并免疫抑制剂治疗，需要严密监测有无感染出现，特别是真菌感染的发生风险可能相对增高。

3. 消化性溃疡　大剂量使用激素的患者应监测消化性溃疡的发生情况；对于给药剂量（以泼尼松为例）> 0.5mg/（kg·d）的人群，或长期服用维持剂量 2.5~15.0mg/d 的人群，应密切关注其胃肠道出血症状，必要时予以 PPI。

4. 骨质疏松　长期用药患者应注意骨质疏松，特别是老年患者，注意监测骨密度。

5. 高血糖　密切监测血糖，特别是合并糖尿病的患者，及时调整降血糖药。

6. 高血压　监测血压，特别是合并高血压的患者，根据血压情况对症处理。

（三）依从性监护

糖皮质激素用于治疗 AIHA 的使用时间一般较长，需要对患者进行用药依从性教育和监测。若忘记服药，12 小时以内可补服 1 次，超过 12 小时则不用补服，继续按照后面的服药时间服药。定期对患者进行随访，以了解患者的用药情况。

（四）适宜性监护

尽管存在不少 ADR 且复发率较高，但糖皮质激素目前仍然是大多数温抗体型 AIHA 的首选治疗药物，可明显减轻溶血发作。少部分患者仅使用糖皮质激素就可达到临床治愈。需要注意的是，糖皮质激素对于 CAS 和 PCH 均无效。

（五）用药教育

建议 7—8 时早餐后顿服糖皮质激素；用药期间应监测血压、血糖、体重等,注意补充钙质、多晒太阳,饮食上注意低钠、高钾、高蛋白饮食;长时间用药时不应突然停药;用药期间注意相关不良反应症状,如胃部不适等。

案例分析

案例:患者,女,14岁,主诉因"头晕、乏力近2周"入院。患者2周前服用抗晕车药(苯海拉明)后出现头晕、乏力、耳痛等症状,休息后未见好转,遂于医院就诊。门诊查血常规示血红蛋白60g/L,网织红细胞11.19%,血小板计数228×10^9/L,白细胞计数6.92×10^9/L。生化示总胆红素49.68μmol/L,结合胆红素9.47μmol/L,非结合胆红素40.21μmol/L。患者既往无特殊。初步诊断为溶血性贫血。入院后完善相关检查。体液免疫检查示C3 0.56g/L,C4 0.04g/L,lambda-轻链276mg/L。冷凝集试验示1∶16。间接抗球蛋白试验阳性。明确诊断为自身免疫性溶血性贫血。遂给予患者甲泼尼龙40mg iv.gtt q.d.,同时辅以维生素B_{12}、叶酸、护胃、补钾等辅助治疗,患者的血红蛋白呈上升趋势,甲泼尼龙逐渐减量,出院时血红蛋白90g/L,遂给予患者甲泼尼龙片30mg/d带药出院,门诊随访。

分析:患者为青年女性,临床表现头晕、乏力,血常规显示血红蛋白重度减少,生化显示胆红素升高,结合AIHA的相关特殊检查(冷凝集试验1∶16/间接抗球蛋白试验阳性),明确诊断为AIHA。入院后给予患者甲泼尼龙40mg q.d.治疗,患者的血红蛋白呈上升趋势,逐渐减量激素,治疗过程中辅以辅助治疗,患者未出现明显的不良反应,出院前血红蛋白90g/L,提示疾病治疗有效。患者在整个住院期间的糖皮质激素的用法用量、剂量调整合理,同时注意相关药物副作用的预防,使患者未出现明显的不良反应。

第二节　特发性血小板减少性紫癜

一、疾 病 简 介

特发性血小板减少性紫癜(idiopathic thrombocytopenic purpura, ITP)是一种原因不明的获得性出血性疾病,以血小板减少、骨髓巨核细胞数正常或增加,以及缺乏任何原因包括外源性或继发性因素为特征。目前公认的绝大多数ITP是由免疫介导的血小板破坏增多所致,因此又称为免疫性血小板减少性紫癜。

(一)流行病学

ITP的发病率为(5~10)/10万,各年龄阶段均有发病趋势,65岁以上的老年人的发病率有明显升高的趋势。急性ITP多见于儿童,而慢性ITP则好发于成人,男、女比例约为1∶2。

(二)病因及发病机制

成人 ITP 是一种器官特异性自身免疫性出血性疾病,主要由于人体内产生抗血小板抗体导致单核巨噬系统破坏血小板过多而造成血小板减少,其发病原因尚不清楚,发病机制也未完全阐明。

(三)临床表现

一般起病隐袭,表现为散在的皮肤出血点或其他较轻的出血症状,如鼻出血、牙龈出血等。紫癜及瘀斑可发生在任何部位的皮肤和黏膜,但最常见于下肢及上肢远端。皮肤自发性紫癜或瘙痒后出现紫癜是特征性表现,严重血小板减少时口腔及舌黏膜可发生血疱。成人 ITP 颅内出血很少见,但在急性发作期血小板明显减少时仍可发生,因此在急性发作期应密切注意神经系统症状及体征。

(四)实验室检查

实验室检查主要包括血常规、骨髓检查、血小板抗体检测及血小板生成素检测,其中后 2 项不作为 ITP 的常规检测。

(五)诊断

ITP 的诊断是临床排除性诊断,要点如下:①至少 2 次血常规检查示血小板计数减少,血细胞形态无异常;②脾脏一般不增大;③骨髓检查显示巨核细胞数增多或正常,有成熟障碍;④排除其他继发性血小板减少症,如自身免疫病、甲状腺疾病、骨髓增生异常综合征等;⑤ ITP 的特殊实验室检查,包括血小板抗体检测及血小板生成素检测;⑥出血评分,用于量化患者的出血情况及风险评估。出血评分系统分为年龄和出血症状两部分。ITP 患者的出血分数 = 年龄评分 + 出血症状评分(患者的所有出血症状中最高的分值),见表 6-2。

表6-2　原发免疫性血小板减少症的出血评分系统

分值	年龄		皮下出血(瘀点/瘀斑血肿)		黏膜出血(鼻腔/齿龈/口腔血疱/结膜)			深部出血			
								内脏(肺、胃肠、泌尿系统)			中枢神经系统
	≥65	≥75	头面部	其他部位	偶发、可自止	多发、难止	伴贫血	无贫血	伴贫血	危及生命	
1	√			√							
2		√	√		√						
3						√		√			
4							√		√		
5										√	√

二、治疗原则和药物治疗方案

治疗原则如下：① PLT $\geq 30 \times 10^9/L$、无出血表现且不从事增加出血风险的工作或活动的成人 ITP 患者发生出血的风险比较小，可予观察和随访；②增加出血风险的因素包括患者的年龄增长及患病时间延长、血小板功能缺陷、凝血因子缺陷、未控制的高血压、外科手术或外伤、感染、服用阿司匹林及非甾体抗炎药等；③若患者有出血症状，无论血小板减少程度如何，都应积极治疗。在下列临床过程中，PLT 参考值分别为口腔科检查 $\geq 20 \times 10^9/L$；拔牙或补牙 $\geq 30 \times 10^9/L$；小手术 $\geq 50 \times 10^9/L$；大手术 $\geq 80 \times 10^9/L$；自然分娩 $\geq 50 \times 10^9/L$；剖宫产 $\geq 80 \times 10^9/L$。

（一）糖皮质激素

为新诊断的 ITP 的一线治疗药物。①大剂量地塞米松：40mg/d × 4 天，建议口服用药，无效的患者可在半个月后重复 1 个疗程。②泼尼松：起始剂量为 $1.0mg/(kg \cdot d)$ 分次服用或顿服，病情稳定后快速减至最小维持剂量（$< 15mg/d$），如不能维持应考虑二线治疗。治疗 4 周仍无反应，说明泼尼松治疗无效，应迅速减量至停用。

（二）人免疫球蛋白

静脉注射人免疫球蛋白（IVIg）主要用于：① ITP 的紧急治疗；②不能耐受糖皮质激素的患者；③脾切除术前准备；④妊娠或分娩前；⑤部分慢作用药物发挥疗效之前。常用剂量为 $400mg/(kg \cdot d) \times 5$ 天或 1 000mg/kg 给药 1 次（严重者每天 1 次，连用 2 天），必要时可以重复。

（三）促血小板生成药物

包括重组人血小板生成素（rhTPO）、艾曲波帕和罗米司亭。此类药物是成人二线治疗的主要用药，起效快，但停药后疗效一般不能维持，需要进行个体化的维持治疗。

（四）利妥昔单抗

一般首次注射 4~8 周内起效。

（五）其他二线治疗药物

硫唑嘌呤、环孢素、达那唑、长春碱类。

三、药学监护

（一）有效性监护

疗效评价如下：①完全反应（CR），即治疗后 PLT $\geq 100 \times 10^9/L$ 且没有出血；②有效（R），即治疗后 PLT $\geq 30 \times 10^9/L$ 并且至少比基础血小板计数增加 2 倍且没有出血；③无效（NR），即治疗后 PLT $< 30 \times 10^9/L$ 或血小板增加不到

基础值的 2 倍或有出血；④复发，即治疗有效后血小板计数降至 $30 \times 10^9/L$ 以下或不到基础值的 2 倍或出现出血症状。在定义 CR 或 R 时应至少检测 2 次血小板计数，其间至少间隔 7 天；定义复发时至少检测 2 次，其间至少间隔 1 天。

（二）安全性监护

长期应用糖皮质激素治疗的部分患者可出现骨质疏松、股骨头坏死，应及时检查。除此之外，还可出现高血压、糖尿病、应激性溃疡等不良反应，也应及时检查和处理。另外，乙肝病毒复制水平较高的患者应慎用糖皮质激素。

（三）依从性监护

糖皮质激素用于治疗 ITP 的使用时间一般较长，需要对患者进行用药依从性教育和监测。若忘记服药，12 小时以内可补服 1 次，超过 12 小时则不用补服，继续按照后面的服药时间服药。定期对患者进行随访，以了解患者的用药情况。

（四）适宜性监护

老年 ITP 患者使用糖皮质激素应警惕高血压、糖尿病加重，更年期女性应警惕骨质疏松加重。对儿童患者全身用药时须十分慎重，因可抑制患儿生长和发育。

（五）用药教育

注意正确地减量与停药，激素的减量与停药是维持巩固疗效的关键。停药前应逐渐减量，不宜骤停，以免引起停药反应和反跳现象。激素减量一般应遵循"先快后慢"的原则。预期使用激素超过 3 个月的患者，无论使用激素的量是多少，都应当给予生活方式的干预，包括戒烟、避免过量饮酒、适当接受阳光照射、适量运动和防止跌倒等，同时给予补充钙剂和维生素 D 等。

案例分析

案例：患者，女，46 岁，主诉因"全身皮肤黏膜出血 3 天"入院。患者 3 天前晨起穿衣时发现左足背出现散在片状出血点，当时未予重视，后逐渐累及双下肢、腹部皮肤，今晨患者出现鼻腔及口腔出血，遂至急诊就诊。急诊查血常规示血小板计数 $1 \times 10^9/L$，余正常。为进一步治疗，门诊拟"特发性血小板减少性紫癜"收住入院。患者既往无特殊。初步诊断为特发性血小板减少性紫癜，入院后完善相关检查。血常规示网织红细胞 0.023，单核细胞数 $0.48 \times 10^9/L$，红细胞计数 $2.9 \times 10^{12}/L$，血红蛋白 101g/L，血小板计数 $1 \times 10^9/L$。体液免疫示免疫球蛋白 G 19.8g/L，kappa- 轻链 1 480g/L，lambda- 轻链 869g/L。ANA 示抗 SSB（+），抗 CENP-B（+），抗 SSA/R052kD（+），抗 SSA/R060kD（+）。骨髓形态示骨髓增生活跃，粒系比例稍偏高，红系比例正常，巨核系成熟障碍。结合相关检查结果，明确诊断为特发性血小板减少性紫癜。遂给予患者输注血小板，同时予以丙种球蛋白30g iv.gtt q.d.×5天、甲泼尼龙40mg/d iv.gtt免疫抑制治疗。后患者的血小板上升不明显，甲泼尼龙加量至60mg/d iv.gtt，并予皮下注射血小板生成素（TPO）15 000U/d治疗，后患者的血小板上升至正常，遂给予患者甲泼尼龙片40mg/d带药出院，门诊随访。

　　分析：患者为中年女性，临床出血症状严重，血常规显示血小板计数$1×10^9$/L。入院完善相关检查后明确诊断为ITP，因血小板极度低下，随时可能因出血而死亡，因此立即给予患者输注血小板。同时给予患者甲泼尼龙40mg/d，并联合丙种球蛋白封闭抗体，但血小板上升不明显。遂将甲泼尼龙加量至60mg/d，并予皮下注射血小板生成素（TPO）15 000U/d治疗，后患者的血小板上升至正常，提示上述方案是合理有效的。

第三节　急性淋巴细胞白血病

一、疾病简介

　　急性淋巴细胞白血病（acute lymphoblastic leukemia, ALL）是一种常见的恶性血液病，生物学特征多样而临床异质性很大，以骨髓和淋巴组织中的不成熟淋巴细胞异常增殖和聚集为特点。

（一）流行病学

　　ALL占所有白血病的15%，占急性白血病的30%~40%。我国1986年的白血病流行病学调查研究显示，我国的ALL发病率为0.69/10万。约75%的患者<15岁，发病高峰在3~7岁，10岁以后发病率随年龄增长而逐渐下降，但50岁以后发病率又略有上升。成人ALL的中位年龄为30~40岁。通常男性比女性稍多见。

（二）病因及发病机制

　　发病原因尚不清楚，可能的相关因素包括物理因素（X射线等电离辐射）、化学因素（苯、烷化剂等）、生物因素和其他血液病（骨髓增生异常综合征、淋巴瘤等）。

（三）临床表现

　　急性白血病的临床表现包括骨髓组织受白血病细胞浸润引起的骨髓正常造血功能衰竭表现（如贫血、感染、出血等）及白血病细胞髓外浸润引起的异常（如淋巴结、肝脾大等）两大方面。ALL的临床表现各异，症状可以表现比较隐匿，也可以呈急性，这取决于骨髓被恶性克隆替代的程度和髓外浸润的范围。与急性髓细胞性白血病比较，ALL的起病情况及发热、出血、贫血等症状基本相似,但 ALL 的髓外浸润及中枢神经系统白血病更常见。

(四)实验室检查

形态学检查是 ALL 的主要检查项目,包括外周血和骨髓。现代 ALL 治疗策略中,免疫学、细胞遗传学及分子遗传学检查是判断患者预后及分层治疗的重要内容。其他实验室检查主要包括生化检查等,用以评估患者对化疗的耐受情况。

(五)诊断

ALL 的诊断应采用 MICM(形态学、免疫学、细胞遗传学和分子学)诊断模式,诊断分型采用 WHO 2016 标准。最低标准应进行细胞形态学、免疫表型检查,以保证诊断的可靠性;骨髓中的原始 / 幼稚淋巴细胞比例 ≥ 20% 才可以诊断为 ALL。免疫学、细胞遗传学和分子遗传学检查有助于判断患者预后。

二、治疗原则和药物治疗方案

ALL 患者一经确诊后应尽快开始治疗,治疗因根据疾病分型采用合适的治疗方案和策略。对于白细胞计数 ≥ 50×10^9/L 或肝、脾、淋巴结肿大明显的患者应给予预治疗,以防止肿瘤溶解综合征的发生。对于费城染色体阳性的患者,化疗的同时联合使用 TKI 抑制剂(如伊马替尼、尼洛替尼等)。ALL 的治疗分为诱导缓解治疗、巩固治疗和维持治疗。诱导缓解治疗一般以 4 周方案为基础,至少应予长春碱类、蒽环 / 蒽醌类药物、糖皮质激素(如泼尼松、地塞米松等)为基础。巩固治疗一般应给予多疗程的治疗,药物组合包括诱导治疗使用的药物(如长春碱类药物、蒽环类药物、糖皮质激素等)、大剂量甲氨蝶呤(HD-MTX)、阿糖胞苷(Ara-C)、巯嘌呤(6-MP)、门冬酰胺酶等。维持治疗的基本方案为 6-MP 60~75mg/m² 1 次 /d,MTX 15~20mg/m² 1 次 /w。

1. 糖皮质激素　用于 ALL 的预治疗,常使用泼尼松或地塞米松口服或静脉给药,连续 3~5 天,可以和环磷酰胺同时使用。ALL 患者的诱导缓解和巩固治疗方案均包括糖皮质激素的使用。

2. 长春碱类药物　包括长春地辛和长春新碱。

3. 蒽环 / 蒽醌类药物　在诱导治疗中可以连续应用(连续 2~3 天,第 1 和第 3 周,或仅第 1 周用药),也可每周用药 1 次。常用药物为柔红霉素、伊达比星、米托蒽醌等。

4. 其他药物　包括甲氨蝶呤、培门冬酶、巯嘌呤等。

三、药学监护

(一)有效性监护

1. 完全缓解(CR)　①外周血无原始细胞,无髓外白血病;②骨髓三系造血恢复,原始细胞<5%;③中性粒细胞计数>1.0×10^9/L;④ PLT>100×10^9/L;⑤4周内无复发。

2. CR伴血细胞不完全恢复(CRi)　PLT>100×10^9/L和/或ANC>1.0×10^9/L,其他应满足CR的标准。总反应率(ORR)=CR+CRi。

3. 难治性疾病　诱导治疗结束未能取得CR。

4. 疾病进展(PD)　外周血或骨髓原始细胞绝对数增加25%,或出现髓外疾病。

5. 疾病复发　已取得CR的患者外周血或骨髓又出现原始细胞(比例>5%),或出现髓外疾病。

(二)安全性监护

成人ALL患者每次化疗使用糖皮质激素的疗程一般不超过1周。需要关注的是使用激素期间的血糖和血压情况,特别是伴有高血糖、高血压基础疾病的患者。服药期间可能引起消化性溃疡,必要时可加用抗酸药或胃黏膜保护剂。儿童ALL的治疗周期较长,需关注糖皮质激素对儿童生长发育等的影响。

(三)依从性监护

成人ALL患者的化疗方案中的糖皮质激素为短期使用,需关注患者出院后的用药疗程,及时减量和停用。

(四)适宜性监护

关注化疗药物的常见不良反应与糖皮质激素的不良反应的叠加,例如对于有基础胃部疾病的患者,化疗药物及糖皮质激素的使用均可加重症状,必要时使用抗酸药或胃黏膜保护剂辅助治疗。

(五)用药教育

对于儿童ALL,需对照护人进行用药教育,包括坚持规律化疗、用药的重要性及可能出现的不良反应。因儿童ALL的治疗周期为2~3年,按时入院接受治疗对患儿的预后具有重要意义。出院后的维持用药需在家长的密切关注下使用,及时觉察相关不良反应并就诊。

案例分析

案例:患儿,男,3岁9个月。入院前2个月反复阵发性咳嗽,伴痰响,无声音嘶哑,伴发热,热峰约39℃,用解热药后能降至正常,遂到当地医院就诊,给予抗感染、对症等治疗后呼吸道症状已基本缓解。血常规提示异常,白细胞计数2.9×10^9/L,中性粒细胞百分比2%,淋巴细胞百分比91%,血红蛋白含量60g/L,血小板计数163×10^9/L。骨髓涂片提示急性淋巴细胞白血病。门诊以"急性淋巴细胞白血病"入院。初步诊断为急性淋巴细胞白血病。入院后完善相关检查,结合骨髓穿刺,明确诊断为急性淋巴细胞白血病(标危组),遂给予患儿泼尼松 60mg/（m^2·d）p.o. q.d.，d1~7；地塞米松 6mg/（m^2·d）p.o. t.i.d.，d8~28，递减量并至 9 天内停用。同时给予患儿门冬酰胺酶、长春新碱、柔红霉素静脉化疗，并给予甲氨蝶呤鞘内注射。患儿的治疗过程顺利。

　　分析：目前国际上儿童 ALL 的治疗均为多药联合分阶段化疗，即序贯诱导缓解、巩固治疗、应用大剂量甲氨蝶呤进行"庇护所"治疗、强化治疗和维持治疗。ALL 疗效的提高主要得益于连续规范的化疗方案，疗程多为 2~3 年。本例患儿入院完善检查后明确诊断为初治淋巴细胞白血病（标危组），首先给予患儿泼尼松试验，即泼尼松 60mg/（m^2·d）p.o. q.d.，d1~7，目的在于评估患儿的疾病治疗预后情况。第 8 天开始给予患儿门冬酰胺酶、长春新碱、柔红霉素联合化疗及髓外白血病的预防性治疗，即鞘内注射甲氨蝶呤。该治疗符合儿童 ALL 的规范化治疗要求。

第四节　淋　巴　瘤

一、疾　病　简　介

　　淋巴瘤亦称为恶性淋巴瘤，是发生于淋巴结和／或结外淋巴组织的肿瘤，为一组可以高度治愈的肿瘤。对于淋巴瘤，目前国际上统一分为两大类，即霍奇金淋巴瘤（Hodgkin lymphoma，HL）和非霍奇金淋巴瘤（non-Hodgkin lymphoma，NHL）。

（一）流行病学

　　总体来说，我国的淋巴瘤发病率明显低于欧美各国及日本。根据《中国肿瘤登记年报》公布的数据，2003—2013 年的淋巴瘤发病率约为 5/10 万。不同亚型的淋巴瘤在不同地区的分布有很大差异，例如 HL 在我国占淋巴瘤的 8%~11%，而国外高达 25%。美国滤泡性淋巴瘤约占 NHL 的 30%，但在许多发展中国家相对较少见。

（二）病因及发病机制

　　淋巴瘤的病因及发病机制尚未完全清楚，目前已知的因素包括①病毒感染：例如 EB 病毒感染及 HIV 感染的患者的 HL 发生风险增高，HIV 感染与 NHL 的发生亦密切相关；②免疫缺陷：某些免疫性疾病与淋巴瘤的发生相关，例如类风湿关节炎使 NHL 的发生风险增加 2 倍，移植后应用免疫抑制剂的患者或者先天性免疫缺陷的患者可增加 HL 的发生风险；③遗传因素：有淋巴瘤家族病史者的 HL 或 NHL 患病风险轻度增高。

（三）临床表现

　　淋巴瘤的症状包括全身症状和局部症状。全身症状包括不明原因的发热、体重下降、盗汗、皮肤瘙痒和乏力等。局部症状取决于不同的受累部位，最常见的表现是无痛的进行性淋巴结肿大，可发生在颈部、锁骨上、腋下及腹股沟等浅表位置；少数患者有深部淋巴结肿大，表现为纵隔或后腹膜肿块。

（四）实验室检查

血液和骨髓检查应包括血常规、肝肾功能、乳酸脱氢酶、β_2- 微球蛋白、血沉、乙肝和丙肝病毒检测，以及骨髓穿刺细胞学或活检。

（五）诊断

病理诊断是淋巴瘤诊断的金标准。病理诊断需综合应用形态学、免疫组织化学、遗传学及分子生物学等技术。其他辅助检查包括血液和骨髓检查、影像学检查及腹部探查。CT 目前仍作为淋巴瘤分期、再分期、疗效评价和随诊的最常用的影像学检查方法，推荐使用增强 CT。除惰性淋巴瘤外，PET-CT 推荐用于有条件者的肿瘤分期与再分期、疗效监测、肿瘤残存及复发时的检查。

二、治疗原则和药物治疗方案

霍奇金淋巴瘤一般按临床分期采用化疗和放射治疗。根据 2008 年世界卫生组织（WHO）关于淋巴造血组织肿瘤的分类，HL 分为结节性淋巴细胞为主型 HL 和经典型 HL 两大类型。其中结节性淋巴细胞为主型 HL 少见，约占 HL 的 5%；经典型 HL 可分为 4 种组织学亚型，即富于淋巴细胞的经典型、结节硬化型、混合细胞型和淋巴细胞消减型。对于结节性淋巴细胞为主型 HL，ⅠA 和ⅡA 期主要为受累野放疗或受累区域淋巴结放疗，ⅠB 和ⅡB 期主要为化疗联合受累淋巴结区域放疗 ± 利妥昔单抗治疗，Ⅲ和Ⅳ期主要为化疗 ± 利妥昔单抗 ± 放疗。

NHL 是一组异质性的淋巴细胞增生性疾病，起源于 B 淋巴细胞、T 淋巴细胞或 NK 细胞，可分为多种病理类型，预后和治疗策略主要取决于不同临床类型的 NKL。NKL 的治疗手段主要包括放疗、化疗及造血干细胞移植，但由于 NHL 因多中心发生的倾向使得治疗策略应以化疗为主。

1. 糖皮质激素　淋巴瘤联合化疗方案有多种，不同方案所用的糖皮质激素种类、使用时间、单日（次）剂量及单疗程总剂量均不同。HL 常用的联合方案中多用泼尼松，例如 MOPP 方案及 COPP 方案中常用泼尼松 $40mg/m^2$ p.o.，d1~14。NHL 患者常用的化疗方案中也以泼尼松为主，但少数方案中为地塞米松，例如 Hyper-CVAD 方案中为地塞米松、R-CHOP 方案中为泼尼松龙或地塞米松。

2. 长春碱类药物　包括长春地辛和长春新碱，需要注意此类药物的神经毒性。

3. 烷化剂　主要为环磷酰胺及异环磷酰胺，使用时应鼓励患者多饮水，大剂量使用时应给予保护剂美司钠。

4. 其他药物　包括阿糖胞苷、博来霉素、蒽环类药物、顺铂及甲氨蝶呤等。

三、药 学 监 护

（一）有效性监护

淋巴瘤的疗效评价标准见表6-3。

表 6-3　淋巴瘤的疗效评价标准

疗效	定义	结节性肿块	肝脾	骨髓
CR	所有病灶证据均消失	治疗前 FDG 高亲和性或 PET 阳性，PET 阴性的任何大小淋巴淋巴结；FDG 亲和性不定或 PET 阴性，CT 显示病灶缩至正常大小	不能触及，结节消失	重复活检结果阴性；如果形态学不能确诊，需要免疫组织化学结果阴性
PR	可测量病灶缩小，没有新病灶	6 个最大病灶的 SPD 缩小 ≥ 50%，其他结节的大小未增加；治疗前 FDG 高亲和性或 PET 阳性，原受累部位有 1 或多个 PET 阳性病灶；FDG 亲和性不定或 PET 阴性，CT 显示病灶缩小	结节的 SPD（或单个结节的最大横径）缩小 ≥ 50%；肝脾没有增大	如果治疗前阳性，则不作为疗效判断标准；细胞类型应该明确
SD	未达 CR/ PR 或 PD	治疗前 FDG 高亲和性或 PET 阳性，治疗后原病灶仍为 PET 阳性；CT 或 PET 显示没有新病灶；FDG 亲和性不定或 PET 阴性，CT 显示原病灶的大小没有改变		
疾病复发或 PD	任何新增加的病灶或原病灶的直径增大 ≥ 50%	出现任何直径＞ 1.5cm 的新病灶；多个病灶的 SPD 增大 ≥ 50% 或治疗前短径＞ 1cm 的单病灶的最大径增大 ≥ 50%；治疗前 FDG 高亲和性或 PET 阳性，病灶在治疗后 PET 阳性	任何病灶的 SPD 增大＞ 50%	新发或复发

注：CR 为完全缓解；FDG 为 ^{18}F- 脱氧葡萄糖；PET 为正电子发射体层成像；CT 为计算机断层成像；PR 为部分缓解；SPD 为最大垂直径乘积之和；SD 为疾病稳定；PD 为疾病进展。

(二)安全性监护

淋巴瘤患者使用糖皮质激素的疗程、剂量和品种主要取决于所用的化疗方案。在某些患者，例如在未能手术切除的胃肠道恶性淋巴瘤患者中激素易引起消化道大出血或肠穿孔而危及生命；对已行胃或肠节段切除术的患者则需特别警惕肿瘤消耗引起的营养不良或低蛋白血症所致的胃肠吻合口愈合延迟。

(三)依从性监护

淋巴瘤的联合化疗方案中的糖皮质激素使用多不超过2周，需关注患者出院后的用药疗程，及时减量和停用。

(四)适宜性监护

关注化疗药物的常见不良反应与糖皮质激素的不良反应的叠加，例如消化道反应，主要表现为胃部相关不适症状、感染风险增加等。对于化疗后出现骨髓抑制的患者，特别是粒细胞缺乏患者，联合使用糖皮质激素时应特别注意感染，尤其是真菌感染的发生。

(五)用药教育

使用糖皮质激素期间应该定期监测血糖、血压、血常规和电解质等指标；及时补充钾、钙预防低血钾和骨质疏松的发生；服药者不可擅自停药，停药需要缓慢减量，逐渐减停；减药过程中如有不适，立即就医。

案例分析

案例： 患者，男，50岁，因"反复腹痛半个月余"入院。半个月前患者无明显诱因下出现左下腹阵发性绞痛，无呕吐、黑便，无发热、腹泻，在当地医院行增强CT提示多大淋巴结(具体不详)，遂行左腋窝下肿大淋巴结活检示(左侧腋窝)肿瘤细胞，CD3(－)、CD5(－)、CD20(++)、Pax-5(++)、CD23(－)、Ki-67(70%+)、Cyclin D1(－)、Bcl-6(－)、CD10(－)、MUMI(++)，结合HE切片，符合恶性淋巴瘤，弥漫大B细胞性，非生发中心亚型，现为进一步诊治入院。患者自起病以来无发热、盗汗，精神、食欲尚可，大小便正常，体重减轻约8kg。初步诊断为恶性淋巴瘤。入院后完善相关检查，PET-CT结果示全身多发肿大淋巴结，鼻咽部、两肺多发胸膜下小结节，右侧胸膜局部增厚，脾脏多发，T_6椎体右侧横突，均伴葡萄糖代谢增高，符合淋巴瘤的表现。骨髓活检示淋巴瘤细胞12%，结合病理结果，明确诊断为弥漫大B细胞淋巴瘤Ⅳ期B组。遂给予患者R-CHOP方案治疗，具体为利妥昔单抗700mg iv.gtt, d1；环磷酰胺1.2g iv.gtt, d2；长春新碱2mg iv.gtt, d2；表柔比星100mg iv.gtt, d2；泼尼松片100mg p.o., d1~5。治疗过程顺利。

分析： 本例患者结合症状、病理结果及影像学检查，明确诊断为弥漫大B

细胞淋巴瘤Ⅳ期B组。根据《NCCN肿瘤学临床实践指南：非霍奇金淋巴瘤》，R-CHOP方案是弥漫大B细胞淋巴瘤（CD20阳性）的一线治疗方案，该方案的组成为利妥昔单抗＋环磷酰胺＋长春新碱/长春地辛＋多柔比星/表柔比星＋泼尼松/地塞米松。本例患者为初治淋巴瘤，给予R-CHOP方案合理。需要注意的是，以利妥昔单抗为生物制剂有可能引起严重的过敏反应，预防措施除使用前给予患者抗过敏药和糖皮质激素外，还应密切关注利妥昔单抗的滴速。在糖皮质激素使用期间若患者的胃部不适症状明显，可酌情给予患者PPI或H_2受体拮抗剂以减轻症状。

第五节　多发性骨髓瘤

一、疾病简介

多发性骨髓瘤（multiple myeloma，MM）是一种克隆性浆细胞异常增殖的恶性疾病，其特征为骨髓中的克隆性浆细胞异常增殖，分泌单克隆免疫球蛋白或其片段（M蛋白），并导致相关器官或组织损伤。

（一）流行病学

MM目前仍是一种无法治愈的疾病，在不同地区人群中的发病率为（0.4~5）/10万。随着年龄增长，发病率迅速上升，85岁以上的白色人种男性的发病率为52/10万，80~84岁的白色人种女性的发病率为33/10万。2017年美国的肿瘤发病统计学资料表明，每年约有30 280例新发病例，12 590例死亡病例。

（二）病因及发病机制

MM的病因及发病机制目前仍不清楚，可能与电离辐射、化学毒物、遗传倾向、长期抗原刺激和某些病毒感染有关。临床观察到患有慢性骨髓炎、胆囊炎、脓皮病等慢性炎症的患者较易发生MM，动物实验证明慢性炎症刺激可诱发腹腔浆细胞瘤。MM亦可能有多种染色体畸变及癌基因激活，但未发现特异性的标志性染色体异常。

（三）临床表现

MM的常见临床表现与骨髓瘤相关组织、器官损伤有关，包括血钙增高（calcium elevation）、肾功能不全（renal insufficiency）、贫血（anemia）和骨质病变（bone disease），即CRAB症状，以及免疫力下降导致的反复细菌感染、高黏滞血症等靶器官损伤等。

1. 骨骼症状　骨痛、局部肿块、病理性骨折，可合并截瘫。

2. 免疫力下降　反复细菌性肺炎和/或尿路感染、败血症；病毒感染以带状疱疹多见。

3. 贫血　常为单纯正细胞正色素性贫血；少数合并白细胞和／或血小板减少。

4. 高钙血症　有呕吐、乏力、意识模糊、多尿或便秘等症状。

5. 肾功能损害　常常表现为轻链管型肾病、蛋白尿、肌酐清除率下降。

6. 高黏滞血症　可有头昏、眼花、耳鸣，可突发意识障碍、手指麻木等症状。此外，部分患者的 M 蛋白成分为冷链蛋白，可引起微循环障碍，出现雷诺现象。

7. 其他症状　舌体肥大、腮腺肿大、心脏扩大、腹泻或便秘、肝脾大及外周神经病变等。

（四）实验室检查

主要包括以下检查项目：

1. 血液检查　血常规、肝肾功能（包括白蛋白、乳酸脱氢酶）、电解质（包括钙离子）、凝血功能、血清蛋白电泳（包括 M 蛋白含量）、免疫固定电泳（轻链型加做 IgD）、β_2-MG、C 反应蛋白、外周血涂片及血清免疫球蛋白定量。

2. 尿液检查　尿常规、蛋白电泳、尿免疫固定电泳、24 小时尿轻链。

3. 骨髓检查　骨髓细胞学涂片分类、骨髓活检＋免疫组织化学。

（五）诊断

典型的 MM 诊断取决于是否存在骨髓单克隆浆细胞、血和尿 M 蛋白及有无终末期器官损伤如高钙血症、肾功能不全、贫血和骨质破坏 3 个方面的依据。MM 必须符合以下 3 个条件：①骨髓克隆性浆细胞 ≥ 10% 或经活检证实存在浆细胞瘤；②血清和／或尿液中存在 M 蛋白，即 IgG > 35g/L、IgA > 20g/L、IgM > 15g/L、IgD > 2g/L、IgE > 2g/L、尿轻链 > 1g/24h；③存在任何骨髓瘤相关的终末期器官损伤（CRAB）。此外还包括 3 种变异性 MM，分别是冒烟型 MM、不分泌型 MM 及浆细胞白血病（PCL）。

二、治疗原则和药物治疗方案

多发性骨髓瘤目前仍难以治愈，因此该疾病的总体治疗目标是使患者获得最大限度的缓解、控制病情进展、提高生活质量、延长生存期。对于无症状骨髓瘤暂不推荐治疗，高危无症状骨髓瘤可根据患者意愿进行综合考虑或进入临床试验。对于孤立性浆细胞瘤，无论骨型还是骨外型，首选对受累野进行放疗（≥ 45Gy），如有必要则进行手术治疗。有症状骨髓瘤的初始治疗主要包括诱导治疗、自体造血干细胞移植及巩固治疗。常用的诱导治疗方案见表 6-4。

表6-4　MM常用的诱导治疗方案

诱导治疗	治疗方案
适合移植的患者	硼替佐米/地塞米松（VD）
	来那度胺/地塞米松（Rd）
	来那度胺/硼替佐米/地塞米松（RVd）
	硼替佐米/多柔比星/地塞米松（PAD）
	硼替佐米/环磷酰胺/地塞米松（VCD）
	硼替佐米/沙利度胺/地塞米松（VTD）
	沙利度胺/多柔比星/地塞米松（TAD）
	沙利度胺/地塞米松（TD）
	沙利度胺/环磷酰胺/地塞米松（TCD）
	长春新碱/多柔比星/地塞米松（VAD）
不适合移植的患者	除上述方案外,尚可选以下方案:
	美法仑/醋酸泼尼松/硼替佐米（VMP）
	美法仑/醋酸泼尼松/沙利度胺（MPT）
	美法仑/醋酸泼尼松/来那度胺（MRP）
	美法仑/醋酸泼尼松（MP）

（一）糖皮质激素

对于多发性骨髓瘤的治疗,糖皮质激素是非常重要的药物,几乎所有方案中都含有糖皮质激素,最常用的为地塞米松。地塞米松的常用剂量为20~40mg/d,可静脉给药也可口服。根据方案不同,用药疗程及频率亦不同。例如在联合硼替佐米的 VD 方案中,地塞米松的用药时间为 d1、d2、d4、d5、d8、d9、d11 和 d12;而在联合硼替佐米及沙利度胺的 VTD 方案中,地塞米松的用药时间为 d1、d2、d4、d5、d8、d9、d11 和 d12。

（二）硼替佐米

硼替佐米作为世界上首个以蛋白质酶作为治疗目标的 MM 的主要用药,可通过许多不同机制发挥抗骨髓瘤作用。硼替佐米在新诊断及难治性复发性 MM 患者中均显示出较好的疗效,且在肾功能损伤的 MM 患者中不仅对肾功能无影响,还有利于肾功能恢复。

（三）来那度胺

来那度胺在不同的恶性血液系统肿瘤中表现出多种不同的作用机制,包括直接的细胞毒性作用和间接的免疫作用。由于其广泛的抗肿瘤及免疫调节作用机制决定了它在 MM 治疗中的地位,无论是在诱导化疗、巩固治疗、维持治疗,还是在复发难治阶段的治疗,都是最佳的治疗选择之一。

(四)其他药物

包括沙利度胺、美法仑等。

三、药 学 监 护

(一)有效性监护

国际骨髓瘤工作组 2005 年制定的 MM 治疗反应标准见表 6-5。

表 6-5 MM 治疗反应标准

治疗反应	评价标准
严格完全缓解（sCR）	血清游离轻链比值正常;骨髓通过免疫组织化学或免疫荧光检查未发现克隆性浆细胞
完全缓解（CR）	血和尿免疫固定电泳检查未发现单克隆免疫球蛋白;任何软组织浆细胞瘤消失;骨髓浆细胞 ≤ 5%
非常好的部分缓解（VGPR）	血和尿免疫固定电泳可以发现 M 蛋白;但血清蛋白电泳监测不到 M 蛋白或下降 ≥ 90%;尿 M 蛋白 < 100mg/24h
部分缓解（PR）	血清 M 蛋白下降 ≥ 50% 和 24 小时尿 M 蛋白下降 ≥ 90% 或小于 200mg/24h;若血和尿检测不到 M 蛋白,可用相关 FLC 和无关 FLC 的差值下降 ≥ 50% 取代;若血和尿检测不到游离轻链,可用骨髓浆细胞下降 ≥ 50% 取代,前提是骨髓浆细胞基线 ≥ 30%;除上述标准外,若治疗前有软组织浆细胞瘤,则要求同时浆细胞体积缩小 ≥ 50%
疾病稳定（SD）	不符合 CR、VGPR、PR 标准
疾病进展（PD）	满足以下 1 项或多项:≥基线水平的 25%:血清 M 蛋白和 / 或绝对值必须增加 ≥ 0.5g/dl;尿 M 蛋白和 / 或绝对值必须增加 ≥ 200mg/24h;仅当患者检测不到血尿 M 蛋白时,相关 FLC 和无关 FLC 间的差值绝对值必须增加 ≥ 10mg/dl;骨髓浆细胞比例绝对值必须增加 ≥ 10%;明确新的骨质破坏或形成新的软组织浆细胞瘤或明确的骨质破坏扩大或软组织浆细胞瘤的体积增大;出现与浆细胞增殖性疾病相关的高钙血症（血清钙离子 > 11.5mg/dl 或 2.65mmol/L）

(二)安全性监护

糖皮质激素是 MM 患者的治疗方案中的基本药物之一,长期反复使用需要警惕胃溃疡、水钠潴留的发生,如发生脸肿或下肢水肿,对有高血压、心脏功能差的患者要格外注意,必要时可加用利尿药。对合并糖尿病的患者要注意控制主食、监测血糖。MM 患者本身具有骨骼病变,其中表现之一为广泛的骨质疏松,在合用激素期间可适当补充钙剂,需要时可考虑双膦酸类药物的使用。

(三)依从性监护

MM 患者的治疗方案中的糖皮质激素的用法用量不尽相同,需要严格根据化疗方案使用。

(四)适宜性监护

MM 患者常发生正常免疫球蛋白合成不足,机体的体液免疫功能低下,容易合并细菌和病毒感染,如反复应用广谱抗生素还可能导致真菌感染。而联合使用糖皮质激素会进一步增加感染发生风险。患者平时及化疗期间应重视感染的预防,室内空气每日用紫外线消毒,保持口腔、肛门清洁。正常免疫球蛋白水平低下者可给予适当输注静脉注射用丙种球蛋白。一旦出现感染,予以积极的抗感染治疗。

(五)用药教育

大剂量糖皮质激素可引起糖尿病、高血压、消化性溃疡、水钠潴留及低血钾等不良反应。因此,在化疗期间需要密切观察血糖、血压、胃肠道反应及水肿情况。有血糖升高的患者可服用降血糖药或注射胰岛素。为预防消化道溃疡,必要时可采用抗酸药如 PPI 或胃黏膜保护剂。

案例分析

案例:患者,女,67 岁,因"左下肢疼痛 3 个月,伴腰酸 1 个月"入院。患者于 3 个月前出现腰背部酸痛不适,时有活动受限,以后外侧为重,伴有麻木不适,于外院保守治疗后症状缓解。近 2 个月来出现腰背部酸痛不适,就诊于骨科,腰椎 MRI 结果显示:①T_{12}、L_1、L_5 椎体新鲜压缩性骨折;②腰椎关节退行性变并骨质疏松及多发椎体、双侧髂骨骨髓水肿。门诊血常规示血红蛋白 80g/L。后至血液科门诊,骨髓活检示符合浆细胞瘤(瘤细胞的占比约 90%)。浆细胞免疫分型分析 3.2% 的浆细胞群体,kappa(-),lambda(+),CD19(-),CD56(-),CD117(-),CD138(+),CD137L(-),CD38(++),CD81(+),CD45(-),为单克隆浆细胞,符合 MM 表型。MM 全套发现 IgG λ 型 M 蛋白,M 蛋白 44.4%(定量 44.62g/L)。现患者为进一步诊治收住我科,病程中,患者精神可,食欲、睡眠可,小便如常,偶有便秘,近期体重无明显改变。初步诊断为多发性骨髓瘤。入院后完善相关检查,血常规示血红蛋白 75g/L;生化示钙 2.33mmol/L,球蛋白 60.2g/L,总蛋白 95.2g/L;尿 λ 链 2 570mg/dl;体液免疫示 λ-轻链 2 950mg/dl,IgG 41.20g/L,IgG1 43.30g/L;β_2-微球蛋白 2.69mg/L。明确诊断为多发性骨髓瘤 IgG λ 型(DS 分期 Ⅱ 期,ISS 分期 Ⅰ 期,R-ISS 分期 Ⅰ 期)。遂给予患者 PAD 方案化疗,具体为硼替佐米 2mg i.h.,d1、d4、d8、d11;表柔比星 14mg iv.gtt，d1~4；地塞米松 20mg iv.gtt，d1~2、d4~5、d8~9、d11~12。治疗过程顺利。

分析：本例患者的年龄为 67 岁，入院后完善相关检查，明确诊断为多发性骨髓瘤。初治 MM 患者由于分期较早，初始治疗应给予患者化疗，初始治疗后可选择自体造血干细胞改善预后。患者选择的 PAD 方案目前是 NCCN 指南中多发性骨髓瘤自体移植意向患者初始治疗的一线推荐方案，该方案的特点是起效快、不影响自体造血干细胞的动员和采集、对肾脏的影响小，可用于肾衰竭患者。临床试验结果显示，以硼替佐米为基础的多药联合方案的总有效率为 80%~90%，其中约 30% 的患者可以获得 CR。因此，此次选择 PAD 方案作为初始诱导方案是合理的。

第六节　慢性嗜酸性粒细胞白血病及嗜酸细胞增多综合征

一、疾病简介

嗜酸细胞增多综合征（hypereosinophilic syndrome，HES）是一组少见的以骨髓嗜酸性粒细胞生成过多，导致外周血嗜酸性粒细胞持续增高的同时伴有组织器官功能损害的疾病。2001 年 WHO 造血和淋巴组织肿瘤分类将慢性嗜酸性粒细胞白血病（CEL）/ 嗜酸细胞增多综合征归入慢性骨髓增殖性疾病（MPD）。2008 年 WHO 造血和淋巴组织肿瘤分类则对这类疾病作出较大的修订，MPD 更名为"骨髓增殖性肿瘤（MPN）"，不再将 HES 列入 MPN 的分类中。

（一）流行病学

由于区别 CEL 和 HES 很困难，所以真实发病率较难统计。HES 多发生在中年以上的男性中（男性占 90% 以上），儿童和青少年罕见，可呈急性或慢性，亦可良性或恶性。CEL 主要见于男性。

（二）病因及发病机制

目前认为嗜酸性粒细胞产生、释放的调控依赖 T 细胞产生的细胞因子。已证明细胞因子通过 3 种途径作用于嗜酸性粒细胞细胞系，包括①加速骨髓嗜酸性粒细胞造血祖细胞增殖和分化；②活化增多的嗜酸性粒细胞的功能；③动员嗜酸性粒细胞向局部迁移。

（三）临床表现

HES 的常见临床表现为发热、乏力、疲劳和体重减轻等。但由于病变累及的组织器官不同、受损程度不同，临床症状也多样。受累的脏器常有血液系统、心血管系统、皮肤、神经、呼吸系统和胃肠道等。上述波及的系统中，心血管系统的病变最为突出，约80%的患者心脏受累，其中半数有充血性心力衰竭。约50%的患者有肺部事件，主要表现为干咳、憋气和呼吸困难。

CEL是一个多系统疾病，心脏、肺、中枢神经系统、皮肤和胃肠道最常受累，肝脾受累的患者占30%~50%。部分患者起病时可以没有症状，有些患者可以全身症状起病，最严重的临床问题是心肌纤维化导致的一系列表现。

（四）实验室检查

外周血及骨髓检查是基本检查项目，其他还包括细胞化学、免疫表型及细胞/分子遗传学。

（五）诊断

HES首先应满足外周血嗜酸性粒细胞持续 ≥ 1.5×10^9/L（ > 6个月 ）、骨髓中的嗜酸性粒细胞比例增高；同时，骨髓或外周血原始粒细胞 < 20%；有器官受损的证据。另外，没有发现可以证明能引起嗜酸性粒细胞增多的疾病，无异常T细胞亚群，无克隆性髓系疾病的证据。

2008年WHO分类制定的CEL的诊断标准如下：①嗜酸性粒细胞增多（嗜酸性粒细胞绝对值持续 ≥ 1.5×10^9/L）；②无Ph染色体或BCR-ABL融合基因或其他MNP或MDS/MPN；③无t（5；12）（q31~35；p13）或其他PDGFRβ重排；④无FIP1L1-PDGFRα融合基因或其他PDGFRα重排；⑤无FGFR1重排；⑥外周血和骨髓原始细胞比例 < 20%，无inv（16）（p13q22）或t（16；16）（p13；q22）或其他诊断AML的特征；⑦有克隆性细胞遗传学/分子遗传学异常，或外周血原始粒细胞 > 2%，或骨髓原始粒细胞 > 5%且 < 20%。

二、治疗原则和药物治疗方案

HES的治疗应以重要器官受累和功能障碍作为主要治疗指征，当嗜酸性粒细胞计数 > 100×10^9/L时应考虑白细胞单采术。CEL的治疗和HES相似。

1. 糖皮质激素　泼尼松 1mg/（kg·d）口服，病情缓解后剂量逐渐减少，在2~3个月内剂量减半，并进一步减到最小剂量。起病急的患者可适当给予地塞米松静脉滴注，病情好转后改为口服，原剂量维持2周后在2~3个月内剂量减半，再逐渐减量维持1年。若减量过程中病情反复，应恢复至减量前的剂量。

2. 细胞毒性药物　为二线治疗药物。对于白细胞增多明显、外周血中出现原始粒细胞、脏器浸润明显、病情进展快的重症患者或对激素治疗不敏感者常使用羟基脲。其他细胞毒性药物包括长春碱类、环磷酰胺、甲氨蝶呤、巯嘌呤和苯丁酸氮芥等。

3. 干扰素和环孢素　对糖皮质激素及羟基脲反应差或常规剂量不能耐

受的患者可以试用。

4. 其他治疗　包括脾脏切除、造血干细胞移植等。

三、药 学 监 护

（一）有效性监护

一般认为以下患者对糖皮质激素治疗 HES 或 CEL 的疗效较好：①皮肤表现为血管神经性水肿；②血清 IgE 增高；③口服泼尼松后嗜酸性粒细胞下降明显，持续时间长。

（二）安全性监护

HES 及 CEL 中 GC 的使用疗程较长，长期使用可引起物质代谢和水盐代谢紊乱，出现类肾上腺皮质功能亢进综合征，一般不需特殊治疗，停药后可自行消退。GC 可抑制机体免疫功能，长期应用常可诱发感染或加重感染，可使体内的潜在感染灶扩散或静止感染灶复燃，特别是原有抵抗力下降者，如肾病综合征、肺结核、再生障碍性贫血患者等。由于用 GC 时患者往往自我感觉良好，掩盖感染发展的症状，故在决定采用长程治疗之前应先检查身体，排除潜在感染，应用过程中也应提高警惕。骨质疏松及椎骨压迫性骨折是各种年龄的患者应用糖皮质激素治疗中的严重合并症，应注意补充钙剂。

（三）依从性监护

由于 HES 或 CEL 的治疗需要持续使用 GC，并且在治疗中根据病情及时调整用量，因此需要定期对患者或其家属做好随访工作，关注患者的用药依从性，特别是在患者出现不良反应时，应加强对患者用药的监护。

（四）适宜性监护

GC 在以下患者中需要谨慎使用：①不可作为抗菌药物使用，在治疗感染性疾患时必须与有效的抗菌药物合用，病毒性感染患者慎用；②激素可加重消化腺体的分泌，即胃与十二指肠溃疡、肠道疾病或慢性营养不良患者及手术后患者不宜使用；③心脏病或急性心力衰竭、高血压患者慎用；④动脉粥样硬化、凝血酶原过少症、有血栓形成倾向的患者尽可能不要使用。

（五）用药教育

为取得最佳疗效，可指导患者服用 GC 时采用一天总量在早上顿服的方法。由于服药时间较长，要指导患者养成良好的生活习惯，早期发现和治疗感染症状如发热、尿路感染、真菌感染等。长期使用激素患者易致骨质疏松，告知患者运动时谨防自发性骨折。

案例分析

案例：患者，男，45 岁，因"关节疼痛 10 个月、皮疹 8 个月"入院。患者于 10 个月前出现右手掌指关节疼痛、活动受限,无肿胀、僵硬。8 个月前左上臂出现淡红色丘疹,无疼痛、瘙痒。后皮疹逐渐泛发全身,以胸腹、腰背及四肢近端为重,双手皮肤肿胀变硬不能握拳。同时关节疼痛进行性加重,患者诉起床、翻身、行走困难。遂就诊于当地医院,血常规示白细胞计数 10.97×10^9/L、嗜酸性粒细胞(EOS)1.9×10^9/L(17.4%)。现患者为进一步诊治收住我科。患者自发病以来,精神差,体重下降约 3kg。初步诊断为嗜酸性粒细胞增多症。入院后完善相关检查,血常规示白细胞计数 22.84×10^9/L、嗜酸性粒细胞(EOS)10.55×10^9/L(46.2%)。骨髓涂片示嗜酸性粒细胞增多症,形态大致正常;类风湿因子、抗链球菌溶血素 O、抗中性粒细胞胞质抗体、抗髓性过氧化物酶抗体、抗核抗体等正常。FIP1L1/PDGFRα(−)。明确诊断为嗜酸性粒细胞增多症。遂给予患者泼尼松 60mg p.o. q.d.×7 天,治疗 7 天后患者的皮疹明显消退、关节疼痛缓解,随后减量至 50mg p.o. q.d.×5 天。出院前复查血常规示白细胞计数 18.68×10^9/L、嗜酸性粒细胞(EOS)0.2×10^9/L(1.06%),遂减量至 40mg/d 出院。

分析:HES 的治疗原则是降低嗜酸性粒细胞数量,减轻靶器官损害,改善临床症状。HES 的一线用药为糖皮质激素,当激素治疗无效或不能耐受时可考虑其他药物二线治疗如环磷酰胺、甲氨蝶呤等。甲磺酸伊马替尼是 FIP1L1/PDGFRα 融合基因阳性患者的主要用药。本例患者 FIP1L1/PDGFRα 阴性,入院后给予患者泼尼松 60mg p.o. q.d.,经过 7 天的治疗后患者的皮疹明显消退、关节疼痛缓解,考虑治疗有效,遂减量继续治疗。综上所述,患者的治疗药物选择及用法用量合理。

第七节　移植物抗宿主病

一、疾病简介

移植物抗宿主病(graft versus host disease,GVHD)是多系统疾病,指异基因造血干细胞移植患者在免疫重建的过程中,来源于供者的淋巴细胞攻击受者的脏器产生的临床病理综合征,分为急性(aGVHD)和慢性(cGVHD)两种。

(一)流行病学

由于不同的研究中心识别、测定和记录 aGVHD 的不同,因此已报道 aGVHD 的发生率差别很大。尽管在异基因造血干细胞移植后常规使用多种免疫抑制剂,但仍存在显著的 aGVHD 的发生。目前尚缺乏异基因造血干细胞移植后 aGVHD 的确切发生率,已报告的发生率为 $9\% \sim 50\%$。

（二）病因及发病机制

近年来的研究表明，aGVHD 的主要病因是由于细胞因子网络的分泌失衡，即所谓的"细胞因子风暴"学说，因此了解 aGVHD 的分子病理机制十分重要。GVHD 是指移植物中的抗原特异性淋巴细胞（主要为 T 细胞）识别宿主的组织抗原而发生活化、增殖，进而损伤宿主组织的过程。目前主要存在 3 种分子病理机制：①预处理相关组织损伤；②与 APC 相互作用后供者的 T 淋巴细胞激活；③细胞因子及细胞介导的靶组织损伤。

（三）临床表现

GVHD 是一种免疫反应性异常的全身性疾病，临床表现较为复杂，主要受累器官是皮肤、消化道和肝脏。aGVHD 的皮肤损害最早出现的症状有红斑、丘疹、水疱甚至皮肤剥脱，严重者皮损可在数天内扩展至全身；cGVHD 的皮损的突出表现是色素沉着、脱屑增厚或角化不良、苔藓样皮疹等，晚期出现皮肤硬化或关节挛缩。aGVHD 经常会累及上、下消化道，上消化道受累的 aGVHD 常表现为畏食、消化不良、食物不耐受、恶心、呕吐等，患者也可能显示牙龈炎和口腔黏膜炎；下消化道受累的 aGVHD 往往表现为严重的腹泻、伴或不伴有便血、腹部痉挛。确诊依靠胃镜、直肠或结肠镜检查提供的组织病理学诊断。

肝脏亦是 GVHD 的靶器官，受累患者一般都有皮肤或胃肠道症状。在极少数情况下，患者有中至重度 GVHD 而没有其他器官受累的证据。肝脏受累的 GVHD 表现为肝功能异常，最早和最常见的表现是胆红素和碱性磷酸酶上升，临床表现通常为肝大、尿黄、白陶土样便、水肿、瘙痒。发热、畏食、恶心，这些是常见的非特异性症状。

（四）诊断

1. 临床评价　移植后 100 天内出现典型的皮疹、腹部绞痛、腹泻、血清胆红素上升等，很容易被诊断为 aGVHD。然而，在许多情况下诊断并不容易，特别是单一症状需要排除其他原因。

2. 组织学活检　有助于临床考虑为 aGVHD 的确诊。对皮肤和胃肠道活检相对比较容易，但由于患者在移植期间血小板较低，经皮肝穿刺活检时大出血的风险高，而经颈静脉肝活检相对来说更安全。

3. 其他　某些生物标志物，例如白细胞介素 -2 受体 -α、肿瘤坏死因子受体 -1、白细胞介素 -8 和肝细胞生长因子等。

二、治疗原则和药物治疗方案

aGVHD 的治疗重在预防，早期识别和正确诊断是治疗成功的关键，应用一线、二线、三线方案需要严格掌握和评估病情。基于 aGVHD 的发生机制，阻断导致 aGVHD 发生的各个环节可起到预防作用。以免疫抑制剂为主的预防方案居于核心地位,最常用的是环孢素或他克莫司联合短程甲氨蝶呤,该方案目前仍是经典的预防方案。此外,吗替麦考酚酯、西罗莫司、抗胸腺细胞免疫球蛋白等都可以用于预防 aGVHD。

1. 糖皮质激素 aGVHD 的一线药物首选糖皮质激素,其中又以甲泼尼龙为首选,它具有强大的抗炎、免疫抑制及抗过敏活性。经典治疗 aGVHD 的初始方案为甲泼尼龙 2mg/(kg·d),分 2~3 次静脉给药。如治疗有效,每 5~7 天逐渐减量 25%,直至一定剂量维持。总的治疗反应率约为 55%。维持用药常用泼尼松或地塞米松片口服。用于 cGVHD 治疗时,多选用泼尼松片 0.5~1mg/(kg·d),分 2~3 次口服,逐渐减量维持。

2. 环孢素 / 甲氨蝶呤 经典的预防 GVHD 的方案是甲氨蝶呤(MTX)联合短程环孢素(CSA)。MTX 在 +1 天 15mg/m², +3、+6、+11 天 10mg/m²,环孢素一般从移植前 9 或 2 天开始用,早期通常采用静脉给药,消化道症状消失后改为口服,调整剂量使达到需要的血药浓度。

3. 吗替麦考酚酯 吗替麦考酚酯(MMF)可与 CSA 或他克莫司(FK506)联合应用作为 aGVHD 的预防方案,也可用于激素耐药的 aGVHD 或 cGVHD 治疗。建议对成人移植患者,常用剂量为 2g/d,分次给药。儿童的首剂量为 600mg/m²,再根据 MMF 的血药浓度及治疗反应调整。如口服无法耐受,可选择静脉应用 MMF。

4. 他克莫司 FK506 抑制淋巴细胞增殖作用的浓度比达到同等抑制作用的 CSA 浓度低 2~3 个对数级。用于成人常初始持续静脉滴注 0.05~0.10mg/(kg·d),转为口服时 0.15~0.30mg/(kg·d),分 2 次。用于儿童为静脉滴注 0.05~0.15mg/(kg·d),口服 0.3mg/(kg·d),分 2 次;维持剂量较成人略高。同样,应定期监测 FK506 的血药浓度以调整用量。

5. 其他药物 包括硫唑嘌呤、喷司他丁、西罗莫司、抗胸腺细胞免疫球蛋白等。

三、药 学 监 护

(一)有效性监护

疗效评价标准如下:①完全缓解(CR),指该器官 aGVHD 的所有表现完全消失;②部分缓解(PR),器官分级评分降低 1 级;③进展(PD),指胃肠道和肝脏在起始治疗后 48 小时、皮疹在起始治疗后 72 小时评估时脏器分级评分升高 1 级;④无反应(NR),起始治疗皮肤、肝脏和胃肠道 GVHD 治疗 72 小时后评估时不属于 CR、PR、PD 中的任何一种情况。

（二）安全性监护

激素的不良反应的严重程度主要与用药剂量及疗程密切相关。糖皮质激素在治疗 GVHD 时疗程一般不长，但因剂量较大可导致多种不良反应和并发症，严重时可危及生命。因此，在治疗前应充分评估有关的合并症和危险因素，包括高血压、糖尿病、消化性溃疡、近期骨折、白内障、青光眼、慢性感染、血脂异常及患者当前的合并用药。CSA 的常见副作用包括肝肾毒性、血栓形成、诱发感染、齿龈增生、多毛症、皮肤色素沉着、高血压、高血脂及高血糖等，其毒副作用与用药剂量和血药浓度密切相关，因此特别强调定期监测血药浓度的重要性。

（三）依从性监护

当糖皮质激素由静脉给药改为口服时，需密切监测患者的用药依从性，特别是不良反应发生时，应对患者做好用药教育及指导。

（四）适宜性监护

糖皮质激素可引起胃酸和胃蛋白酶产生过多、胃黏液的组成改变及对胃黏膜的保护作用减弱等作用，会导致消化性溃疡和出血；同时移植后患者常伴有消化道黏膜炎，使胃肠道症状叠加，故用药期间可考虑加用抗酸药及胃黏膜保护剂。老年患者需密切监测血糖、血压、电解质等指标。

（五）用药教育

应注意糖皮质激素和其他药物之间的相互作用。如近期使用巴比妥酸盐、卡马西平、苯妥英、利福平等药物可能会增强代谢并降低全身性糖皮质激素的作用；相反，与排钾利尿药（如噻嗪类或呋塞米类合用）可以造成过度失钾；与非甾体抗炎药合用时消化道出血和溃疡的发生率会增高。激素顿服的患者的服药时间应定在早晨 8 时前于饭后服用，以尽可能符合糖皮质激素的生理分泌规律并减少对胃肠道的刺激性。

案例分析

案例：患者，女，35 岁。诊断为急性髓细胞性白血病（AML）高危组，入院行单倍型亲缘供体造血干细胞移植，在接受改良 Bu/Cy 方案预处理后回输供者干细胞。该患者的移植预防方案为：①环孢素 3mg/kg iv.gtt（24 小时），移植前 9 天起。②吗替麦考酚酯 15mg/kg p.o. q.12h.，移植前 9 天起。③甲氨蝶呤 $15mg/m^2$ iv.gtt，移植后第 1 天；甲氨蝶呤 $10mg/m^2$ iv.gtt，移植后第 3、6、11 天。患者移植后 7 天开始出现胸前皮肤充血伴瘙痒，给予倍他米松乳膏局部涂抹后好转；移植后 29 天时出现腹泻伴腹痛，腹泻量约为 2 200ml/d，同时伴有胆红素升高，最高时达 95μmol/L，考虑该患者出现 aGVHD，遂给予甲泼尼龙 2mg/（kg·d），应用 72 小时后患者的腹泻量开始减少、腹痛缓解，应用 1 周后胆红素明显下降,遂减量并继续对症治疗。

　　分析:本例患者为急性髓细胞性白血病(高危组),具备造血干细胞移植的指征,拟行单倍型亲缘供体造血干细胞移植。在移植过程中给予患者经典的预防 GVHD 的方案,即甲氨蝶呤联合短程环孢素,回输细胞后患者首先出现轻度皮肤反应,给予局部治疗后好转。后期患者出现 4 度 aGVHD(肠道4 度、肝脏 2 度),立即给予患者一线应用甲泼尼龙,治疗 3 天后患者的症状明显改善,7 天后肝脏指标下降,提示治疗有效,减量后继续维持治疗。该患者移植期间预防 GVHD 的方案及出现 GVHD 后的治疗方案均是合理的。

(夏　凡)

参 考 文 献

[1] 中华医学会血液学分会红细胞疾病(贫血)学组,天津医科大学总医院,兰州大学第二医院. 自身免疫性溶血性贫血诊断与治疗中国专家共识(2017 年版). 中华血液学杂志, 2017, 38(4): 265-267.

[2] 缪丽燕,马满玲,吴德沛,等. 临床药物治疗学:血液系统疾病. 北京:人民卫生出版社, 2017.

[3] 张之南,郝玉书,赵永强,等. 血液病学. 2 版. 北京:人民卫生出版社, 2011.

[4] 中华医学会血液学分会止血与血栓组,山东大学齐鲁医院肿瘤中心血液科. 成人原发免疫性血小板减少症诊断与治疗中国专家共识(2016 年版). 中华血液学杂志, 2016, 37(2): 89-93.

[5] 中华人民共和国国家卫生健康委员会. 关于印发儿童急性淋巴细胞白血病、儿童急性早幼粒细胞白血病诊疗规范(2018 年版)的通知. [2021-8-16]. http://www.nhc.gov.cn/cms-search/xxgk/getManuscriptXxgk.htm? id=aef82930c1af4fc5bf325938e2fcb075.

[6] 中华人民共和国国家卫生健康委员会. 关于印发原发性肺癌等 18 个肿瘤诊疗规范(2018 年版)的通知. [2021-08-16]. http://www.nhc.gov.cn/yzygj/s7659/201812/b21802b199814ab7b1219b87de0cae51.shtml.

[7] 石远凯,孙燕,刘彤华. 中国恶性淋巴瘤诊疗规范(2015 年版). 中华肿瘤杂志, 2015, 37(2): 148-158.

[8] 中国医师协会血液学医师分会,中华医学会血液学分会,中国多发性骨髓瘤工作组. 中国多发性骨髓瘤诊治指南(2013 年修订). 中华内科杂志, 2013, 52(9): 791-795.

[9] 黄晓军. 实用造血干细胞移植. 北京:人民卫生出版社, 2014.

第七章 糖皮质激素在肾脏疾病治疗中的药学监护

第一节 肾病综合征

一、疾病简介

肾病综合征(nephrotic syndrome, NS)是肾小球疾病的常见表现,由多种病因引起,其对治疗的反应和预后差异甚大。临床上不能仅满足肾病综合征的诊断,必须对其作出病因、病理、并发症乃至完整诊断,以提高肾病综合征治疗的缓解率,改善患者预后。

(一)流行病学

本病在儿童中较为常见,中国调查统计显示原发性肾病综合征患者约占儿科泌尿系统住院患者的 21%~31%,其中病程 1 年内的初发者占 58.9%,原发性肾病综合征是儿科最常见的肾脏疾病之一。国外报道肾病综合征占原发性肾小球疾病的 34%~49.5%,国内报道占 40% 左右。

(二)病因及发病机制

根据病因分为原发性和继发性,排除继发性因素后即为原发性。原发性肾病综合征的发病机制尚未完全明了,一般认为机体通过免疫机制或非免疫机制破坏肾小球基底膜、肾小球毛细血管壁的电荷屏障及分子屏障。继发性肾病综合征的病因常见于糖尿病肾病、狼疮性肾炎、肾淀粉样变性、药物、肿瘤等。

(三)临床表现

NS 的最基本的特征是大量蛋白尿、低蛋白血症、(高度)水肿和高脂血症,即所谓的"三高一低",以及其他以代谢紊乱为特征的一组临床症候群。①大量蛋白尿:是指成人的尿蛋白排出量 > 3.5g/d,是 NS 患者的最主要的临床表现,也是肾病综合征的最基本的病理生理机制;②低蛋白血症:血浆白蛋白降至 < 30g/L;③水肿:NS 时低蛋白血症、血浆胶体渗透压下降,使水分从血管腔内进入组织间隙,是造成 NS 水肿的基本原因;④高脂血症:包括高胆固醇和 / 或高甘油三酯血症,常与低蛋白血症并存。

（四）实验室检查

24 小时尿蛋白定量 ≥ 3.5g/d，血浆白蛋白 ≤ 30g/L。血浆脂质异常包括胆固醇、甘油三酯水平明显上升，伴 LDL-C、VLDL-C 增加，脂蛋白 Apo-B、Apo-C-2 和 Apo-E 增高，HDL-C 正常或稍下降。

免疫病理分型：引起原发性肾病综合征的病理类型有多种，以微小病变性肾小球病（MCG）、局灶性节段性肾小球硬化症（FSGS）、系膜增生性肾小球肾炎（MSPGN）、膜性肾病（MN）、系膜毛细血管性肾小球肾炎（MPGN）等几种类型最为常见。

（五）诊断

诊断标准：①尿蛋白＞ 3.5g/d；②血浆白蛋白低于 30g/L；③水肿；④高脂血症。其中①、②为诊断所必需，临床上只要满足上述 2 项必要条件，肾病综合征的诊断即成立。对肾病综合征患者应肾活检明确病理类型，以指导临床治疗。

二、治疗原则和药物治疗方案

治疗方案须建立在准确的诊断及病因分类基础上，肾脏病理诊断是判断病情和预后的重要依据，所有患者均应尽可能进行肾活检穿刺检查。

（一）一般治疗

1. 卧床休息　凡有严重水肿、低蛋白血症者需卧床休息。

2. 饮食　给予正常量 [0.8~1.0g/（kg·d）] 的优质蛋白（以富含必需氨基酸的动物蛋白为主）饮食。水肿时应低盐（＜ 3g/d）饮食。应少进富含饱和脂肪酸（动物油脂）的饮食，而多进富含多聚不饱和脂肪酸（如植物油、鱼油）及富含可溶性纤维（如豆类）的饮食。

（二）对症治疗

1. 利尿消肿

（1）适当限水、限钠。

（2）轻度水肿者限水、限钠的效果欠佳时，可口服利尿药治疗。

（3）明显水肿者使用利尿药，常用药物有氢氯噻嗪、呋塞米、托拉塞米、螺内酯等。需要注意电解质及肾功能变化。

（4）血浆白蛋白或血浆：建议用于严重低蛋白血症单用利尿药效果不佳的患者、血容量不足的低血压患者。

2. 减少尿蛋白　持续性大量蛋白尿本身可导致肾小球高滤过、加重肾小管-间质损伤、促进肾小球硬化，是影响肾小球病预后的重要因素。已证实减少尿蛋白可以有效延缓肾功能恶化。ACEI 或 ARB 可降低肾小球内压和直接影响肾小球基底膜对大分子的通透性，有不依赖降低全身血压的减少尿蛋白的作用。

（三）激素和免疫抑制剂应用

1. **糖皮质激素**　对于微小病变性肾小球病及局灶性节段性肾小球硬化症患者，首选糖皮质激素。其应用原则和方案为：

（1）起始足量：常用泼尼松 1mg/（kg·d）（最大剂量不宜超过 80mg/d），早晨顿服。连用 8 周，FSGS 可用至 12~16 周。

（2）缓慢减量：上述治疗后每 2~3 周减少原剂量的 10%，当减至用量为 0.5mg/（kg·d）时可考虑维持 4~8 周，再缓慢减量。

（3）维持治疗：以最小有效剂量［通常为 0.2mg/（kg·d）］作为维持剂量，再服用 6~12 个月。

（4）肝功能损害患者宜用等剂量的泼尼松龙或甲泼尼龙治疗。

2. **免疫抑制剂**　激素无效，或激素依赖，或复发的难治性肾病综合征患者加用细胞毒性药物或免疫抑制剂治疗。常用药物有：

（1）环磷酰胺（CTX）：常用方法为 0.5~0.75g/m^2 静脉滴注，每月 1 次；或 0.1g/d 口服，分 1~2 次服。1 年内的总剂量为 6~8g。环磷酰胺的主要不良反应为骨髓抑制、肝损伤、性腺抑制、脱发、出血性膀胱炎、感染加重及消化道反应等。使用环磷酰胺前，需要检查血常规及肝功能。

（2）环孢素（CsA）：3~5mg/（kg·d）口服，2 次/d，服药期间监测血药浓度并维持其血药浓度谷值为 100~200ng/ml。服药 3~6 个月后缓慢减量，可每月减量 25%，至 2mg/（kg·d）维持，疗程为 1~2 年。环孢素治疗肾病综合征通常与激素联用。

（3）吗替麦考酚酯（MMF）：1.5~2.0g/d 口服，分 2 次服用，用 3~6 个月后开始缓慢减量。维持剂量为 0.5~0.75g/d，维持时间为 1~2 年。吗替麦考酚酯治疗肾病综合征通常与激素联用。

（4）他克莫司（FK506）：0.05~0.1mg/（kg·d）口服，分 2 次服用，服药期间监测血药浓度并维持其血药浓度谷值为 5~16ng/ml。用 3~6 个月后开始缓慢减量，停药后复发率高。

根据患者的具体情况制订个体化的免疫抑制治疗方案。对于糖皮质激素敏感的患者，应力争达到完全缓解；对于糖皮质激素减量过程中复发的患者，需排除可能诱因，重新给予一个有效剂量诱导缓解，然后缓慢减量；对于糖皮质激素抵抗、依赖及频繁复发的患者，则应及时联合免疫抑制剂；对于单用糖皮质激素疗效差的病理类型（如 MN 等），应在开始治疗时即联合免疫抑制剂以改善患者的远期预后；对于治疗效果不理想的病理类型（如 MPGN 等）或年老体弱的患者，治疗目标应以延缓肾损害进展为主，不宜盲目追求临床缓解，避免过度的免疫抑制治疗。

三、药 学 监 护

（一）有效性监护

通过监测血清白蛋白、24 小时尿蛋白、Scr、BUN、尿量、血脂改善程度等来评估有效性。对于肾病综合征患者，激素治疗有效的明显标志是出现利尿作用，往往从发病时的少尿状态进入多尿状态，之后尿量逐渐正常。因此，患者进入多尿期后要密切监测电解质，防止出现低钾血症，必要时需每天测定电解质，根据结果进行补钾治疗。

（二）安全性监护

服药疗程长短是导致 HPA 抑制发生的重要因素之一。长期大量服用糖皮质激素在停药时需要注意逐渐减量，防止出现撤药综合征，即肾上腺皮质功能危象。若合并免疫抑制剂治疗，需要严密监测有无感染出现。大剂量使用激素还需要监测有无消化道出血，对于使用糖皮质激素联用非选择性 NSAID 的人群，无论何种剂量，都应予以 PPI 预防胃黏膜损伤；对于给药剂量（以泼尼松为例）＞ 0.5mg/（kg·d）人群，或长期服用维持剂量 2.5~15.0mg/d 的人群，应密切关注其胃肠道出血症状，必要时予以 PPI。中老年患者注意骨质疏松。若有糖尿病则需要监测三餐后血糖，对症处理。糖皮质激素在抑制炎症、减轻症状的同时也降低机体防御功能，故长期应用会诱发或加重感染，使体内的潜在病灶扩散，必要时给予有效、足量、敏感的抗菌药物。皮质类固醇性青光眼也必须引起注意，应对眼压定期进行裂隙灯检查。个别患者有欣快感、激动、食欲增加、失眠，甚至是精神和行为改变，尚能诱发精神疾病和癫痫。

（三）依从性监护

参见第五章第一节。

（四）适宜性监护

参见第五章第一节。

（五）用药教育

建议 7—8 时早餐后顿服糖皮质激素；糖皮质激素依从性对治疗很重要；ADR 可以预防，出现异常情况应及时就医；不可随意调整药物剂量，定期门诊随访评估病情，调整治疗方案。

案例分析

案例：患者，男，58 岁，因"胃部不适、泡沫尿 1 个月余"入院。患者入院查尿蛋白 3+、尿红细胞 2/HP、Scr 86μmol/L，现为进一步诊治入院。既往体健，无高血压、糖尿病等慢性疾病病史。初步诊断为蛋白尿待查。入院后 24 小时尿蛋白 4.5g，血清白蛋白 16g/L，抗磷脂酶 A_2 抗体阳性。肾脏 B 超提示形态基本正常,肾穿刺病理为膜性肾病Ⅰ期。患者后使用泼尼松 50mg p.o. q.d.、环磷酰胺 0.6g iv.gtt 每月 1 次,带药出院,门诊随访。

分析:患者为老年男性,临床表现为蛋白尿、Scr 升高、尿量无明显减少,诊断为膜性肾病Ⅰ期。患者无慢性疾病病史,大量蛋白尿,超过 3.5g/d,临床使用足量激素口服联合每月 1 次 CTX 治疗,门诊随访。

第二节 急进性肾小球肾炎

一、疾病简介

急进性肾小球肾炎(rapidly progressive glomerulonephritis,RPGN)为肾小球肾炎中最严重的类型。临床表现肾功能急剧恶化,多伴肉眼血尿、蛋白尿,早期出现贫血。病理显示有 > 50% 的肾小球存在大型新月体。本病起病急、发展迅速,属于危重症肾病,若不及时治疗,90% 以上会进入透析治疗。

RPGN 包括以下几种类型:①原发性;②继发于全身性疾病(如 SLE、血管炎相关性肾炎、急性感染后肾炎等);③在原有肾小球疾病的基础上形成广泛的新月体疾病,如系膜增生性肾小球肾炎、膜性肾病继发新月体形成等;④药物相关性,如丙硫氧嘧啶。

(一)流行病学

RPGN 的发病率约 7/1 000 000,随着抗体检测的开展,近年来发病率呈上升趋势。

(二)病因及发病机制

病因:①抗肾小球基底膜抗体(抗 GBM 抗体)是 RPGN 的重要致病因素之一。致病因素引起肾小球基底膜的Ⅳ型胶原破坏暴露时,机体产生抗 GBM 抗体,与抗原结合后激活补体,引发免疫反应,导致肾小球破坏。抗 GBM 抗体多数是 IgG,极少数是 IgA 和 IGM。②免疫复合物沉积是另一个致病因素。免疫复合物沉积或形成激活补体从而引发炎症反应,是 IgA 肾病、紫癜性肾炎、狼疮性肾炎等疾病的发病机制。

(三)临床表现

本病大多数急性起病,在发热或上呼吸道感染后出现急性肾炎综合征,表现为血尿、蛋白尿、水肿等,短期内出现少尿甚至无尿,肾功能迅速恶化,数周内达尿毒症水平。发病时患者的全身症状较重,如乏力、萎靡不振、纳差等。另外,可累及肾脏以外的其他脏器,如肺部可出现支气管扩张、弥漫性肺泡出血,表现为咯血、咳嗽、气促、憋气等。Ⅰ、Ⅲ型 RPGN 常累及肺脏。Ⅱ型 RPGN 常有不同病因的肾外表现,如过敏性紫癜、系统性红斑狼疮。

（四）实验室检查

抗 GBM 病患者多数表现为小细胞低色素性贫血，其程度与肾损害不平行，血白细胞可轻度升高，血尿、蛋白尿常见，肾性蛋白尿不常见。尿沉渣镜检可见白细胞尿和管型尿，肾功能受损。Ⅰ型抗 GBM 抗体阳性，部分 ANCA 阳性；Ⅱ型可有抗核抗体和类风湿因子等；Ⅲ型多 ANCA 阳性。

免疫病理分型：根据免疫病理特点，RPGN 可分为以下几类。①Ⅰ型，即抗 GBM 抗体型，表现为 IgG、C3 呈现线条样沿毛细血管袢沉积；②Ⅱ型，即免疫复合物型，表现为以 IgG、C3 沉积为主，呈现颗粒样、团块样于系膜区、内皮细胞下沿毛细血管袢等多部位沉积；③Ⅲ型，即寡免疫复合物型，免疫荧光通常阴性，或仅有少量补体沉积。

（五）诊断

诊断要点：①临床上表现为急性肾炎综合征，短期内肾功能进行性恶化；②肾活检病理有超过 50% 的肾小球有新月体形成，受累的肾小囊病变达 50% 以上；③除外其他原发性肾小球疾病所致的急性肾炎综合征、其他原因引起的急性肾衰竭。

二、治疗原则和药物治疗方案

治疗方案须建立在准确的诊断及病因分类基础上，肾脏病理诊断是判断病情和预后的重要依据，所有患者均应尽可能进行肾活检穿刺检查。当血清学检查如抗 GBM 抗体、ANCA 等能初步判断可能的病因时，也可先行治疗。

1. 糖皮质激素　甲泼尼龙冲击治疗，继以泼尼松（龙）口服。冲击治疗主要用于Ⅱ、Ⅲ型 RPGN。冲击治疗时甲泼尼龙的剂量为 7~15mg/（kg·d）iv.gtt q.d. 或 q.o.d.，3 次为 1 个疗程，根据病情可应用 1~3 个疗程（2 个疗程间间隔 3~7 天）。维持治疗常选择泼尼松（龙）1mg/（kg·d），常用剂量为 50~60mg/d；甲泼尼龙 40~48mg/d。

以细胞性新月体性肾小球肾炎为主者给予足量糖皮质激素的同时合用免疫抑制剂。诱导期给予甲泼尼龙冲击治疗（500~800mg/d，连续应用 3~5 天），继以泼尼松（龙）1mg/（kg·d）口服治疗，联合静脉或口服环磷酰胺，4~8 周后逐渐减量；一般于 6 个月后进入维持期，减量至每日或隔日泼尼松（龙）5~15mg 维持。免疫抑制剂可采用口服硫唑嘌呤或吗替麦考酚酯，疗程根据临床表现和病理轻重决定。重症者可给予甲泼尼龙冲击（500mg/d，连续应用 3~5 天）治疗。

2. 免疫抑制剂　环磷酰胺、CNI、吗替麦考酚酯、利妥昔单抗等。

3. 重症患者给予血浆置换疗法　对伴有肺出血的Ⅰ和Ⅲ型 RPGN 是首选方案。在无肺出血、病情尚无须透析时，或对于存在使用激素的禁忌证者，血浆置换可能对恢复肾功能有帮助。

三、药 学 监 护

（一）有效性监护

通过监测其他脏器情况如肺出血情况，监测 Scr、BUN、尿量等来评估肾功能。对其他病因如 ANCA 血管炎可进行疾病活动评分。

（二）安全性监护

服药疗程长短是导致 HPA 抑制发生的重要因素之一。长期大量服用糖皮质激素在停药时需要注意逐渐减量，防止出现撤药综合征，即肾上腺皮质功能危象。若患者短期（1~2 周）内服用大剂量激素，可直接停药，无须减量。因合并免疫抑制剂治疗，需要严密监测有无感染出现。大剂量使用激素还需要监测有无消化道出血，对于使用糖皮质激素联用非选择性 NSAID 的人群，无论何种剂量，都应予以 PPI 预防胃黏膜损伤；对于给药剂量（以泼尼松为例）$> 0.5mg/(kg \cdot d)$ 人群，或长期服用维持剂量 2.5~15.0mg/d 的人群，应密切关注其胃肠道出血症状，必要时予以 PPI。中老年患者注意骨质疏松。若有糖尿病则需要监测三餐后血糖，对症处理。

（三）依从性监护

参见第五章第一节。

（四）适宜性监护

参见第五章第一节。

（五）用药教育

参见第七章第一节。

案例分析

案例：患者，男，65 岁。主诉乏力、纳差半年余，加重伴头晕、头痛 2 周，肾功能异常 2 周入院。患者既往高血压十余年，血压控制尚可，波动范围为 130~140/60~80mmHg。患者 2 周前外院就诊，查尿蛋白 3+、尿隐血 3+、红细胞 30/HP、Scr 293.2μmol/L、尿素氮 13.01mmol/L，双肾 B 超示右肾小囊肿、前列腺增生伴钙化，现为进一步诊治入院。查 P-ANCA 阳性，MPO > 84.237IU/ml，PR3 阴性；查 Scr 407.5μmol/L；查 24 小时尿量 200ml。初步诊断为 ANCA 相关性血管炎、急性肾损伤。患者的肺部无累及，使用甲泼尼龙 240mg iv.gtt q.d.×3 天，后使用甲泼尼龙 80mg iv.gtt q.d. 继续治疗，排除相关禁忌证后使用 CTX 1.0g iv.gtt 免疫抑制治疗，患者的 Scr 降至 323.3μmol/L，带药出院继续使用甲泼尼龙 56mg p.o. q.d.，门诊随访。

分析：患者为老年男性，临床表现为血尿、蛋白尿、进行性 Scr 升高、尿量明显减少、肾功能呈急剧进行性恶化，诊断为 RPGN，P-ANCA 阳性诊断为

ANCA 相关性血管炎。患者无肺部受累的表现，临床使用半量激素冲击及环磷酰胺免疫抑制治疗，效果佳后激素改为口服，门诊随访 Scr，逐渐减量激素。

第三节　狼疮性肾炎

一、疾病简介

系统性红斑狼疮（systemic lupus erythematosus, SLE）是一种多种因素（遗传、性激素、环境、感染、药物、食物等）参与的系统性自身免疫病，也是弥漫性结缔组织病。狼疮性肾炎（lupus nephritis, LN）是 SLE 累及肾脏，临床表现为肾炎或肾病样表现，如蛋白尿、血尿、水肿、高血压等。LN 是 SLE 的常见表现，约 70% 的 SLE 累及肾脏，LN 是 SLE 预后不良的重要危险因素。

（一）流行病学

中国的 SLE 发病率约 1/1 000 人，初诊时约 25% 的 SLE 患者有 LN 表现，发病 1 年后约 50%、2 年后约 75%，几乎 100% 的 SLE 患者的肾脏病理均有 LN 表现。

（二）病因及发病机制

通常认为 SLE 的病因与遗传、环境等因素有关。具有遗传易感性的个体在感染、紫外线、药物等因素的影响下自身免疫耐受丧失，引起细胞凋亡增加、自身抗体增多等一系列反应，从而引起以血管炎为基础的病理病变。免疫复合物在肾脏沉积、原位免疫复合物的形成、局部补体激活、自身抗体的作用、T 细胞介导的免疫反应等机制可能参与 SLE 的发生。

（三）临床表现

SLE 的临床表现复杂多样。LN 的临床表现分为肾外表现和肾脏表现。SLE 的常见表现如鼻梁和双颧颊部呈蝶形分布的红斑，皮肤有光过敏、无瘢痕的脱发、手足掌面和甲周红斑、盘状红斑、结节性红斑、网状青斑、雷诺现象等；口 / 鼻黏膜溃疡，对称性的多关节疼痛、肿胀；发热、疲乏是常见的全身症状。其他还可累及神经系统出现精神症状，血液系统可见贫血及白细胞、血小板减少等，心脏可出现心包积液，肺部可出现胸腔积液等。肾脏表现因不同分型而表现不一。

（四）实验室检查

尿液分析是发现 SLE 肾脏受累的简单方法，除 Ⅰ 型 LN 外，其他病理类型均可有蛋白尿。大量蛋白尿常见于重度增生型和 / 或膜性 LN。镜下血尿、红细胞管型常见于严重的增生型 LN。血清学监测指标包括抗 dsDNA 抗体和补体水平。75% 的增生型 LN 患者的血中可检测到抗 dsDNA 抗体。

病理分型：LN 是典型的免疫复合物病，免疫复合物在系膜部位沉积是系膜增生性 LN 的特征，在毛细血管袢内皮细胞下沉积导致增生型 LN；沿着毛细血管袢上皮下沉积呈弥漫增厚且缺乏炎症细胞浸润是 MN 的特征。严重损伤和慢性炎症最后导致萎缩和瘢痕。

根据国际肾病学会 / 肾脏病理学会（ISN/RPS）对 LN 的病理分型，LN 分为 6 型。Ⅰ型为轻度系膜病变，Ⅱ型为系膜增生性病变，Ⅲ型为局灶性增生性病变，Ⅳ型为弥漫增生性病变，Ⅴ型为膜性病变，Ⅵ型为晚期硬化性病变。

（五）诊断

符合美国风湿病学会（ACR）制定的临床和实验室标准；肾活检病理证实的 LN。

二、治疗原则和药物治疗方案

LN 的治疗主要分为诱导缓解和维持缓解 2 个阶段。常用药物包括糖皮质激素、羟氯喹、环磷酰胺、吗替麦考酚酯、硫唑嘌呤、CNI 等。

（一）糖皮质激素

1. Ⅰ和Ⅱ型　尿液检查正常或改变极轻微者不需针对狼疮性肾炎给予特殊治疗。明显蛋白尿者可考虑中等剂量的糖皮质激素治疗；若有肾外症状可据其严重程度决定糖皮质激素的应用剂量及是否需联合应用其他免疫抑制剂。

2. Ⅲ和Ⅳ型　根据病情，应用糖皮质激素联合免疫抑制剂，分为诱导治疗和维持治疗。前者主要处理狼疮活动引起的严重情况，应用较大剂量的糖皮质激素和免疫抑制剂；后者为一种长期治疗，主要是维持缓解、预防复发、保护肾功能。

Ⅲ型可给予泼尼松（龙）1mg/（kg·d）口服，共 4~8 周。如反应良好，可于 6 个月内缓慢减量至每日或隔日泼尼松（龙）5~10mg 维持。如对糖皮质激素抵抗，可加用免疫抑制剂。重度Ⅲ型的治疗同Ⅳ型。

Ⅳ型可给予泼尼松（龙）1mg/（kg·d），需联合使用免疫抑制剂。有以下情况者适合甲泼尼龙静脉冲击治疗：①临床表现为快速进展性肾炎综合征；②肾活检示肾小球有大量细胞浸润及免疫复合物沉积、伴细胞性新月体、袢坏死。具体用法为甲泼尼龙 0.5~1.0g/d 静脉滴注，连续 3 天为 1 个疗程，必要时重复。冲击治疗后给予泼尼松（龙）0.5~1.0mg/（kg·d），4~8 周后逐渐减量至每日或隔日泼尼松（龙）5~10mg 维持。

3. Ⅴ型　单纯Ⅴ型给予泼尼松（龙）1mg/（kg·d），缓慢减量至每日或隔日泼尼松（龙）5~10mg。疗效不佳时应加用免疫抑制剂。此型一般不主张大剂量甲泼尼龙冲击治疗。Ⅲ＋Ⅴ型和Ⅳ＋Ⅴ型按照Ⅲ和Ⅳ型治疗。

4. Ⅵ型即肾小球硬化型　一般不使用糖皮质激素治疗。如有狼疮性肾炎以外的系统性红斑狼疮活动,可用小剂量糖皮质激素维持或联用免疫抑制剂。

(二)免疫抑制剂

羟氯喹、环磷酰胺、环孢素、吗替麦考酚酯、硫唑嘌呤、他克莫司、来氟米特、利妥昔单抗等。

三、药 学 监 护

(一)有效性监护

通过监测血压、尿常规、尿蛋白/肌酐比值、血肌酐、补体 C3/C4 和抗 dsDNA 抗体水平评价疗效。

(二)安全性监护

糖皮质激素是治疗狼疮性肾炎的基本药物,由于糖皮质激素的治疗剂量超过生理剂量,在疾病获得缓解的同时也会带来很多不良反应。因此,在治疗过程中加强不良反应的监测尤为重要,如感染、代谢紊乱(水、电解质、血糖、血脂)、体重增加、出血倾向、血压异常、骨质疏松、股骨头坏死等,小儿应监测生长和发育情况。激素的减量与停药是维持巩固疗效的关键。停药前应逐渐减量,不宜骤停,以免引起停药反应和反跳现象。激素减量一般应遵循"先快后慢"的原则。

(三)依从性监护

儿童狼疮性肾炎要注意糖皮质激素对身高增长的影响,治疗带来的体型变化可能产生心理负担,可能影响治疗依从性。若忘记服用激素,12 小时以内可补服 1 次,超过 12 小时则不用补服,继续按照后面的服药时间服药。

(四)适宜性监护

肝功能异常时将无活性的泼尼松转化为有活性的泼尼松龙的能力下降,因此应注意选择泼尼松龙和甲泼尼龙才能获得适当的疗效;慢性肝病时泼尼松龙的清除缓慢,可适当减少剂量。肾衰竭时泼尼松龙的清除减慢,甲泼尼龙不变。有以下情况一般不使用糖皮质激素,包括活动性消化性溃疡、肝硬化和门静脉高压引起的消化道出血、新近接受胃肠吻合术。对严重感染、严重骨质疏松、严重糖尿病、严重高血压、精神疾病、青光眼和病毒性肝炎应严格掌握指征,用药过程中密切随访。

(五)用药教育

糖皮质激素类药物推荐一日 1 次早晨顿服。服用大剂量激素时饮食应清淡,控制油腻食物和糖分的摄入,避免体重过快增加,减少高脂血症和糖尿病的发生。注意个人卫生,勤洗澡、勤换内衣,避免到人多的公共场合,避免接触发生感染的人群。加强严重不良反应的防治教育,强调糖皮质激素依从性和复诊的重要性。

案例分析

案例:患者,女,18 岁,因"双下肢水肿 1 周"入院。患者 2 天前于外院就诊,无面部蝶形红斑,查尿蛋白 3+、尿隐血 2+、Scr 84.2μmol/L、白蛋白 24.3g/L、尿素氮 8.51mmol/L,现为进一步诊治入院。查 24 小时尿蛋白 8.75g,尿量 800ml/24h。抗核抗体示 ANA 抗体阳性混合型、抗 dsDNA 抗体阳性、抗 U1-snRNP 阳性、抗 Histones 阳性、抗 Sm 阳性、ENA 抗体阳性、RNP 抗体阳性。体液免疫示 C3、C4 降低。入院后病理显示狼疮性肾炎,初步诊断为系统性红斑狼疮、狼疮性肾炎。给予甲泼尼龙 500mg iv.gtt. q.d.×3 天冲击治疗,后改为甲泼尼龙 40mg iv.gtt. q.d. 和吗替麦考酚酯 1.5g p.o. b.i.d.,治疗后水肿较前明显好转,改为甲泼尼龙 32mg p.o. q.d.,规律服药,门诊随访。

分析:患者为年轻女性,临床表现为血尿、蛋白尿、尿量减少,病理类型为狼疮性肾炎Ⅳ型。激素和免疫抑制剂联合治疗是Ⅳ型狼疮性肾炎的标准治疗方案,联合治疗已被证明能够保护肾功能、延缓肾纤维化和硬化、减少进入终末期肾病的机会。临床使用大剂量激素冲击及吗替麦考酚酯免疫抑制治疗,症状明显好转,后激素改为口服,规律服药,门诊随访逐渐减量激素,经治疗后达到完全缓解。

第四节　间质性肾炎

一、疾 病 简 介

间质性肾炎(interstitial nephritis)是由各种原因引起的一组原发于肾间质和肾小管的临床病理综合征。临床常分为急性间质性肾炎、慢性间质性肾炎。

（一）流行病学

慢性间质性肾炎以男性为多,可以发生在任何年龄,以中老年人多见,儿童少见。

（二）病因及发病机制

药物、感染、自身免疫病如系统性红斑狼疮、干燥综合征及移植排斥、恶性肿瘤、代谢性疾病、特发性急性间质性肾炎等均可导致间质性肾炎,其中以药物所致最常见。

（三）临床表现

1. 急性间质性肾炎（AIN）　急性间质性肾炎因其病因不同,临床表现各异，无特异性。主要表现为突然出现的少尿性或非少尿性急性肾功能不全，可伴有疲乏无力、发热及关节疼痛等非特异性表现。肾小管功能损伤可出现低比重及低渗透压尿、肾小管性蛋白尿及水、电解质和酸碱平衡紊乱；部分患者表现为范科尼综合征，出现糖尿、氨基酸尿、磷酸盐尿及近端肾小管性酸中毒。

2. 慢性间质性肾炎　本病多缓慢、隐袭进展，早期以肾小管功能障碍为主，表现为尿浓缩功能障碍、肾小管酸中毒、电解质紊乱等，可无肾小球及血管受累；随着病程进展，晚期表现为慢性肾功能不全。

（四）实验室检查

1. 肾功能损伤　AIN 近端和 / 或远端肾小管功能受损可有肾性糖尿、肾小管酸中毒、尿低分子蛋白增多、低比重尿 / 低渗尿，容易出现贫血、低血钾等。可有嗜酸性粒细胞增高、血清 IgE 水平增高。尿常规检查可见无菌性白细胞尿（包括嗜酸性粒细胞尿）、镜下血尿或肉眼血尿、轻至重度蛋白尿（常为轻度蛋白尿，但 NSAID 引起者蛋白尿可达重度）。

2. 病理　①急性间质性肾炎：主要表现为肾间质水肿、局灶性或弥漫性炎症细胞浸润。药物引起的及全身性感染相关性急性间质性肾炎以淋巴细胞和浆细胞为主，还可见较多的嗜酸性粒细胞；特发性间质性肾炎主要是单核细胞、淋巴细胞，偶见嗜酸性粒细胞等浸润；细菌直接感染时以中性粒细胞浸润为主，病毒感染时则以单核细胞浸润为主。肾小管可有上皮细胞变性、局灶性坏死及再生，肾小球及肾血管正常或病变较轻。电镜下小管基底膜不连续、部分增厚，基底膜分层。免疫荧光检查多呈阴性，有时可见 IgG、C3 沿肾小管基底膜呈线样或颗粒状沉积。如为非甾体抗炎药引起的，电镜下可出现脏层上皮细胞足突广泛融合，类似于微小病变的病理改变。②慢性间质性肾炎：肾脏外观缩小，表面呈瘢痕状，电镜下肾间质呈纤维化，可伴淋巴细胞及单核细胞浸润，肾小管萎缩、变性、管腔扩大，肾小管基底膜肥厚，肾小球出现缺血性皱缩或硬化。免疫荧光检查阴性。

（五）诊断

1. 急性间质性肾炎　出现原因不明的急性肾功能不全时要考虑急性间质性肾炎的可能性，感染或药物应用史、临床表现、一些实验室及影像学检查有助于诊断，但肾脏病理仍然是急性间质性肾炎的金标准。

2. 慢性间质性肾炎　根据病史、尿液检查、肾小管功能检查及肾活检病理确诊。

二、治疗原则和药物治疗方案

根据不同的病因和病情严重程度给予相应的治疗。一般建议在肾活检明确病理诊断的基础上结合病因和临床特点决定是否应用糖皮质激素,选择合适的种类、剂量、使用方法和时间。在使用过程中应定期评估疗效、密切监测不良反应,并根据病情及时调整治疗方案。

1. 特发性急性间质性肾炎　可给予泼尼松(龙)1mg/(kg·d),2~4周病情好转后逐渐减量和维持治疗,根据病情决定维持治疗时间。如单纯糖皮质激素治疗反应不佳,可考虑联合免疫抑制剂治疗。

2. 药物所致的急性间质性肾炎　首先应停用可疑药物,对于出现明显肾功能损伤者,伴明显的肾间质炎症细胞浸润时可用泼尼松(龙)0.5~1.0mg/(kg·d)治疗,2~4周病情好转后逐渐减量,一般总疗程为1~2个月。明显肾衰竭时可考虑糖皮质激素冲击治疗。如单纯糖皮质激素治疗反应不佳,可考虑联合免疫抑制剂治疗。

3. 慢性间质性肾炎　根据不同的病因、病情给予相应的治疗,少数情况如干燥综合征、结节病、药物所致者可考虑糖皮质激素治疗。

三、药 学 监 护

(一)有效性监护

通过监测 Scr、BUN、尿量等来评估肾功能。

(二)安全性监护

服药疗程长短是导致 HPA 抑制发生的重要因素之一。长期大量服用糖皮质激素在停药时需要注意逐渐减量,防止出现撤药综合征,即肾上腺皮质功能危象。若患者短期(1~2周)内服用大剂量激素,可直接停药,无须减量。因合并免疫抑制剂治疗,需要严密监测有无感染出现。大剂量使用激素还需要监测有无消化道出血,对于使用糖皮质激素联用非选择性 NSAID 的人群,无论何种剂量,都应予以 PPI 预防胃黏膜损伤。中老年患者注意骨质疏松。若有糖尿病则需要监测三餐后血糖,对症处理。

(三)依从性监护

参见第五章第一节。

(四)适宜性监护

参见第五章第一节。

(五)用药教育

参见第七章第一节。

案例分析

案例:患者,男,65岁,因"发热、寒战、少尿"入院。1个月前患者进行了单侧肺切除术,术后服用莫西沙星400mg p.o. q.d.,服用2周后患者出现发热（40℃）、寒战感、水样泻及少尿加重。入院时患者的体温为 38℃，血压为 120/60mmHg，脉搏为 80 次/min，呼吸为 25 次/min，静息呼吸血氧饱和度为 98%。实验室检查发现白细胞增多，无核左移，嗜酸性粒细胞增多，轻度贫血，血小板计数正常（白细胞计数为 $14×10^9$/L，嗜酸性粒细胞比例为 51%，血细胞比容为 32.6%，血红蛋白为 11.8g/dl，PLT 为 304.000/μl）。血清肌酐浓度从 1 个月前的 95μmol/L 升高至 1 204μmol/L。尿液试纸分析显示蛋白 2+，血红蛋白 2+。尿沉渣含 1~4 个红细胞、5~10 个白细胞，无管型或晶体。肾活检显示肾小球外观无异常，但是可见重度间质炎症，伴水肿。炎症浸润细胞几乎全是嗜酸性粒细胞；肾小管基底膜下的小管和小管腔内也可见嗜酸性粒细胞浸润。间质轻微纤维化，伴有轻度肾小管萎缩。活检标本中的小动脉有轻度的透明变性。免疫组织化学检测 IgA、IgM、IgG、C3、C4 均为阴性。由此诊断为急性间质性肾炎，给予患者口服泼尼松龙 1mg/（kg·d），在 3 周内逐渐减量。患者的肾功能逐步改善，出院时的肌酐浓度为 107μmol/L。

分析：患者为男性，临床表现为发热、寒战、少尿，血清肌酐 1 204μmol/L。尿液试纸分析显示蛋白 2+，血红蛋白 2+。尿沉渣含 1~4 个红细胞、5~10 个白细胞，无管型或晶体。肾活检病理诊断为急性间质性肾炎。临床上给予以口服泼尼松龙 1mg/（kg·d），好转后逐渐减量，患者好转后出院。

（杭永付 杨 萍 蔡鸿福 张 凤）

参 考 文 献

[1] 卫生部. 卫生部办公厅关于印发《糖皮质激素类药物临床应用指导原则》的通知. [2021-6-1]. http://www.nhc.gov.cn/wjw/gfxwj/201304/81a2b9f230a94f10bb25c292abe0f8d8.shtml.

[2] 史伟，杨敏. 临床药物治疗学：肾脏疾病. 北京：人民卫生出版社，2017.

[3] 王海燕. 肾脏病临床概览. 北京：北京大学医学出版社，2010.

[4] 中国成人肾病综合征免疫抑制治疗专家组. 中国成人肾病综合征免疫抑制治疗专家共识. 中华肾脏病杂志，2014，30（6）：467-474.

第八章 糖皮质激素在感染性疾病治疗中的药学监护

第一节 肺 结 核

一、疾 病 简 介

肺结核是由结核分枝杆菌感染肺部引起的慢性传染病,指发生在肺组织、气管、支气管和胸膜的结核,包含肺实质的结核、气管支气管结核和结核性胸膜炎,占各器官结核病总数的 80%~90%。一般是由于吸入传染源,如咳嗽、喷嚏、大声说话时喷出的含结核菌的飞沫而感染。感染后不一定发病,少数于抵抗力降低时发病。病理特点是有结核结节、干酪样坏死,易形成空洞。发病多为慢性经过,但也有急性发病者。常有咳嗽、咳痰、咳血或咯血等呼吸道症状,以及低热、盗汗、纳差、乏力等全身症状。

(一)流行病学

肺结核是一种慢性传染病,其发病规律和流行病学特点决定了在今后相当长的时期内其危害将持续存在。根据世界卫生组织的统计,2010 年全世界新发肺结核 880 万;2010 年我国的结核病年发病人数约为 130 万,占全球发病的 14.3%,位居全球第 2 位。尽管我国的肺结核有了显著改善,但我国仍是全球结核病流行严重的国家之一,同时也是全球耐多药结核病流行严重的国家之一。因此,我国将肺结核列为乙类传染病管理,并列入"九五"规划国家重大疾病控制之列。

(二)病因及发病机制

1. 诱因或危险因素

(1)传染源:肺结核的传染源主要是肺结核痰菌阳性的患者。传染性的大小取决于痰内结核菌数量的多少。

(2)传播途径:结核菌主要通过咳嗽、喷嚏、大笑、大声谈话等方式将含有结核菌的微粒排到空气中而传播。飞沫传播是肺结核的最重要的传播途径,经消化道和皮肤等其他传播途径现已罕见。

（3）易感人群：影响机体对结核菌的自然抵抗力的因素除遗传因素外，还包括生活贫困、居住拥挤、营养不良等社会因素。婴幼儿的细胞免疫系统不完善，老年人、HIV 感染者、糖皮质激素和免疫抑制剂使用者、糖尿病和肺尘埃沉着病等慢性疾病患者都是结核病的易感人群。

2. 病理生理　肺结核的基本病理变化是炎性渗出、增生和干酪样坏死。肺结核的病理过程特点是破坏与修复常同时进行，故上述 3 种病理变化多同时存在，可相互转化，也可以某一种变化为主，这主要取决于结核菌的感染菌量、毒力大小及机体抵抗力和变态反应状态。

结核菌感染可以引起原发感染，原发病灶可直接或经血流播散到邻近组织器官，发生结核病。肺结核还可以激发保护性免疫和迟发型变态反应，结核病的主要免疫保护机制是细胞免疫，体液免疫处于次要的地位。结核菌感染者还可能引起继发性结核感染。

（三）临床表现

呼吸道症状有咳嗽、咳痰、咳血或咯血，可有胸痛、胸闷或呼吸困难。咳痰量不多，有空洞时可较多，有时痰中有干酪样物，1/3~1/2 的肺结核患者有咳血或咯血，多少不一，已稳定、痊愈者可因继发性支气管扩张或钙化等导致咳血。咳嗽、咳痰、咳血或咯血 2 周以上是筛选 80% 的结核传染源的重要线索指征。

（四）实验室检查

1. 痰结核分枝杆菌检查　是确诊肺结核的主要方法，也是制订化疗方案和考核治疗效果的主要依据。每个有肺结核可疑症状或肺部有异常阴影的患者都必须检查痰液。

2. 纤维支气管镜检查　支气管镜可直接观察气管和支气管病变，也可以抽吸分泌物、刷检及活检。

3. 结核菌素皮肤试验　对儿童、少年、青年的结核病诊断有参考意义。

4. 影像学检查　活动性病变在胸片上通常表现为边缘模糊不清的斑片状阴影，可有中心溶解和空洞，或出现播散病灶。胸片表现为钙化硬结或纤维化，痰检查不排菌，无任何症状，为无活动性肺结核。

（五）诊断

肺结核的诊断是以病原学（包括细菌学、分子生物学）检查为主，结合流行病史、临床表现、胸部影像学、相关辅助检查及鉴别诊断等进行综合分析后作出诊断。以病原学、病理学结果作为确诊依据。

儿童肺结核的诊断除痰液的病原学检查外，还要重视胃液的病原学检查。

二、治疗原则和药物治疗方案

(一)治疗原则

肺结核的治疗包括化学治疗、对症治疗及手术治疗等,其中化学治疗是核心。结核病是慢性全身性疾病,合理的营养、适当的休息仍然是治疗的基础。

(二)化学治疗

化学治疗的主要作用为杀菌和灭菌、防止耐药菌产生、减少结核菌传播。整个治疗方案分强化期和巩固期2个阶段,遵循早期、规律、全程、适量、联合5项原则。

初治活动性病例其方案分2个阶段,即2个月的强化(初始)期和4~6个月的巩固期。初治6个月的标准化疗方案通常选用2HRZE/4HR方案,即强化期使用异烟肼、利福平、吡嗪酰胺、乙胺丁醇,1次/d,共2个月;巩固期使用异烟肼、利福平1次/d,共4个月。若强化期第2个月末痰涂片仍阳性,强化方案可延长1个月,总疗程6个月不变。对粟粒型肺结核或结核性胸膜炎,上述疗程可适当延长,强化期为3个月,巩固期为6~9个月,总疗程为9~12个月。

(三)对症治疗

1. 治疗发热　有效抗结核治疗后肺结核所致的发热大多在1周内消退,少数发热不退者可应用小剂量非甾体抗炎药如布洛芬。急性血行播散性肺结核或伴有高热等严重毒性症状或高热持续不退者,可在抗结核药物治疗的基础上使用糖皮质激素,一般用20~30mg/d泼尼松。糖皮质激素可能有助于改善症状,但必须在充分有效的抗结核药物应用的前提下使用。

2. 治疗咯血　少量咯血时多以安慰和消除紧张情绪、卧床休息为主,可用氨基己酸、凝血酶、卡洛磺钠等药物止血。大咯血可危及生命,应采取综合抢救措施。大咯血用药可以选择垂体后叶素8~10U缓慢静脉注射,血压正常者可使用酚妥拉明10~20mg加入生理盐水250ml中缓慢静脉滴注。

3. 治疗气管支气管结核所致的气道狭窄　气管支气管结核导致的叶及叶以上支气管明显狭窄时常影响患者的呼吸功能,严重者有呼吸衰竭,需在全身抗结核化学治疗的基础上,同时给予冷冻、球囊扩张等气道介入治疗。

(四)手术治疗

对耐药或耐多药结核病或疾病危及生命(如危及生命的咯血等)的单侧特别是局灶性病变,在心肺功能能耐受手术的情况下,手术治疗仍是可选择的重要治疗方法之一。

(五)激素应用

一般经规范的抗结核治疗,绝大部分结核病可治愈,很少涉及激素使用。由于激素易导致结核病复发、播散和恶化,故在结核病未排除或未充分抗结核治疗的情况下禁止使用激素。但部分结核病患者需使用激素来控制病情或合并症。

三、药 学 监 护

（一）有效性监护

1. 适应证　适合选用激素的肺结核及其相关适应证主要包括：

（1）粟粒型结核、干酪性肺炎、重症肺结核：能较迅速、较明显地改善粟粒型结核和干酪性肺炎的全身中毒症状，肺部病灶吸收或消失快，可以明显提高疗效和缩短疗程。

（2）结核性浆膜炎：激素不应作为常规治疗，只有在结核性心包炎（重症结核）、胸膜炎、腹膜炎或多发性浆膜炎患者伴有高热等中毒症状严重、大量浆膜腔积液时，主张在浆膜炎早期，仅有积液而未发生粘连肥厚之前，在化疗、抽液的同时配合口服全身用激素，可使中毒症状缓解、积液吸收、减少或防止浆膜粘连肥厚；对中毒症状轻、积液量中等或少量的单发性浆膜炎患者，不必伍用激素治疗。

（3）肺结核合并肺心病、呼吸衰竭、肺性脑病：激素可稳定溶酶体膜，提高细胞对缺氧和毒素的耐受性，可缓解支气管痉挛，促进炎症吸收，改善通气功能，改善机体内环境，保护毛细血管，降低通透性，减少渗出，均有利于减轻脑水肿。急性肺心病、急性呼吸衰竭、慢性呼吸衰竭、肺心脑病均可应用糖皮质激素治疗。

（4）肺结核顽固性咯血：经一般止血治疗无效的顽固性咯血可用激素治疗。

（5）抗结核药物引起严重过敏反应时：抗结核药物如 RFP、SM、PAS、INH等均可引起过敏性皮疹、剥脱性皮炎、过敏性休克等，由于激素具有强有力的抗过敏作用，故常可及时有效地解决严重过敏反应。

（6）肺结核变态反应表现（综合征）及其他用激素治疗的疾病与肺结核并存时。

2. 用法用量

（1）根据病情可采用口服、肌内注射、静脉滴注或局部给药。一般以口服为主，但在粟粒型结核、结核性脑膜炎急性期可静脉滴注或肌内注射。脑膜炎或胸膜炎可局部给药。

（2）给药方法：每日给药顿服或分次服用。多主张顿服。以将一日量于早晨 7—8 时顿服为佳。在疗程内用量递减，即在第 1~2 周用足量，第 3 周起逐渐减量至疗程结束。如分次服用，则将一日量分为早、中、晚 3 次服用。

1）结核性胸膜炎、粟粒型结核、干酪性肺炎：口服给药，一般用泼尼松30~40mg 顿服 1~2 周，继之每周递减 2.5~5mg，至 5mg/d 时维持 5~7 天停药。

结核性胸膜炎也可局部给药,抽取胸腔积液后以地塞米松 5~10mg 腔内注入,有利于减少胸膜粘连、肥厚。

2)浸润型肺结核:病灶广泛、结核中毒症状较重时可按结核性胸膜炎口服激素治疗,只是用药期限可酌减,症状缓解后即可停药(用药超过 5 天,注意递减)。

3)肺结核伴肺心病、呼吸衰竭:一般口服泼尼松,用法用量同结核性胸膜炎。

4)结核药物出现严重过敏反应:可选用氢化可的松 200mg 静脉滴注或地塞米松 5mg 静脉注射或泼尼松 10mg/ 次,3 次 /d 口服,给药品种、剂量与疗程视患者的具体情况而酌情使用,一般为短疗程,直至过敏反应消失。

5)肺结核顽固性咯血:地塞米松 5mg 加入葡萄糖溶液 20ml 中静脉注射,每 6 小时 1 次;咯血好转后改为 2~3 次 /d,维持 3~5 天;若痰仍带血,改为 0.75mg 口服,4 次 /d,维持 3~5 天。

(二)安全性监护

1. 糖皮质激素应用于结核病的药理学基础　肾上腺糖皮质激素(以下简称激素)在结核病的治疗中较为常见。激素在治疗中发挥重要作用,主要在于它能减轻肺结核的炎症和变态反应,促使症状改善。

GC 用于治疗结核病的有利因素包括非特异性抗炎和抗毒作用,抑制病变区的毛细血管扩张,降低其血管壁与细胞膜通透性,减少渗出和炎症细胞浸润。糖皮质激素可以稳定细胞内的溶酶体膜,保护线粒体,减轻充血、渗出和水肿,减轻结核分枝杆菌的变态反应所致的机体免疫损伤;同时能缓解支气管痉挛,改善肺通气。

2. 肺结核患者使用 GC 的定位与原则　激素治疗结核病仅仅是利用抗炎、抗毒、抗过敏、抗纤维作用,故作为一种辅助治疗。要在强有力的抗结核治疗的前提下使用,否则将使结核灶扩散、蔓延;若长期大量使用激素,突然停药可致肾上腺功能不全,甚至肾上腺皮质危象。

3. 肺结核使用激素的禁忌证

(1)耐多药结核病:凡是已知耐多药肺结核的患者,一般情况下应禁忌用激素治疗,因为对主要杀菌药已耐药,使用激素将抑制免疫功能,导致结核播散,使病情恶化。

(2)肺结核并发消化性溃疡:激素可引起消化道应激性溃疡,能使活动性溃疡加重,出现穿孔和出血;也可诱发陈旧性溃疡转变为活动性溃疡。

(3)肺结核合并糖尿病:当肺结核合并糖尿病时,一般应禁止使用激素。糖尿病得到控制,结核才能治疗好转;反之,激素治疗可使糖代谢紊乱,抑制免疫,加重糖尿病,加重结核病。

（4）肺结核合并严重高血压：激素能使血压升高，当重症高血压患者合并肺结核，用抗高血压药不能使血压下降至正常范围内时如用激素，容易导致脑血管意外。

（5）肺结核合并 AIDS、HIV 感染者：上述患者的免疫功能已严重受损，再用激素治疗，将使患者的免疫功能极度抑制，从而使病情恶化，加速死亡。

（6）妊娠肺结核：早期妊娠和分娩后机体免疫力下降，肺结核容易恶化，如用激素无疑将进一步抑制免疫，并导致孕妇和胎儿的糖代谢紊乱，诱发感染，出现产褥热，影响胎儿发育等。

（7）骨质疏松症、肌萎缩：长期用激素的严重并发症是骨质疏松，长期大剂量使用激素可促进蛋白质分解、抑制蛋白质合成而造成负氮平衡使肌肉萎缩，故有上述疾病的患者禁用激素。其他疾病长期用激素也应注意防止骨质疏松症、肌萎缩。

（8）严重精神疾病：大剂量激素长期使用对中枢神经系统的兴奋作用明显提高，兴奋脑运动区而出现失眠、欣慰、激动、精神错乱、幻觉，甚至诱发精神疾病，故重症精神疾病不宜用激素。

4. 糖皮质激素与抗结核药物的相互作用

（1）泼尼松龙治疗可通过以下两种机制降低异烟肼的浓度：①乙酰化速率提高；②加速肾脏对异烟肼的清除。同时，利福平通过诱导肝药酶增加糖皮质激素的代谢并缩短其半衰期。

（2）泼尼松增加胸膜液中的吡嗪酰胺浓度（在没有利福平的情况下），但不影响血清中的吡嗪酰胺浓度。利福平通过诱导 CYP3A4 酶可使糖皮质激素的浓度显著降低（50%）。

（三）依从性监护

1. 口服给药时多数患者需要提高依从性，主要包括给药时间应尽量固定、规律，给药剂量准确，给药疗程和减量规则要遵从医嘱等。

2. 治疗中应告知患者注意一些激素类药物相关的不良反应表现，特别是在联合应用多种抗结核药物时，有可能不良反应是 2 类药物共同作用的结果，有变化或有疑问时应及时向医药专业人员咨询。

3. 合并有其他疾病联用更多药物时应注意药物相互作用，增加或减少任何其他药物的剂量或品种时应告知医药专业人员，以便评估其对治疗药物的影响。

（四）适宜性监护

肺结核患者临床应用激素时应注意以下事项：①明确用药指征，必须在有效的抗结核药物治疗下配合使用激素；②谨慎确定用量和疗程，儿童结核病按儿童剂量偏小执行；③选用对水、电解质影响小的制剂；④密切观察临床反应，及时监测水、电解质平衡及肾上腺皮质功能，尤其要注意低血钾的发生，必要时补充氯化钾，定期检查血压、体重，如出现水肿或有明显的体态变化应考虑尽早停药；⑤大剂量激素使用超过1周不可骤然停药，严格遵循逐渐停药的原则，否则引起病情或中毒症状反跳。此外，要注意防止细菌感染或真菌感染的发生，对已发生感染的患者，要使用抗菌药物或抗真菌药治疗。

糖皮质激素对治疗结核病的有利一面主要是利用其非特异性抗炎和抗毒作用；然而，皮质激素治疗结核病亦存在不利的一面，如可抑制吞噬细胞的吞噬功能，使结核菌得以活跃繁殖，病变加重。活动性或重症肺结核患者可能存在内源性皮质激素分泌不足的现象。糖皮质激素在结核病中的应用主要是利用其抗炎、抗毒作用，故仅用于结核毒性症状严重者，但必须在有效的抗结核药物治疗的同时使用。使用剂量依病情而定，一般小剂量（20~30mg）、每日疗法、顿服（7—8时）、短疗程（4~8周）、递减法（5mg q.w.）使用泼尼松。

（五）用药教育

1. 对于肺结核患者的用药教育主要针对口服给药，因为常用的激素给药途径为口服给药，但特殊病情阶段为静脉或其他给药途径。口服激素的结核患者，其用药教育应当与患者同服的抗结核药物及其他药物一同进行。

2. 用药教育的重点是提高患者正确的用药依从性及不良反应自我观察和报告主动性。

案例分析

案例：患者，女，18岁，主诉因发热、关节疼痛6个月到乡私人诊所就诊，诊断为风湿性关节炎。即用青霉素、阿司匹林及泼尼松30mg/d等治疗，8天后症状好转不明显，加用地塞米松10mg/d静脉滴注，12天后关节疼痛减轻，但仍有发热，且咳嗽、胸痛。以顽固性风湿性关节炎到县医院就诊。入院查体温38.5℃，咽充血，扁桃体肿大，心肺听诊无异常，双膝关节肿胀、活动受限、右侧为著。血常规示白细胞计数$12×10^9$/L，中性粒细胞百分比0.7%，淋巴细胞比例0.03，血沉64mm/h，抗链球菌溶血素O（ASO）> 1 000U。入院后，胸片结果显示右肺上野大片致密阴影，内有空洞，边缘不清。痰检结核菌（+），诊断为右上肺干酪性肺炎。即给予异烟肼、利福平、链霉素等治疗半个月，体温恢复正常，咳嗽减轻，关节肿痛消失。复查胸片示病灶吸收好转。继续抗结核治疗，1年后治愈出院。

分析：本例患者最终诊断为干酪性肺炎，属于浸润型肺结核的表现之一。其早期临床症状不典型，有发热，但主要以关节疼痛为主，由于未进行胸部影像学检查，误以风湿性关节炎治疗。治疗药物中包括抗菌药物、NSAID和GC，对发热、疼痛具有一定的对症疗效；但对于结核感染患者来说，必须在结核诊断明确、强有力的抗结核治疗的基础上再考虑是否联合激素进行辅助治疗。因此，本患者缺乏明确的诊断和激素使用指征的评估，盲目使用激素且给药剂量较大，不仅不利于原发病的治疗，反而可能掩盖症状，导致误诊和误治，甚至引起结核播散。

此患者的早期表现为以发热和关节疼痛为主的症状，很可能是结核感染造成的（又称蓬塞综合征、结核变态反应性关节炎等），是由结核杆菌毒素引起的细胞介导的过敏性免疫反应，好发于青年而有肺或淋巴结结核病者。急性期关节有轻度红肿热痛，呈游走性，有周期性好转与恶化。主要侵犯指、腕、肩、踝及膝关节，可有结节性红斑，无骨质异常。血清类风湿因子阴性，血沉加快，结核菌素试验阳性。

该病一经确诊，即应给予系统的抗结核治疗，疗程为0.5~1年。发热需2周左右，结节性红斑和血沉需2~3周得到控制。关节症状对治疗的反应较慢，需3周以上方可见效。该病不主张用水杨酸类制剂和肾上腺皮质激素治疗，因其只能使症状暂时缓解，不能治愈，并且激素可加重结核病。

第二节　严重急性呼吸综合征

一、疾 病 简 介

严重急性呼吸综合征（severe acute respiratory syndrome，SARS）又称为传染性非典型肺炎，是由SARS冠状病毒（SARS-CoV）引起的具有明显传染性、以肺炎为主要表现、可累及多个器官（系统）的呼吸道传染病。主要临床特征为急性起病、发热、干咳、呼吸困难、白细胞不高或降低、肺部浸润和抗菌药物治疗无效。人群普遍易感，多见于青壮年，儿童的感染率较低。

（一）病因及发病机制

由SARS冠状病毒引起，发病机制不明确。SARS的病理变化可归纳为肺部病变、免疫器官损伤、全身性血管炎、全身中毒性改变及继发感染等方面。

（二）临床表现

潜伏期为1~16天，常见为3~6天。初期表现为急性起病，畏寒、发热，呈弛张热、不规则热或稽留热，热程多为1~2周，伴有头痛、肌肉酸痛、全身乏力，部分患者有腹泻，无上呼吸道卡他症状，3~7天后出现干咳、少痰，偶有血丝痰，胸痛，部分可闻少许湿啰音；极期表现为10~14天达到高峰，全身性感染中毒症状加重、频繁咳嗽、气促和呼吸困难、低氧血症、肺渗出、多器官功能衰竭、死亡,死亡率为 10% 左右(有基础疾病者为 40%~50%),易发生继发感染;恢复期表现为病程 2~3 周后发热渐退,其他症状与体征减轻乃至消失,肺部炎症吸收和恢复则较慢。

(三)实验室检查

1. 血常规检查　病程初至中期的白细胞正常或下降,淋巴细胞计数绝对值常减少,部分病例的血小板减少。T 淋巴细胞亚群中的 CD3$^+$、CD4$^+$ 及 CD8$^+$ T 淋巴细胞均减少,尤以 CD4$^+$ 亚群减少明显。

2. 血液生化检查　谷丙转氨酶(GPT)、乳酸脱氢酶(LDH)及其同工酶等均有不同程度的升高,血气分析发现血氧饱和度降低。

3. 血清学检测　ELISA 和 IFA 检测血清中的 SARS-CoV 特异性抗体;IgG 在发病后 2 周末的检出率为 80% 以上,3 周末为 95% 以上,病后 6 个月仍保持高滴度;IgM 在发病 1 周后出现,急性期和恢复早期达高峰,3 个月后消失;采用单克隆抗体技术检测特异性抗原,用于早期诊断。

4. 分子生物学检测　采用 RT-PCR 法检查 SARS-CoV RNA。

5. 影像学检查　胸片显示磨玻璃样影像和肺实变影像,起病初期常呈单灶病变,短期内病灶迅速增多,常累及双肺或单肺多叶,部分患者进展迅速,呈大片状阴影。重症患者的 X 线胸片显示两侧肺野密度普遍增高,心影轮廓消失,仅在肺尖及肋膈角处有少量透光阴影,称为"白肺"。

(四)诊断

依据流行病学、临床体征、实验室检查和胸部影像学等方面综合判断。流行病学特点为一般发病前 2 周内有与 SARS 患者接触,或有明确传染他人的证据,或发病前 2 周内曾经前往或居住于目前有 SARS 流行的区域。实验室确诊标准为血液、漱口液或粪便病毒分离发现冠状病毒。发病 10 天后,血液中的冠状病毒抗体阳性。

二、治疗原则和药物治疗方案

(一)治疗原则

早期有效的综合治疗是很重要的。SARS 综合治疗的目的包括保证氧供给和氧消耗的平衡、抑制病毒和细胞因子引起的炎症反应、防止和控制激素引起的继发性病变、呼吸功能支持和重要脏器保护、基础疾病的治疗和心理治疗。

(二)化学治疗

1. 抗病毒治疗　尚未发现针对 SARS-CoV 的特异性药物。

2. 抗菌药物治疗

(1)对于就诊较早的轻症患者,没有证据支持使用抗菌药物的必要性。但考虑到患者的免疫功能低下和合并感染的可能性，推荐选用第二代头孢菌素类抗菌药物或青霉素类抗菌药物与大环内酯类抗菌药物联合使用。

（2）在SARS治疗过程中患者常常出现体温降而复升的现象，这种现象常常是合并感染的表现，此时应立即加强抗菌力度，可选择第三代头孢菌素类抗菌药物或其他强力抗菌药物。

（三）对症支持治疗

1. 隔离休息　所有SARS患者均应适当限制活动；严重患者应当严格限制活动，必要时应留置导尿管。

2. 监护　所有重症患者和潜在重症患者均应进行床边监护。

3. 吸氧　所有患者均应吸氧，吸氧方式因患者病情（特别是患者的血氧情况）而定。循环稳定的患者可用SaO_2进行监测，维持血氧饱和度在92%以上，根据这个标准调整吸氧方式和吸氧浓度；循环不稳定的患者应以血气分析为准。所有患者应当间断进行血气分析，防止出现CO_2潴留。

（四）激素应用

1. 对临床确诊的SARS患者应常规使用糖皮质激素。无基础疾病的轻症患者可口服泼尼松40mg/d，也可使用甲泼尼龙静脉滴注40mg q.d. 或 q.12h.×5天，临床症状明显好转后开始减量，疗程为2周。

2. 对确诊的重症患者或观察中病情加重的患者（吸氧条件下淋巴细胞持续减少或血氧持续低下，老年人和有慢性基础疾病的人容易出现此类情况）可加大至80mg i.v. q.12h.×5天，临床症状明显好转后开始减量，总疗程为3周。

3. 部分患者在治疗过程中出现体温波动，应注意合并感染的可能性，CRP可以帮助判断。多发生在治疗的10~14天，此时应降低激素用量，并加强抗菌药物治疗。

三、药　学　监　护

（一）有效性监护

1. 适应证　目前的建议是糖皮质激素不用于SARS的早期治疗，由于其具有免疫抑制作用，会抑制患者对病毒的清除，但可用于危重患者的抢救治疗，考虑中至高剂量糖皮质激素用于重度恶化的重症患者。

2. 用法用量　文献关于SARS的治疗主要有3种方式：

（1）静脉注射氢化可的松 2mg/kg q.i.d. 或 4mg/kg t.i.d.，序贯治疗根据临床评估情况口服不同剂量的泼尼松龙。

（2）静脉注射甲泼尼龙 1~2mg/kg q.i.d. 或 2~4mg/kg t.i.d.，序贯治疗根据临床评估情况口服不同剂量的泼尼松龙。

（3）静脉注射甲泼尼龙 500mg/d×5 天,然后维持口服泼尼松龙 50mg b.i.d.,根据临床评估情况减至 20~30mg,持续 21 天。

（二）安全性监护

1. 糖皮质激素应用于严重急性呼吸综合征的药理学基础 严重急性呼吸综合征的致病机制可能是 SRAS 病毒介导的肺部免疫损失,细胞因子 IL-1 和 IL-6 等被激活,导致肺损伤。糖皮质激素使用对于预防疾病进展可能很重要,抑制"细胞因子风暴"暴发,有助于抑制肺损伤的发生,从而减轻症状,改善病情。

2. 严重急性呼吸综合征患者使用糖皮质激素的定位与原则 严重急性呼吸综合征患者使用糖皮质激素的异质性大。糖皮质激素在控制炎症因子风暴暴发方面起到有益作用,但同时全身性糖皮质激素治疗 SARS 会使病毒 RNA 的清除速率减慢。控制病毒复制对于疾病治疗至关重要,糖皮质激素的使用时机和剂量对治疗至关重要,不宜早期使用,但应作为危重患者的抢救治疗。

（三）依从性监护

1. 静脉给药应每日上午 8 时左右给药,尽可能减少对肾上腺皮质功能的损伤。

2. 治疗中应告知患者注意一些激素类药物相关的不良反应表现,特别是高剂量应用糖皮质激素的患者,需要高度警惕病毒是否有效清除。

（四）适宜性监护

SRAS 患者临床应用激素时应注意以下事项:①明确用药指征,不宜早期使用,用于危重患者的抢救治疗,如呼吸衰竭;②谨慎确定用量和疗程;③选用对水、电解质影响小的制剂;④密切观察临床反应,及时监测水、电解质平衡及肾上腺皮质功能,尤其要注意低血钾的发生,必要时补充氯化钾,定期检查血压、体重,如出现水肿或有明显的体态变化应考虑尽早停药;⑤大剂量激素使用超过 1 周不可骤然停药,严格遵循逐渐停药的原则,否则引起病情或中毒症状反跳。此外,要注意防止病毒清除减慢,细菌感染或真菌感染的发生,对已发生感染的患者,要使用抗菌药物或抗真菌药治疗。

（五）用药教育

1. 对于严重急性呼吸系统综合征的用药教育主要是不良反应教育,因为全身系统静脉给药应注意其 ADR,警惕精神症状、类固醇诱发的糖尿病和骨坏死。

2. 用药教育的重点是不良反应自我观察和报告主动性。

案例分析

案例：患者，男，34岁，主因"发热、咳嗽"于2003年3月21日入院。患者发病前1周内曾在另一家医院（该院该病区及其他病区先后发生SRAS流行）陪护过患者。患者于3月17日出现发热，体温达39℃；轻度咳嗽，咳少量白痰；无头痛、咽痛，无上呼吸道卡他症状；无胸闷、气促。右下肺可闻及少许细湿啰音。白细胞计数5.7×10^9/L，中性粒细胞百分比58%。胸片示右下肺纹理增粗、融合。3月18日在我院急诊科以肺炎给予头孢曲松2g iv.gtt b.i.d.，治疗3天无效，体温达40℃，白细胞计数9.2×10^9/L，中性粒细胞百分比60%，以右下肺炎收入我科。入院后查血气示PaO_2 102.7mmHg、$PaCO_2$ 28.8mmHg，肝功能正常，痰涂片可见革兰氏阳性球菌。给予鼻导管吸氧，红霉素0.5g iv.gtt b.i.d.、环丙沙星400mg iv.gtt b.i.d.。3月24日仍持续高热，体温39~40℃，复查白细胞计数4.9×10^9/L、中性粒细胞百分比75%，复查胸片示右下肺大片致密阴影、密度均匀、左肺未见异常。即给予注射用亚胺培南西司他丁钠（泰能）0.5g iv.gtt q.8h.、注射用盐酸万古霉素（稳可信）0.5g iv.gtt q.12h.。患者仍高热，出现气促、胸闷，谷丙转氨酶98U/L，血气示PaO_2 34.7mmHg、$PaCO_2$ 23.9mmHg、氧饱和度（SaO_2）73%，复查胸片示右下肺病灶较前增大、左中肺野出现斑片影。临床诊断为重症SRAS。立即给予地塞米松10mg iv.gtt b.i.d.、胸腺肽40mg iv.gtt q.d.、利巴韦林150mg p.o. t.i.d.、氨基酸250ml iv.gtt q.d.、注射用还原型谷胱甘肽钠（古拉定）600mg iv.gtt q.d.，以及无创支持通气。3月26日体温降至正常，3月28日胸闷、气促症状逐渐缓解，血气示PaO_2 75mmHg、$PaCO_2$ 23.9mmHg、SaO_2 100%，胸片示肺部阴影基本吸收，肝功能正常，白细胞计数5.9×10^9/L、中性粒细胞百分比75.5%。患者的激素用量逐步减少至甲泼尼龙p.o. 30mg/d，以后平均每周减5~10mg，至4月23日停用，住院38天，于4月28日出院。

分析：本例患者初始误诊为普通肺炎，根据其接触史、临床表现、病程进展、实验室检查及抗菌药物治疗无效等确诊为重症SRAS。由于糖皮质激素使用是把"双刃剑"，一方面通过免疫抑制达到抑制"细胞因子风暴"，延缓疾病进程，为进一步的救治争取宝贵的时间，但同样可以抑制免疫应答和病原体清除，增加继发细菌或真菌感染的发生率。选用糖皮质激素需要掌握好其适应证，严禁用于退热。患者出现氧合进行性加重、影像学进展迅速，选择糖皮质激素治疗合理。药物选择地塞米松10mg iv.gtt b.i.d. 冲击治疗，药物选择欠缺合理。推荐甲泼尼龙成为治疗首选的糖皮质激素，是因为其对糖皮质激素受体的亲和力高，抗炎作用强，能够较好地抑制机体"细胞因子风暴"，且对下丘脑-垂体-肾上腺素轴的抑制作用较长效糖皮质激素地塞米松弱，停药不良反应相对较轻。

药学监护：评估患者的胸部影像学表现及氧合情况，如无明显改善应及时停用。使用糖皮质激素期间注意密切评估患者的继发感染情况，以避免掩盖真实病情；同时积极观察患者是否出现消化道出血、淋巴系统异常、电解质紊乱、水钠潴留等不良反应，并及时对症处理。

第三节　人感染高致病性禽流感

一、疾 病 简 介

人感染禽流感是由禽流感病毒引起的人类疾病。禽流感病毒属于甲型流感病毒，根据禽流感病毒对鸡和火鸡的致病性不同，分为高、中、低/非致病性3级。由于禽流感病毒的血凝素结构等特点，一般感染禽类，当病毒在复制过程中发生基因重配致使结构发生改变时，获得感染人的能力，才可能造成人感染禽流感疾病的发生。H5和H7亚型毒株（以H5N1和H7N7为代表）引起的疾病称为人感染高致病性禽流感（HPAI）。

（一）流行病学

H5N1自1997年开始出现，2003—2016年WHO收到来自亚洲、非洲和北美洲的16个国家报告的人感染H5N1患者854例，其中死亡450例，病死率为52.7%。2013年3月—2016年8月全球共报告798例人感染甲型H7N9禽流感病毒实验室确诊患者，其中死亡320例，病死率为40.1%。

（二）病因及发病机制

1. 诱因或危险因素

（1）传染源：主要为患禽流感或携带禽流感病毒的鸡、鸭、鹅、猪等家禽。患者是否为人感染禽流感的传染源尚待进一步确定。

（2）传播途径：主要经呼吸道传播，也可通过密切接触感染的禽类及其分泌物、排泄物及病毒污染的水或直接接触病毒被感染。目前尚缺乏人与人之间有效传播的确切证据。

（3）易感人群：人群普遍易感。在发病前1周内接触过禽类者，例如从事家禽养殖业者及其同地居住的家属，在发病前1周内到过家禽饲养、销售及宰杀等场所者，接触禽流感病毒感染材料的实验室工作人员及与禽流感患者有密切接触的人员皆为高危人群。目前的研究提示，人感染禽流感病毒A（H7N9）患者的中位年龄为63岁，而人感染禽流感病毒A（H5N1）患者的中位年龄为26岁。

2. 病理生理　人感染禽流感的主要发病机制是病毒表面的血凝素蛋

白(HA)与呼吸道表面的纤毛柱状上皮细胞的特异性受体结合后进入细胞，并在细胞内复制。同时神经氨酸酶(NA)协助病毒颗粒不断释放并播散，继续感染其他细胞，受感染的宿主细胞变性、坏死、溶解、脱落，产生炎症反应。

病毒侵入呼吸道黏膜上皮细胞4~5天后，基底细胞层病变扩展至支气管、细支气管、肺泡和支气管周围组织，引发全身毒血症样反应。病理解剖显示支气管黏膜严重坏死；肺泡内大量淋巴细胞浸润，可见散在的出血灶和肺不张；肺透明膜形成。

(三)临床表现

人感染禽流感在任何年龄均可发病。潜伏期通常为2~4天(7天以内)。感染H9N2亚型的患者通常仅有轻微的上呼吸道感染症状，感染H7N7亚型的患者常表现为结膜炎，重症患者多数为H5N1亚型和H7N9亚型病毒感染。患者呈急性起病，早期酷似普通流感，主要为发热，体温大多持续在39℃以上，热程为1~7天，多为3~4天。全身症状明显，可伴有流涕、鼻塞、咳嗽、咽痛、头痛、肌肉酸痛等，部分患者出现恶心、腹痛、腹泻、稀水样便等消化道症状。重症患者可出现高热不退，病情发展迅速，几乎所有患者都有临床表现明显的肺炎，可出现急性肺损伤、急性呼吸窘迫综合征(ARDS)、肺出血、胸腔积液、全血细胞减少、多脏器功能衰竭、休克等多种并发症。

(四)实验室检查

1. 血常规检查　早期白细胞总数一般不高或降低。重症患者的淋巴细胞、血小板减少。

2. 血生化检查　多有C反应蛋白、乳酸脱氢酶、肌酸激酶、谷草转氨酶、谷丙转氨酶升高，肌红蛋白可升高。

3. 病原学及相关检测　采集呼吸道标本(如鼻咽分泌物、痰、气道吸出物、支气管肺泡灌洗液)送检，下呼吸道标本的检测阳性率高于上呼吸道标本。标本留取后应及时送检。

(1)核酸检测：对可疑人感染H7N9禽流感病例宜首选核酸检测。对重症病例应定期检测呼吸道分泌物核酸，直至阴转。

(2)甲型流感病毒通用型抗原检测：呼吸道标本甲型流感病毒通用型抗原快速检测H7N9禽流感病毒的阳性率低。对高度怀疑人感染H7N9禽流感病例，应尽快送检呼吸道标本检测核酸。

(3)病毒分离：从患者的呼吸道标本中分离H7N9禽流感病毒。

(4)血清学检测：动态检测急性期和恢复期的双份血清H7N9禽流感病毒特异性抗体水平呈4倍或4倍以上升高。

4. 胸部影像学检查　发生肺炎的患者肺内出现片状阴影。重症患者的病变进展迅速,常呈双肺多发磨玻璃影及肺实变影像,可合并少量胸腔积液。发生 ARDS 时病变分布广泛。

(五)诊断

1. 医学观察病例　有流行病学接触史,1 周内出现流感样临床表现者。对于被诊断为医学观察病例者,医疗机构应当及时报告当地疾病预防控制中心,并对其进行 7 天的医学观察。

2. 疑似病例　具备流行病学史中的任何一项,且无其他明确诊断的肺炎病例。

3. 临床诊断病例　有两种情形:①诊断为人感染禽流感疑似病例,但无法进一步取得临床检验标本或实验室检查证据,而与其有共同接触史的人被诊断为确诊病例,且无其他疾病确定诊断依据者;②具备流行病学史中的任何一项,伴有关临床表现,实验室病原检测患者恢复期的血清红细胞凝集抑制(H1)试验或微量中和试验(MN)A(H5N1)抗体阳性(H1 抗体或中和抗体效价≥ 1：40)。

4. 确诊病例　有流行病学接触史和临床表现,从患者的呼吸道分泌物标本或相关组织标本中分离出特定病毒,或采用其他方法,禽流感病毒亚型特异抗原或核酸检查阳性,或发病初期和恢复期的双份血清禽流感病毒亚型毒株抗体效价升高 4 倍或 4 倍以上者。

二、治疗原则和药物治疗方案

(一)治疗原则

早发现、早诊断是治疗的关键。

(二)隔离治疗

对疑似病例和确诊病例应尽早隔离治疗。

(三)化学治疗

1. 早期使用神经氨酸酶抑制剂　①奥司他韦:成人剂量为口服 75mg b.i.d. 重症者剂量可加倍,疗程为 5~7 天。②扎那米韦:成人及 7 岁以上的青少年 10mg/ 次 q.12h.,分 2 次吸入。③帕拉米韦:重症病例或无法口服者可用帕拉米韦氯化钠注射液,成人用量为 300~600mg iv.gtt q.d.,疗程为 1~5 天。目前临床应用数据有限,应严密观察不良反应。轻症者首选奥司他韦或扎那米韦,应根据病毒核酸检测阳性情况决定是否延长疗程。

2. 免疫调节治疗　①酌情使用糖皮质激素治疗;②其他免疫调节治疗不推荐常规使用,如胸腺肽、干扰素、静脉注射用丙种球蛋白等。

3. 抗菌药物　用于治疗和控制继发细菌、真菌感染。

（四）对症支持治疗

根据患者的缺氧程度可采用鼻导管、经鼻高流量氧疗、开放面罩及储氧面罩进行氧疗。高热者可进行物理降温或应用解热药。咳嗽、咳痰严重者可给予止咳祛痰药。

（五）激素应用

目前尚无证据证实应用糖皮质激素对人感染禽流感患者的预后有益，一般不推荐使用。如出现下列指征之一者可考虑短期内给予适量糖皮质激素治疗：①短期内肺部病变进展迅速，氧合指数 < 300mmHg，并有迅速下降的趋势；②合并脓毒血症伴肾上腺皮质功能不全。

应用剂量为氢化可的松 200mg/d 或甲泼尼龙 0.5~1.0mg/（kg·d），在临床状况控制好转后及时减量停用。

三、药 学 监 护

（一）有效性监护

1. 适应证　适合选用激素的肺结核及其相关适应证主要包括：

（1）短期内肺病变进展迅速，氧合指数 < 300mmHg，并有迅速下降的趋势。

（2）合并脓毒血症伴肾上腺皮质功能不全。

2. 用法用量　氢化可的松 200mg/d 或甲泼尼龙 0.5~1.0mg/（kg·d），在临床状况控制好转后及时减量停用。

（二）安全性监护

1. 糖皮质激素应用于人感染高致病性禽流感的药理学基础　病毒复制过程会激活宿主的免疫系统而产生细胞因子，随着细胞因子的产生并增加会出现急性流感的症状和发热，重症患者血浆中的促炎性细胞因子，尤其是白细胞介素 -6 会显著升高，这些促炎性细胞因子过度释放从而抑制 HPA；同时重症患者会出现出血性梗死和周围皮质类固醇抵抗导致的肾上腺结构性损伤，最终导致类固醇激素绝对或相对不足。重症患者肾上腺皮质功能不全的总体发生率估计约为 20%，在败血症和感染性休克患者中会高达 60%。重症患者服用类固醇激素，有助于减轻这种肾上腺皮质激素不足的状态并帮助维持体内平衡，控制免疫系统。

2. 人感染高致病性禽流感使用糖皮质激素的定位与原则　目前尚无证据证实应用 GC 对人感染禽流感患者的预后有益，一般不推荐使用。GC 治疗人感染高致病性禽流感主要利用其抗炎、免疫调节和血管特性，包括抑制促炎性细胞因子、减少白细胞转运、刺激 T 淋巴细胞凋亡、维持内皮完整性和血管通透性、抑制一氧化二氮调节血管张力、增加对血管加压药的敏感性等特点,故作为一种辅助治疗,主要用于重症患者。

(三)依从性监护

1. 静脉给药时间应在每日上午 8 时左右,尽可能减少对肾上腺皮质功能的损伤。

2. 治疗中应告知患者注意一些激素类药物相关的不良反应表现,特别是高剂量应用 GC 患者,需要高度警惕病毒是否有效清除。

3. 合并其他疾病联用更多药物时应注意药物相互作用,增加或减少任何其他药物的剂量或品种时应告知医药专业人员,以便评估其与治疗药物的影响。

(四)适宜性监护

GC 虽然短期用于人感染高致病性禽流感患者,但还是需要警惕不良反应,包括高血糖、血压升高、情绪和睡眠障碍、败血症、骨折和静脉血栓栓塞,还应注意激素停用综合征、症状反跳等。故人感染高致病性禽流感临床应用激素时应注意以下事项:①明确用药指征;②谨慎确定用量和疗程;③选用对水、电解质影响小的制剂;④密切观察临床反应,及时监测水、电解质平衡及肾上腺皮质功能,尤其要注意低血钾的发生,必要时补充氯化钾;⑤大剂量激素使用超过 1 周不可骤然停药,严格遵循逐渐停药的原则,否则可引起病情或中毒症状反跳。此外,要注意防止细菌感染或真菌感染的发生,对已发生感染的患者,要使用抗菌药物或抗真菌药治疗。

(五)用药教育

1. 人感染禽流感是一类急性传染性疾病,其药物治疗应严格遵守医嘱,由专业医务人员决定治疗方案和治疗药物选用,患者不应自行选择证据不明确的药物。

2. 糖皮质激素在此疾病的治疗中一般是不推荐的,特殊情况下由医务人员依据病情评估情况和治疗计划选用,患者应提高用药依从性及不良反应自我观察和报告主动性。

案例分析

案例: 患者,男,16 岁,学生,因"发热、轻咳 2 天"于 2007 年 3 月 20 日上午入院。发病第 6 天咽拭子标本禽流感病毒 A(H5N1)病原学检测阳性。患者发病初期主要以发热为主,体温持续 39~40℃,伴全身肌肉酸痛,轻咳,第 4 天渐转为剧烈刺激性干咳,并有腹泻,为水样便,6~10 次/d,2 天后渐消失,无里急后重感;发病后第 5 天病情加重,仍高热,出现呼吸困难,并迅速出现 ARDS;发病后第 6 天出现纵隔、皮下气肿。发病以来无上呼吸道卡他症状、头痛等伴随症状。查体示入院时体温 39.6℃,最高 40.3℃,呼吸 22 次/min,脉搏 98 次 /min，血压 120/70mmHg，步入病房，神志清楚，全身皮肤黏膜无黄染，浅表淋巴结无肿大，无皮疹，咽充血，右下肺少许湿啰音，心率 98 次 /min，律齐，腹软，肝脾未及，双下肢不肿。发病后第 5 天中午起呼吸达 32 次 /min，右下肺叩诊实音。第 6 天上午发现颈部及前胸壁有皮下气肿体征。发病后第 8 天心音明显减弱，心界向两侧扩大。门诊及入院后的多次实验室检查显示白细胞不高，并有下降趋势，血小板及血红蛋白也进行性下降。自发病第 5 天起，由于病变不断扩大，患者渐出现 ARDS，氧合指数逐步下降，血气指标不断恶化。见表 8-1。

表 8-1　患者住院期间的血气及氧合指数变化

	发病天数 /d	吸氧浓度 /%	pH	$PaCO_2$	PaO_2	HCO_3^{2-}	BE	氧合指数
03.22 12：29	5	21	7.47	26	36	19	−3	171
03.22 16：24	5	39	7.43	29	41	19	−3	105
03.23 10：54	6	41	7.43	36	53	23	0	129
03.24 9：33	7	45	7.43	38	45	25	1	100
03.24 15.53	7	45	7.39	34	44	20	−3	97
03.24 19：20	7	70	7.41	34	43	21	−2	61
03.25 9：15	8	70	7.47	33	42	24	1	60
03.25 16：28	8	70	7.45	32	43	22	0	61
03.25 23：25	8	90	7.44	39	49	25	2	54
03.26 6：53	9	90	7.46	36	52	26	2	57
03.26 11：19	9	90	7.46	34	51	24	1	56
03.26 19：08	9	100	7.39	40	36	24	1	36
03.27 0：12	10	100	7.40	40	36	24	0	32
03.27 7：25	10	100	7.38	48	36	28	3	36
03.27 12：38	10	100	7.29	57	28	26	−1	28

治疗过程：发病初期以抗炎、补液、对症为主，发病第 5 天出现呼吸困难、ARDS，此后病情迅速加重。抗菌药物使用；根据诊断及病情的变化，先后选用亚胺培南西司他丁钠、莫西沙星、阿奇霉素、头孢呋辛、头孢哌酮舒巴坦钠等抗感染。激素使用：第 5 天给予注射用氢化可的松琥珀酸钠 200mg iv.gtt b.i.d.；第 6 天给氢化可的松琥珀酸钠 200mg iv.gtt q.d.，甲泼尼龙 160mg iv.gtt q.d.；以后单独使用甲泼尼龙并每天递减半量应用。机械通气方面：发病第 5 天以面罩吸氧，第 6 天应用无创机械通气（此时已经出现纵隔气肿），第 7 天改为有创机械通气治疗，氧浓度由 39% 逐步提高到 100%。发病第 6 天后，由于出现纵隔、皮下气肿，先后 2 次多部位行前胸壁皮肤切开引流气体，但始终未能控制，由于病情逐步恶化，最终于发病第 10 天经抢救无效死亡。

分析：本例患者诊断为人感染高致病性禽流感（H5N1）。患者因流行病学史不明确，故早期未及时检查禽流感病毒。但明确诊断时已较晚，疾病发展迅速，随经综合抢救，最终仍然死亡。就其糖皮质激素使用来看，于第 5 天发生呼吸困难时即开始使用，患者的氧合指数自当日起也迅速下降，符合该疾病"短期内肺病变进展迅速，氧合指数 < 300mmHg，并有迅速下降的趋势"的激素适应证。使用剂量推荐为氢化可的松 200mg/d 或甲泼尼龙 0.5~1.0mg/（kg·d），该患者的使用剂量高于推荐剂量，并逐日减半，其病情在此过程中并未好转，因此减量过程并不符合"在临床状况控制好转后，及时减量停用"的建议。总体上治疗效果不佳是由于诊断较晚、奥司他韦等有针对性的抗病毒治疗错过最佳治疗时机等原因，但激素过快减量也不够合理。

第四节　手足口病

一、疾病简介

手足口病是由肠道病毒引起的急性传染病，5 岁以下的儿童多发，主要由柯萨奇 A 组 16 型（CoxA16）、肠道病毒 71 型（EV71）引起。肠道病毒适合在湿、热的环境下生存，可通过感染者的粪便、咽喉分泌物、唾液和疱疹液等广泛传播。

（一）流行病学

手足口病是全球性疾病，我国各地全年均有发生，发病率为（37.0~205.06）/10 万，近年报告病死率为（6.46~51.00）/10 万。

（二）病因及发病机制

1. 诱因或危险因素

（1）传染源：患儿和隐性感染者为主要传染源，手足口病的隐性感染率高。肠道病毒适合在湿、热的环境下生存，可通过感染者的粪便、咽喉分泌物、唾液和疱疹液等广泛传播。

（2）传播途径：密切接触是手足口病的重要传播方式，通过接触被病毒污染的手、毛巾、手绢、牙杯、玩具、食具、奶具及床上用品、内衣等引起感染；还可通过呼吸道飞沫传播；饮用或食入被病毒污染的水和食物亦可感染。

（3）易感人群：婴幼儿和儿童普遍易感，以5岁以下的儿童为主。

2. 病理生理　肠道病毒感染人体后，主要与咽部和肠道上皮细胞表面的相应病毒受体结合，后经细胞内吞作用进入细胞，病毒基因组在细胞质内脱衣壳、转录、组装成病毒颗粒。肠道病毒主要在扁桃体、咽部和肠道的淋巴结内大量复制后释放入血液，可进一步播散至皮肤及黏膜、神经系统、呼吸系统、心脏、肝脏、胰脏、肾上腺等，引起相应的组织和器官发生一系列炎症反应，导致相应的临床表现。少数病例因神经系统受累导致血管舒缩功能紊乱及IL-10、IL-13、IFN-γ等炎症介质大量释放而引起心肺衰竭。

神经源性肺水肿及循环衰竭是重症手足口病患儿的主要死因，病理生理过程复杂，是中枢神经系统受损后神经、体液和生物活性因子等多种因素综合作用的结果。

（三）临床表现

手足口病通常临床症状较轻，表现为发热，食欲缺乏，皮肤、手和脚及口腔中出现疹子。大部分手足口病病例可在几天内自发康复，而没有并发症，具有自限性。但也有少数患者可以迅速发展到神经系统和全身，出现脑脊髓炎、无菌性脑膜炎、急性弛缓性瘫痪，甚至脑干脑炎等。严重手足口病会出现神经功能异常、肺水肿和心肌损伤，甚至死亡。

（四）实验室检查

1. 血常规及CRP检查　多数病例的白细胞计数正常，部分病例的白细胞计数、中性粒细胞百分比及CRP可升高。

2. 血生化检查　部分病例的GPT、GOT、CK-MB轻度升高，病情危重者的肌钙蛋白、血糖、乳酸升高。

3. 脑脊液检查　神经系统受累时，脑脊液符合病毒性脑膜炎和/或脑炎改变，表现为外观清亮，压力增高，白细胞计数增多，以单核细胞为主（早期以多核细胞升高为主），蛋白正常或轻度增多，糖和氯化物正常。

4. 血气分析　呼吸系统受累时或重症病例可有动脉血氧分压降低、血氧饱和度下降、二氧化碳分压升高、酸中毒等。

5. 病原学及血清学临床样本监测　咽拭子、粪便或肛拭子、血液等样本的肠道病毒特异性核酸检测阳性或分离到肠道病毒。急性期血清相关病毒IgM抗体阳性，恢复期血清CV-A16、EV-A71或其他可引起手足口病的肠道病毒中和抗体比急性期有4倍及4倍以上升高。

6. 影像学检查　轻症患儿的肺部无明显异常；重症及危重症患儿并发神经源性肺水肿时，两肺野的透亮度减低，磨玻璃样改变，局限或广泛分布的斑片状、大片状阴影，进展迅速。

7. 颅脑 CT 和 / 或 MRI 检查　颅脑 CT 检查可用于鉴别颅内出血、脑疝、颅内占位等病变。神经系统受累者 MRI 检查可出现异常改变，合并脑干脑炎者可表现为脑桥、延髓及中脑的斑点状或斑片状长 T1、长 T2 信号。并发急性弛缓性瘫痪者可显示受累节段脊髓前角区的斑点状对称或不对称的长 T1、长 T2 信号。

8. 心电图检查　可见窦性心动过速或过缓、Q-T 间期延长、ST-T 改变。

9. 脑电图检查　神经系统受累者可表现为弥漫性慢波，少数可出现棘（尖）慢波。

10. 超声心动图检查　重症患儿可出现心肌收缩和 / 或舒张功能降低、节段性室壁运动异常、射血分数降低等。

（五）诊断

需要结合流行病学史、临床表现和病原学检查作出诊断。确诊需要以下情况具备其一：肠道病毒（CV-A16、EV-A71 等）特异性核酸检查阳性；分离出肠道病毒，并鉴定为 CV-A16、EV-A71 或其他可引起手足口病的肠道病毒；急性期血清相关病毒 IgM 抗体阳性；恢复期血清相关肠道病毒中和抗体比急性期有 4 倍及 4 倍以上升高。

二、治疗原则和药物治疗方案

（一）治疗原则

1. 普通病例　注意隔离，避免交叉感染。清淡饮食，确保患者保持充足的水分很重要。对症支持治疗，可以使用非甾体抗炎药对乙酰氨基酚来控制疼痛和发热，布洛芬混合液可用于漱口以帮助覆盖溃疡并减轻疼痛。

2. 重症病例　控制颅内高压；静脉注射人免疫球蛋白；酌情应用糖皮质激素治疗；呼吸、循环衰竭的对症支持治疗。

（二）化学治疗

目前尚无特效的抗肠道病毒药。研究显示，干扰素 α 喷雾或雾化、利巴韦林静脉滴注早期使用可有一定疗效，若使用利巴韦林应关注其不良反应和生殖毒性。不应使用阿昔洛韦、更昔洛韦、单磷酸阿糖腺苷等药物治疗。

（三）对症治疗

1. 抗惊厥　惊厥病例需要及时止惊。常用药物：如无静脉通路可首选咪达唑仑肌内注射 0.1~0.3mg/（kg·次），体重 < 40kg 者的最大剂量不超过 5mg/ 次，体重 > 40kg 者的最大剂量不超过 10mg/ 次；地西泮缓慢静脉注射 0.3~0.5mg/（kg·次），最大剂量不超过 10mg/ 次，注射速度为 1~2mg/min。需严密监测生命体征，做好呼吸支持准备；也可使用水合氯醛灌肠抗惊厥；保持气道通畅，必要时吸氧；注意营养支持，维持水、电解质平衡。

2. 抗心力衰竭　应控制液体入量,给予生理需要量60~80ml/(kg·d)(脱水剂不计算在内),建议匀速给予,即2.5~3.3ml/(kg·h),注意维持血压稳定。休克病例在应用血管活性药的同时给予生理盐水5~10ml/(kg·次)进行容量复苏,15~30分钟内输入,此后酌情补液,避免短期内大量扩容。仍不能纠正者给予胶体液(如白蛋白或血浆)输注。

3. 降颅内压　常用甘露醇,剂量为20%甘露醇0.25~1.0g/(kg·次),每4~8小时1次,20~30分钟内快速静脉注射;严重颅内高压或脑疝时可增加频次至每2~4小时1次。严重颅内高压或低钠血症患儿可考虑联合使用高渗盐水(3%氯化钠)。有心功能障碍者可使用利尿药,如呋塞米1~2mg/kg静脉注射。

4. 治疗血流动力学改变　心肺功能衰竭前期患儿的血流动力学改变为高动力、高阻力型,以使用血管扩张药为主。可使用米力农,负荷剂量为50~75μg/kg,15分钟内输注完毕;维持剂量从0.25μg/(kg·min)起始,逐步调整剂量,最大可达1μg/(kg·min),一般不超过72小时。高血压者应将血压控制在该年龄段的严重高血压值以下,可用酚妥拉明1~20μg/(kg·min)或硝普钠0.5~5μg/(kg·min),由小剂量开始逐渐增加剂量,直至调整至合适的剂量,在此期间密切监测血压等生命体征。

心肺功能衰竭前期患儿血压下降时,可应用正性肌力药及升压药治疗,如多巴胺5~20μg/(kg·min)、去甲肾上腺素0.05~2μg/(kg·min)、肾上腺素0.05~2μg/(kg·min)或多巴酚丁胺2.5~20μg/(kg·min)等,从低剂量开始,以能维持接近正常血压的最小剂量为佳。

以上药物无效者,可试用血管加压素或左西孟旦等药物治疗。血管加压素20μg/kg q.4h.静脉缓慢注射,用药时间视血流动力学改善情况而定;左西孟旦的负荷剂量为6~12μg/kg静脉注射,维持剂量为0.1μg/(kg·min)。

5. 使用静脉注射用丙种球蛋白　神经系统受累期患儿不建议常规使用静脉注射用丙种球蛋白。有脑脊髓炎和持续高热等表现者及危重病例可酌情使用,剂量为1.0g/(kg·d),连用2天。

(四)激素

有脑脊髓炎和持续高热等表现者及危重病例酌情使用激素。可选用甲泼尼龙1~2mg/(kg·d),或氢化可的松3~5mg/(kg·d),或地塞米松0.2~0.5mg/(kg·d),一般疗程为3~5天。

三、药 学 监 护

(一)有效性监护

1. 适应证　严格根据神经系统受累的诊断和病情评估情况把握用药的

适应证。

2. 用法用量

（1）神经系统受累阶段酌情应用糖皮质激素治疗，参考剂量为甲泼尼龙 1~2mg/（kg·d）、氢化可的松 3~5mg/（kg·d）、地塞米松 0.2~0.5mg（kg·d），分 1~2 次。

（2）重症病例可给予短期大剂量冲击治疗；心肺衰竭阶段应用糖皮质激素治疗，必要时给予冲击治疗。个别病例进展快、病情凶险可考虑加大剂量。如在 2~3 天内给予甲泼尼龙 10~20mg/（kg·d）（单次最大剂量不超过 1g）或地塞米松 0.5~1.0mg/（kg·d），病情稳定后尽早减量或停用。

（二）安全性监护

糖皮质激素仅应用于神经系统受累和持续高热等表现的危重患者，故应严格掌握用药指征。且因患者主要为小儿，故应根据推荐品种和剂量进行短期治疗，并严密观察用药后的安全性。

（三）依从性监护

因主要应用于危重患儿，且用药途径主要为静脉用药，故应严格遵守医嘱按时用药，并注意及时调整用药剂量和疗程。

（四）适宜性监护

应严格把握糖皮质激素的应用时机和使用方案。

1. 由于激素具有抗炎和免疫抑制两种作用，对重症病例患者何时可以应用糖皮质激素？

有研究认为，在免疫球蛋白冲击治疗后病情仍急剧进展或不缓解的重症手足口病可考虑应用激素。具体如下：①神经系统损害伴炎症标志物 [如 C 反应蛋白（CRP）、降钙素原（PCT）等] 升高，但应同时加强抗病毒治疗，如试用干扰素等；②对多脏器功能障碍的重症病例（如心肺功能不全、休克样状态、肝肾功能损害）或肾上腺皮质功能相对不全者进行激素生理替代疗法；③促炎症标志物明显升高伴多脏器功能障碍（即病毒性脓毒症）则试验性应用激素冲击治疗。

2. 急性心肺衰竭阶段或脑水肿等脏器功能障碍越重就越应该激素冲击是不正确的。

应该从整体上权衡利弊，进行个体化激素应用。重症感染反应失控先是促炎性细胞因子过度生成的全身炎症反应综合征（SIRS）。随之抗炎性细胞因子过度生成将引起代偿性抗炎症反应综合征（CARS），随着病情变化呈现 SIRS 与 CARS 交替改变，甚至发生免疫衰竭状态。按 Bone 提出的概念，目前临床还无法确切判断两种免疫应答变化的时态关系。又由于可能存在促炎性细胞因子遗传基因多态性，就更使临床过程复杂化。但目前已有重症手足口病肺水肿患儿的 CD4、CD8 和 NK 细胞显著降低的报道,因此必须慎重应用激素冲击治疗。从循证医学角度看,早期应用激素是否能降低心肺衰竭的发生率、病死率,减少后遗症,还是相反,只有进行分层(即对神经系统不同症状与体征受损的病例分别分析)的临床对照研究后才有可能评估。

(五)用药教育

教育患者了解该疾病为病毒性急性传染病,普通病例不推荐激素类药物治疗,特殊患者使用激素类药物时应注意使用指征和规范的治疗方案,并关注激素相关的不良反应。

案例分析

案例:患儿,男,2 岁 2 个月,留守儿童。发病期间前 3 天以不规则发热为主,最高体温达 39.6℃,伴有口腔、双手、足及臀部疱疹,大小不等,周围有炎性红晕,部分疱疹内含有液体;发病第 4 天出现精神差、嗜睡、易惊、肢体抖动,并呕吐数次,呈非喷射状,呕吐物为咖啡色胃内容物;入重症监护室前 1 小时出现频繁抽搐伴偶有双眼凝视上翻,精神极差,面色苍白,口唇青紫,呼吸短促,偶有叹气样呼吸,病情进行性加重。

实验室检查:血常规示白细胞计数 $24.5 \times 10^9/L$,淋巴细胞 16.8%,中性粒细胞百分比 76.9%;血糖 15mmol/L;肝肾功能及电解质正常;脑脊液检查正常;心肌酶示 α-HBDH 557U/L,LDH 318U/L,CK 300U/L,CK-MB 105U/L,CRP 405mg/L。床边 X 线胸片提示双肺纹理增粗模糊,两侧肺门部可见渗出片状阴影,以右下肺为主;大便检查分离出肠道病毒 EV71 型。

治疗过程:入院后立即给予气管插管(插管成功后见大量血性液体从气管插管内涌出),P-SIMV 模式辅助通气。同时给予抗感染治疗,静脉用药包括利巴韦林 10mg/(kg·d)、头孢地嗪 100mg/(kg·d),分 2 次应用;降颅内压减轻脑水肿;大剂量激素静脉冲击治疗 [甲泼尼龙 15mg/(kg·d)×3 天],维持各脏器功能稳定;静脉注射人免疫球蛋白应用 [1g/(kg·d)×2 天];降颅内压治疗,即甘露醇联合甘油果糖交替静脉使用 [均按 2.5ml/(kg·次),q.4h.],逐日减量;控制肺水肿及血压,即静脉注射呋塞米注射液 1mg/(kg·次);维持改善循环,即米力农、多巴胺等药物应用;营养脑神经药物,即神经节苷脂;保护心肌药物,即磷酸肌酸钠;控制液体滴速在 2.5~3ml/(kg·h),维持水、电解质平衡。相关对症处理包括辅以非甾体抗炎药(布洛芬混悬液)、亚低温治疗控制高热;胰岛素控制血糖;PPI(奥美拉唑)预防及治疗应激性胃肠道溃疡出血。持续呼吸机辅助通气 [P-SIMV 模式,PEEP($10cmH_2O$)]5 分钟后(咪达唑仑持续泵入镇静中),患儿出现抽泣样呼吸,人机对抗,临时给予维库溴铵,1 分钟后抽泣样呼吸消失,两肺粗湿啰音逐渐减少。间断调整呼吸机参数,保持气道通畅,上机6小时复查床边胸片提示两肺渗出阴影明显减小,逐渐调整呼吸机参数,锻炼呼吸功能,上机第4天撤除机械通气。继续同上治疗,直至第16天患儿病愈出院。

　　分析: 本例患儿属于手足口病危重症,其除发热、出疹、乏力、纳差等普通表现外,还有嗜睡、易惊、呕吐、抽搐等精神异常表现,提示可能因中枢神经系统受损而进行性加重。伴有心肌酶谱、CRP 等炎症因子异常升高,提示伴有多脏器炎症性损伤。因此,该患儿具有应用糖皮质激素的适应证。给药剂量为静脉甲泼尼龙 15mg/(kg·d),符合推荐的"在 2~3 天内给予甲泼尼龙 10~20mg/(kg·d)(单次最大剂量不超过 1g)",疗程为 3 天。属于大剂量短程冲击治疗,符合推荐的用法用量。在规范的综合治疗下,患儿的炎症逐步得到缓解、全身症状逐步减轻、呼吸功能逐步恢复,并于连续 4 天应用机械通气后顺利脱机,顺利恢复健康。在此过程中遵守诊治规范、及时合理应用糖皮质激素发挥了重要作用。

第五节　肺孢子菌肺炎

一、疾病简介

　　肺孢子菌肺炎(Pneumocystis carinii pneumonia,PCP)又称卡氏肺孢子虫肺炎、卡氏肺囊虫肺炎,主要见于免疫功能低下的儿童和艾滋病患者。卡氏肺孢菌为机会性致病原虫,在健康人体内可长期潜伏于气管、支气管或肺泡腔中,形成无症状的隐性感染。当宿主的免疫力低下时,处于潜伏状态或新侵入的虫体开始进行繁殖,产生大量滋养体和包囊,并在肺组织内迅速扩散导致弥漫性间质性肺炎。

(一)流行病学

　　最初常见于早产儿及肿瘤、免疫缺陷患者。自 1981 年发现艾滋病及其在世界范围内流行,PCP 成为 AIDS 患者最常见的机会性感染和最主要的致死原因。由于免疫抑制剂或糖皮质激素的广泛、长期、大剂量应用,肺孢子菌肺炎的发病率和死亡率相当大。近年来,随着恶性肿瘤化疗的普及和自身免疫抑制剂的增多,PCP 的发病率有所增加。若不接受预防,高达 40% 的急性淋巴细胞白血病或淋巴增殖性疾病患者可患此病。

(二)病因及发病机制

1. 诱因或危险因素

(1)传染源:患者和隐性感染者为本病的传染源。

(2)传播途径:肺孢子菌肺炎患者主要通过咳嗽、喷嚏、大笑、大声谈话等方式将含有卡氏肺孢菌的微粒排到空气中而传播。飞沫传播是卡氏肺孢菌的最重要的传播途径。

（3）易感人群：血液系统恶性肿瘤患者、红斑狼疮等自身免疫病而用免疫抑制剂进行治疗的患者、艾滋病患者、严重的营养不良患者都是 PCP 的易感人群。

2. 病理生理　PCP 患者的肺部病变多数为弥漫性，肺泡中的低密度泡沫样渗出物及弥漫性肺泡间质炎症是 PCP 患者的影像学呈弥漫性磨玻璃样改变的病理学基础。弥漫性间质性炎症伴肺泡内渗出，导致 A-aDO$_2$ 增大，是患者缺氧表现的病理学基础。

（三）临床表现

PCP 的早期临床表现无特异性，患者多以发热为首发症状，继而出现呼吸困难、胸闷、气短、干咳等。随着病情进一步进展，气短逐渐加重，尤其是活动后可出现进行呼吸困难。而肺部体征少，体征与症状严重程度不成比例是该病的典型临床特点。

（四）实验室检查

1. 微生物学检测　下呼吸道标本包括诱导痰、支气管肺泡灌洗液（BALF）、经支气管镜获得的肺组织等标本。PCP 患者的痰量少，痰涂片的检出率相对较低。肺组织活检可获得足够的标本，检出率高，但同时大出血及气胸的风险增高。而 BALF 涂片镜检的阳性率较高且安全性良好，宜作为首选方法。

2. 血清学检测

（1）1,3-β-D-葡聚糖（G 试验）：是卡氏肺孢菌包囊细胞壁的主要组成部分，血清 G 试验是诊断 PCP 的有效方法之一，其特点是阴性预测值较高。在非 HIV 感染的免疫抑制合并 PCP 的患者中，G 试验的阳性率为 90%~100%，敏感度和特异度分别为 94.8% 和 86.3%。有学者认为在 HIV 病例中血清 G 试验阴性可排除 PCP，但对于非 HIV 感染患者，其结果应与临床症状和影像学结合综合判断。

（2）表面糖蛋白：是卡氏肺孢菌细胞壁的重要成分，但需要注意健康人也可能携带卡氏肺孢菌而导致抗体检测阳性。

（3）血乳酸脱氢酶（LDH）：LDH 升高有助于 PCP 的诊断，尤其对 HIV 感染患者。

3. 核酸定量检测　应用 PCR 技术检测呼吸道标本的卡氏肺孢菌特异性核酸片段取材方便、检测简便，对临床诊断有重要意义。

（五）诊断

病原学诊断可收集痰液或支气管分泌物涂片镜检，阳性率低，应用支气管冲洗术可提高检出率,或行经皮刺肺活检、支气管镜肺活检或开胸肺活检方法提高检出率,但应注意对患者的损伤。

二、治疗原则和药物治疗方案

(一)治疗原则

在对症支持治疗的基础上,选择有效的抗卡氏肺孢菌药物是治疗的关键。

(二)化学治疗

1. 复方磺胺甲噁唑 应用磺胺甲噁唑 [SMZ, 20mg/(kg·d)]- 甲氧苄啶 [TMP, 20mg/(kg·d)],分 4 次口服,治疗病原菌;重症 PCP 患者选择同样剂量静脉注射给药杀灭病原菌,一般疗程为 3 周。

2. 卡泊芬净 首日给予 70mg/ 次的负荷剂量,随后以 50mg/d 的剂量静脉维持,同时联合复方磺胺甲噁唑用于重症患者。

(三)对症治疗

1. 预防

(1)HIV 携带者若 CD4$^+$ 细胞计数低于 200/μl,常规服用 SMZ-TMP 以预防 PCP。

(2)死疫苗、减毒活疫苗及蛋白疫苗均能有效地预防 PCP。

2. 免疫调节 胸腺肽为小分子活性多肽,属于免疫调节剂,其辅助治疗可增强患者的免疫功能,保护其他器官的功能,提高治疗效果。

3. 呼吸机辅助支持 PCP 的最常见的并发症是呼吸衰竭,这需要氧气治疗,在某些情况下需要上呼吸机。

(四)激素应用

HIV 感染的 PCP 急性重症患者(呼吸空气时 PaO$_2$ ≤ 70mmHg)需应用激素。SMZ-TMP 给药前 15~30 分钟开始使用糖皮质激素,可口服泼尼松 40mg b.i.d. 连用 5 天,随后 40mg/d 连用 5 天,然后 20mg/d 连用 11 天;或等效剂量静脉给予糖皮质激素制剂。

三、药 学 监 护

(一)有效性监护

1. 适应证 HIV 感染的 PCP 急性重症患者(呼吸空气时 PaO$_2$ ≤ 70mmHg 或肺泡动脉血氧梯度 > 35mmHg)。SMZ-TMP 给药前 15~30 分钟开始使用糖皮质激素,可口服泼尼松 40mg b.i.d. 连用 5 天,随后 40mg/d 连用 5 天,然后 20mg/d 连用 11 天;或等效剂量静脉给予糖皮质激素制剂。

(1)糖皮质激素应用临床指标的确定(呼吸空气时 PaO$_2$ ≤ 70mmHg):有研究表明,随着氧气减少,患者的死亡率逐渐升高。当动脉血氧分压降低至 70~80mmHg 时,患者的死亡率明显增加(图 8-1),因而将动脉血氧分压 70mmHg 作为患者预后良好或有重大死亡风险的标志。一旦开始对 PCP 进行抗菌药物治疗,常常会由于卡氏肺孢菌裂解引起炎症增加而导致肺功能进一步恶化。

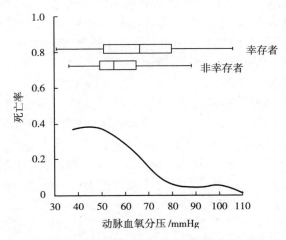

图 8-1　肺孢子菌肺炎患者的动脉血氧分压与死亡率的关系

(2)使用开始时间:一项研究发现,在 SMZ-TMP 给药 72 小时后使用糖皮质激素作为呼吸衰竭的解救治疗,患者不受益。目前确定糖皮质激素的使用开始时间为符合氧合标准后尽早给予糖皮质激素,HIV 感染的 PCP 急性重症患者(呼吸空气时 $PaO_2 \leq 70mmHg$)在 SMZ-TMP 给药前 15~30 分钟开始使用 GC。

2. 用法用量　目前没有糖皮质激素的最佳使用剂量和疗程。现有的给药方案是鉴于加利福尼亚的一项临床研究,患者入组数目最多,显示受益,因而给予推广。推广方案为在第 1~5 天每天 2 次口服 40mg 泼尼松,在第 6~10 天每天口服 40mg,在第 11~21 天每天口服 20mg。静脉给予等效剂量的治疗效果相当,但未显示出更优的治疗效果。高于上述建议剂量的糖皮质激素会增加感染的频率或严重性。

对于患有严重 PCP 的儿童,建议诊断确定后尽早(72 小时内)服用糖皮质激素。小儿的泼尼松推荐剂量为第 1~5 天每天 2 次口服 1mg/kg,第 6~10 天每天 2 次口服 0.5mg/kg,第 11~21 天每天 1 次口服 0.5mg/kg。

(二)安全性监护

1. 糖皮质激素应用于 PCP 的药理学基础　PCP 患者使用药物治疗卡氏肺孢菌 2~3 天,呼吸系统症状会加剧恶化,可能是由于卡氏肺孢菌被杀死而引起肺部炎症,糖皮质激素可以有助于更好地控制炎症,降低 HIV 感染的 PCP 患者的死亡率和氧合恶化,减少对辅助机械通气的需求。

2. PCP 患者使用糖皮质激素的定位与原则　非 HIV 感染的 PCP 患者及呼吸衰竭患者不推荐糖皮质激素作为常规辅助用药。来自 6 项随机对照试验的荟萃分析证据表明,在中至重度 PCP 的 HIV 阳性患者中,糖皮质激素辅助治疗可提高患者的生存率。因此,糖皮质激素辅助治疗用于当前指南强烈推荐的中至重度 PCP 的 HIV 阳性患者。在非 HIV 感染的 PCP 患者中缺乏干预试验,并且几个回顾性观察的结果是相互矛盾的,大多数报道病例数少,并且大多数研究的糖皮质激素治疗剂量不同且疗程未报告,关于 PCP 严重程度的不同定义及关于基础疾病和血液恶性肿瘤的队列研究存在相当大的异质性。此外,这些研究中的一些研究之间可能存在相当多的相同患者。对 139 名非 HIV 感染 -ICU 重度 PCP 患者的汇总分析首次采用多变量统计,结果显示大剂量 GC 治疗 [> 1mg/(kg · d)] 是 ICU 死亡率的独立预测因素,但与 ICU 获得性感染的发生率无关。因此,糖皮质激素作为常规辅助用药不推荐用于非 HIV 感染的 PCP 患者及呼吸衰竭患者。

糖皮质激素主要用于辅助患者通气、严重低氧血症的 HIV 感染者,即初始动脉血氧分压< 70mmHg 或肺泡动脉血氧梯度> 35mmHg 的患者。

(三)依从性监护

1. 口服给药时多数患者需要提高依从性,主要包括给药时间应尽量固定、规律,给药剂量准确,给药疗程和减量规则要遵从医嘱等。

2. 治疗中应告知患者注意一些激素类药物相关的不良反应表现,特别是在联合应用多种抗结核药物时,有可能不良反应是两类药物共同作用的结果,有变化或有疑问时应及时向医药专业人员咨询。

(四)适宜性监护

糖皮质激素在 PCP 治疗过程中存在两面性,因而需要参考患者的氧合指标使用。①明确用药指征,参考氧合指标;②谨慎确定用量和疗程,不可突然停药,严格遵循逐渐停药的原则,注意激素停用综合征、症状反跳等;③选用对水、电解质影响小的制剂;④密切观察临床反应,及时监测水、电解质平衡及肾上腺皮质功能,尤其要注意低血钾的发生,必要时补充氯化钾,定期检查血压、体重,如出现水肿或有明显的体态变化应考虑尽早停药;⑤联合抗真菌药治疗。

(五)用药教育

1. 对于 PCP 患者的用药教育主要针对口服给药,因为常用的激素给药途径为口服给药,但特殊病情阶段为静脉或其他给药途径。口服激素的 PCP 患者,其用药教育应当与患者同服的抗卡氏肺孢菌药物一同进行。

2. 用药教育的重点是提高患者正确的用药依从性及不良反应自我观察和报告主动性。

案例分析

案例：患者，女，37岁，因"双下肢皮肤瘀点、瘀斑2天"于2015年10月8日入院。查体示躯干及四肢皮肤可见密集的瘀点、瘀斑。白细胞计数$9.88×10^9$/L，中性粒细胞计数$9.44×10^9$/L，血红蛋白116g/L，PLT $3×10^9$/L；骨髓活检示巨核细胞增生性血小板减少症。诊断为原发性免疫性血小板性减少症（ITP）。2015年10月8—12日给予甲泼尼龙500mg+免疫球蛋白20g q.d.×5天冲击治疗。2015年10月13日复查PLT $4×10^9$/L，四肢皮肤瘀点、瘀斑无好转，并出现口腔血疱、月经量多、肉眼血尿，改用甲泼尼龙40mg iv.gtt q.d.+环孢素100mg iv.gtt q.12h.治疗。2015年10月15日血小板为$5×10^9$/L，外周血淋巴亚群示B细胞占42.0%，加用小剂量利妥昔单抗（100mg iv.gtt q.w.×4次）。2015年10月25日PLT $48×10^9$/L，皮肤及黏膜出血基本消失。2015年10月29日PLT升至$149×10^9$/L出院，出院后继续甲泼尼龙10mg p.o. q.d.+环孢素75mg p.o. q.12h.维持治疗。2015年11月5日复查PLT正常，淋巴细胞亚群示B细胞为0。2015年12月18日患者出现发热，体温38.0℃，偶咳嗽、咳痰，无畏寒、寒战。外院CT示双肺弥漫性模糊影，给予头孢菌素类抗感染治疗后无好转，并出现活动后气促、胸闷。2015年12月23日再次收入院。查体示呼吸40~50次/min，心率115次/min，血氧饱和度90%。双肺呼吸音粗，未闻及干、湿啰音。动脉血气分析示PaO_2 83mmHg，吸室内空气。胸部CT示双肺的透亮度减低伴弥漫性磨玻璃样改变。C反应蛋白（CRP）＞200mg/L，血沉65mm/h，G试验（+），淋巴细胞亚群B细胞为0.3%，PCT、结核感染T细胞检测（T-spot）、GM试验、病毒系列相关检查均阴性；多次血培养、真菌培养、痰涂片均阴性。予头孢哌酮钠舒巴坦钠、卡泊芬净、阿昔洛韦联合抗感染无好转。2015年12月25日患者的呼吸困难、低氧血症加重，高流量面罩吸氧状况下PaO_2 61mmHg，予气管插管呼吸机辅助通气，并转入ICU。诊断为PCP，予复方磺胺甲噁唑（TMP-SMZ）1.6g p.o. q.8h.及卡泊芬净50mg iv.gtt q.d.抗PCP，甲泼尼龙40mg iv.gtt b.i.d.（5天后减量为40mg iv.gtt q.d.）减轻肺部炎症渗出，治疗2周后呼吸困难、氧合逐渐改善并成功撤机拔管。2016年1月10日复查CT双肺病灶密度较前增高，考虑PCP进展形成网格部分实变、纤维化，但患者的呼吸困难逐渐改善，证明诊断与治疗方案有效，甲泼尼龙再次加量为40mg iv.gtt b.i.d.，5天后逐渐减量，1个月内激素逐渐减停，病情稳定出院，出院后继续口服TMP-SMZ 0.8g p.o. b.i.d.。2016年4月23日复查胸部CT肺部感染病灶基本吸收。

　　分析: 本例患者先后有 2 次入院,均使用 GC。第 1 次入院诊断为 ITP,治疗上先用甲泼尼龙与免疫球蛋白联合冲击治疗效果不佳;后改用甲泼尼龙联合环孢素并加用小剂量利妥昔单抗方起效。第 2 次因发热、抗感染无效入院,病情发展快,入院时已胸闷、气促、心率加快、呼吸困难伴缺氧,很快就依靠气管插管、机械通气治疗;诊断为 PCP,予以 TMP-SMZ 及卡泊芬净抗感染治疗的同时给予甲泼尼龙 2 周,剂量从大逐渐减量。患者第 2 次入院时,氧饱和度已经降至 90%、氧分压降至 83%,使用激素的指征和时机符合上述原则;给药剂量从甲泼尼龙 40mg iv.gtt b.i.d. 起始,后续根据病情调整,并逐渐减量直至 1 个月内停药,也符合上述推荐的用法用量。患者最终取得较好的治疗效果,并未产生明显的激素相关不良反应。进一步体现出 PCP 患者在急性炎症缺氧的情况下规范应用糖皮质激素的必要性。

（张文静　王　卓）

参 考 文 献

[1] 任正洪. 2005~2011 年我国肺结核发病的时间流行病学特征及趋势. 中国卫生统计, 2013, 30(2): 158-161.

[2] 中华医学会, 中华医学会杂志社, 中华医学会全科医学分会, 等. 肺结核基层诊疗指南（2018 年）. 中华全科医师杂志, 2019, 18(8): 709-717.

[3] SCHUTZ C, DAVIS A G, SOSSEN B, et al. Corticosteroids as an adjunct to tuberculosis therapy. Expert review of respiratory medicine, 2018, 12(10): 881-891.

[4] ALZEER A H, FITZGERALD J M. Corticosteroids and tuberculosis: risks and use as adjunct therapy. Tuberculosis, 1993, 74(1): 6-11.

[5] TAI DESSMON Y H. Pharmacologic treatment of SARS: current knowledge and recommendations. Annals academy of medicine singapore, 2007, 36(6): 438-443.

[6] 北京协和医院 SARS 联合攻关组. 北京协和医院严重急性呼吸综合征（SARS）诊疗指南（草案）. 基础医学与临床, 2003, 23(3): 225-228.

[7] 王四海, 陈杭薇, 邢红霞. 重症 SRAS 1 例. 中国全科医学, 2003, 6(7): 569.

[8] 中国中西医结合学会传染病专业委员会. 人禽流感中西医结合诊疗专家共识. 中华传染病杂志, 2016, 34(11): 641-647.

[9] LOUISE L, CHAMIRA R, JO L-B, et al. Corticosteroids as adjunctive therapy in the treatment of influenza. The cochrane database of systematic reviews, 2019, 2(2): CD010406.

[10] 顾雪峰, 沈宏韬, 邵传利, 等. 人高致病性 H_5N_1 亚型禽流感一例临床报告. 中华急诊医学杂志, 2007, 16(10): 1077-1080.

[11] 手足口病诊疗指南（2018 年版）. [2021-10-10]. http://www.gov.cn/fuwu/2018-05/22/

content_5292586.htm.

[12] 陈贤楠,卓志强.关于手足口病患儿使用糖皮质激素治疗的问题及答复.中华儿科杂志,2008,46(8):640.

[13] National insitutes of health-university of california expert panel for corticosteroids as adjunctive therapy for pneumocystis pneumonia. Consensus statement on the use of corticosteroids as adjunctive therapy for pneumocystis pneumonia in the acquired immunodeficiency syndrome. The New England journal of medicine, 1990, 323(21):1500-1504.

[14] 王瑜琼,黄琳娜,詹庆元.肺孢子菌肺炎诊断方法的研究进展.中华结核和呼吸杂志,2020,43(10):878-880.

第九章　糖皮质激素在消化系统疾病治疗中的药学监护

第一节　炎性肠病

一、疾病简介

炎性肠病（inflammatory bowel disease，IBD）为累及回肠、直肠、结肠的一种特发性肠道炎症性疾病，临床表现为腹泻、腹痛，甚至可有血便。本病包括溃疡性结肠炎（ulcerative colitis，UC）和克罗恩病（Crohn's disease，CD）。溃疡性结肠炎是结肠黏膜层和黏膜下层的连续性炎症，疾病通常先累及直肠，逐渐向全结肠蔓延。克罗恩病可累及全消化道，为非连续性全层炎症，最常累及的部位为末端回肠、结肠和肛周。

（一）流行病学

我国 2012—2013 年的流行病学资料显示，黑龙江省大庆市的 IBD 的年龄标化发病率为 1.77/10 万，广东省中山市为 3.14/10 万。IBD 在我国仍属少见病，但近 20 余年来其就诊人数呈快速上升的趋势。

（二）病因及发病机制

IBD 的病因及发病机制尚未完全明确，已知肠道黏膜免疫系统异常反应导致的炎症反应在 IBD 发病中起重要作用，认为是由多种因素相互作用所致，主要包括环境、遗传、感染和免疫因素。

（三）临床表现

1. UC　最常发生于青壮年期，发病的高峰年龄为 20~49 岁，男、女性别差异不明显。临床表现为持续或反复发作的腹泻、黏液脓血便伴腹痛、里急后重和不同程度的全身症状，病程多在 6 周以上，可有皮肤、黏膜、关节、眼、肝胆等肠外表现。黏液脓血便是 UC 最常见的症状。结肠镜下 UC 病变多从直肠开始，呈连续性、弥漫性分布。肠外表现包括关节损伤（如外周关节炎、脊柱关节炎等）、皮肤黏膜表现（如口腔溃疡、结节性红斑和坏疽性脓皮病）、眼部病变（如虹膜炎、巩膜炎、葡萄膜炎等）、肝胆疾病（如脂肪肝、原发性硬化性胆管炎、胆石症）、血栓栓塞性疾病等。

2. CD　最常发生于青年期，发病的年龄高峰为 18~35 岁，男性略多于女性。临床表现呈多样化，包括消化道表现、全身性表现、肠外表现和并发症。消化道表现主要有腹泻和腹痛，可有血便；全身性表现主要有体重减轻、发热、食欲缺乏、疲劳、贫血等，青少年患者可见生长发育迟缓；肠外表现与 UC 相似；并发症常见的有瘘管、腹腔脓肿、肠腔狭窄和肠梗阻、肛周病变（如肛周脓肿、肛周瘘管、肛门软纤维瘤、肛裂等），较少见的有消化道大出血、肠穿孔，病程长者可发生癌变。早期 CD 在内镜下表现为阿弗他溃疡，随着疾病进展，溃疡可逐渐增大、加深，彼此融合形成纵行溃疡。CD 病变在内镜下多为非连续性改变，病变间的黏膜可完全正常。其他常见的内镜下表现为"卵石征"、肠壁增厚伴不同程度的狭窄、团簇样息肉增生等；少见直肠受累和 / 或瘘管开口、环周及连续性病变。小肠镜下的 CD 病变特征与结肠镜所见相同。少部分 CD 病变可累及食管、胃和十二指肠，但一般很少单独累及。病理特点：①节段性或者局灶性病变；②融合的纵行线性溃疡；③卵石样外观，瘘管形成；④肠系膜脂肪包绕病灶；⑤肠壁增厚和肠腔狭窄等特征。

（四）实验室检查

1. UC　强调粪便常规检查和培养不少于 3 次。根据流行病学特点，进行排除阿米巴肠病、血吸虫病等的相关检查。常规检查包括血常规、血清白蛋白、电解质、红细胞沉降率（ESR）、C 反应蛋白（CRP）等。有条件的单位可行粪便钙卫蛋白和血清乳铁蛋白等检查作为辅助指标。

2. CD　评估患者的炎症程度和营养状况等。初步的实验室检查应包括血常规、CRP、ESR、血清白蛋白等，有条件者可做粪便钙卫蛋白检测。抗酿酒酵母菌抗体（anti-saccharomyces cerevisia antibody，ASCA）或抗中性粒细胞胞质抗体（antineutrophil cytoplasmic antibody，ANCA）不作为 CD 的常规检查。部分腹泻患者推荐 *C. diff* 检测。对于拟行激素、免疫抑制剂或生物制剂治疗的患者，需要常规筛查病毒性乙型肝炎和结核分枝杆菌感染等指标。

（五）诊断

诊断炎性肠病的主要手段包括病史采集、体格检查、实验室检查、影像学检查、内镜检查和组织细胞学特征。

1. UC　黏液脓血便是 UC 最常见的症状。不超过 6 周病程的腹泻需要与多数感染性肠炎相鉴别，结肠镜检查并黏膜活检是 UC 的主要诊断依据。

2. CD　腹泻、腹痛、体重减轻是 CD 的常见症状，如有这些症状出现，特别是年轻患者，要考虑本病的可能性；如伴肠外表现和 / 或肛周病变，则高度疑为本病。肛周脓肿和肛周瘘管可为少部分 CD 患者的首诊表现。结肠镜检查和黏膜组织活检应列为 CD 诊断的常规首选检查。内镜下黏膜活检的诊断包括局灶性慢性炎症、局灶性隐窝结构异常和非干酪样肉芽肿。

二、治疗原则和药物治疗方案

(一)IBD 的治疗原则

诱导并维持临床缓解及黏膜愈合,防治并发症,改善患者的生命质量;加强对患者的长期管理。

(二)UC 的药物治疗

1. 活动期治疗　治疗方案的选择建立在对病情进行全面评估的基础上。主要根据病情活动性的严重程度、病变累及的范围和疾病类型(复发频率、既往对治疗药物的反应、肠外表现等)制订治疗方案。治疗过程中应根据患者对治疗的反应及对药物的耐受情况随时调整治疗方案。

(1)轻度 UC

1)氨基水杨酸制剂:是治疗轻度 UC 的主要药物,包括传统的柳氮磺吡啶(sulfasalazine,SASP)和其他各种不同类型的氨基水杨酸制剂。

2)激素:对氨基水杨酸制剂治疗无效者,特别是病变较广泛者可改用口服全身用激素。

(2)中度 UC

1)氨基水杨酸制剂:仍是主要药物。

2)激素:足量氨基水杨酸制剂治疗后(一般为 2~4 周)症状控制不佳者,尤其是病变较广泛者应及时改用激素。按泼尼松 0.75~1mg/(kg·d)(其他类型的全身用激素的剂量按相当于上述泼尼松剂量折算)给药,达到症状缓解后开始逐渐缓慢减量至停药,注意快速减量会导致早期复发。

3)硫唑嘌呤类药物:包括硫唑嘌呤(azathioprine)和巯嘌呤(mercaptopurine,6-MP),适用于激素无效或依赖者。

4)沙利度胺:适用于难治性 UC 的治疗,但由于国内外均为小样本临床研究,故不作为首选治疗药物。

5)英夫利西单抗(infliximab,IFX):当激素和上述免疫抑制剂治疗无效或激素依赖或不能耐受上述药物治疗时,可考虑 IFX 治疗。国外研究已肯定其疗效。

对病变局限在直肠或直肠乙状结肠者,强调局部用药(病变局限在直肠用栓剂、局限在直肠乙状结肠用灌肠剂),口服与局部用药联合应用疗效更佳。局部用药有美沙拉秦栓剂。激素如氢化可的松琥珀酸钠(禁用酒石酸制剂)每晚 100~200mg;布地奈德泡沫剂 2mg/ 次,1~2 次 /d,适用于病变局限在直肠者,布地奈德的全身不良反应少。

（3）重度 UC：病情重、发展快，处理不当会危及生命。应收治入院，予积极治疗。

1）一般治疗：包括补液、补充电解质；合并艰难梭菌（ C. diff ）或巨细胞病毒（CMV）感染的处理；注意忌用止泻药、抗胆碱药、阿片类制剂、NSAID 等，以避免诱发结肠扩张；对中毒症状明显者可考虑静脉使用广谱抗菌药物。

2）静脉用糖皮质激素：为首选治疗。甲泼尼龙 40~60mg/d 或氢化可的松 300~400mg/d，剂量加大不会增加疗效，但剂量不足会降低疗效。

3）需要转换治疗的判断与转换治疗方案的选择：在静脉使用足量激素治疗 3 天仍然无效时应转换治疗方案。所谓"无效"除观察排便频率和血便量外，宜参考全身状况、腹部体格检查、血清炎症指标进行判断。判断的时间点定为"约 3 天"是欧洲克罗恩病和结肠炎组织（European Colitis and Crohn's Organization，ECCO）和亚太共识的推荐，宜视病情严重程度和恶化倾向，亦可适当延迟。

转换治疗方案有两大选择，一是转换药物治疗，包括①环孢素（cyclosporine，CsA）2~4mg/（kg·d）静脉滴注；②他克莫司；③英夫利西单抗是重度 UC 患者较为有效的挽救治疗措施。转换药物治疗 4~7 天无效者应及时转手术治疗。二是立即手术治疗。

4）血栓的预防和治疗：建议可考虑预防性应用低分子量肝素降低血栓形成风险。

5）合并机会性感染的治疗：重度 UC 患者特别是发生激素无效时要警惕机会性感染，一旦合并 C. diff 感染和 CMV 结肠炎，应给予积极的药物治疗。治疗 C. diff 感染的药物有甲硝唑和万古霉素等。治疗 CMV 结肠炎的药物有更昔洛韦和膦甲酸钠等。

2. 维持治疗　激素不能作为维持治疗药物。维持治疗药物的选择视诱导缓解时的用药情况而定，可选的药物包括氨基水杨酸制剂（3~5 年或长期维持）、硫嘌呤类药物、IFX 及其他肠道益生菌和中药。

（三）CD 的药物治疗

1. 活动期治疗　治疗方案的选择建立在对病情进行全面评估的基础上。开始治疗前应认真检查有无全身或局部感染，特别是使用全身用激素、免疫抑制剂或生物制剂者。治疗过程中应根据对治疗的反应和对药物的耐受情况随时调整治疗方案。

（1）一般治疗

1）必须要求患者戒烟。

2）营养支持：CD 患者常见营养不良，对重症患者可予营养支持治疗，首选肠内营养，不足时辅以肠外营养。

（2）药物治疗方案的选择：根据疾病活动严重程度及对治疗的反应选择治疗方案。

1）轻度活动期 CD 的治疗：主要治疗原则是控制或减轻症状，尽量减少治疗药物对患者造成的损伤。氨基水杨酸制剂适用于结肠型、回肠型和回结肠型。对于病变局限在回肠末端、回盲部或升结肠者，布地奈德的疗效优于美沙拉秦。对上述治疗无效的轻度活动期 CD 患者视为中度活动期 CD，按中度活动期 CD 处理。

2）中度活动期 CD 的治疗：激素是最常用的治疗药物。病变局限于回盲部者，为减少全身用激素的相关不良反应，可考虑布地奈德，但该药对中度活动期 CD 的疗效不如全身用激素。激素无效或激素依赖时加用硫嘌呤类药物或甲氨蝶呤。抗 TNF-α 单克隆抗体用于激素和上述免疫抑制剂治疗无效或激素依赖者或不能耐受上述药物治疗者。沙利度胺对儿童及成人难治性 CD 有效，可用于无条件使用抗 TNF-α 单克隆抗体者。

3）重度活动期 CD 的治疗：重度患者的病情严重、并发症多、手术率和病死率高，应及早采取积极有效的措施处理。确定是否存在并发症，局部并发症如脓肿或肠梗阻，全身并发症如机会性感染。强调通过细致的检查尽早发现并给予相应的处理。全身用激素口服或静脉给药，剂量相当于泼尼松 $0.75\sim1mg/(kg \cdot d)$。抗 TNF-α 单克隆抗体视情况，可在激素无效时应用，亦可一开始就应用。激素或传统治疗无效者可考虑手术治疗。"病情难以控制"者（指患者在短时间内出现复发而需要重复激素治疗或发生激素依赖，或在较短时间内需行肠切除术等预后不良的表现）主要包括两种选择，即激素联合免疫抑制剂（硫嘌呤类药物或甲氨蝶呤），或直接予抗 TNF-α 单克隆抗体（单独应用或与硫唑嘌呤联用）。

营养治疗应作为重要的辅助手段，轻度患者可考虑全肠内营养作为一线治疗。

2. 药物诱导缓解后的维持治疗　应用激素或生物制剂诱导缓解的 CD 患者往往需继续长期使用药物，以维持撤离激素后的临床缓解。激素依赖的 CD 是维持治疗的绝对指征。其他情况宜考虑维持治疗，包括重度 CD 药物诱导缓解后、复发频繁的 CD、临床上有被视为"病情难以控制"的高危因素等。

激素不应用于维持缓解。用于维持缓解的主要药物有氨基水杨酸制剂、硫嘌呤类药物或甲氨蝶呤、抗 TNF-α 单克隆抗体。

（四）激素应用

1. 泼尼松 $0.75\sim1mg/(kg \cdot d)$（其他类型的全身用激素的剂量按相当于上述剂量折算），再增加剂量对提高疗效无明显作用，反而会增加不良反应。

2. 布地奈德口服 3mg/ 次，3 次 /d；一般在 8~12 周临床缓解后改为 3mg/ 次，

2次/d。延长疗程可提高疗效,但超过9个月则再无维持作用。该药为局部作用激素,全身不良反应显著少于全身用激素。

三、药 学 监 护

(一)有效性监护

1. UC 的疗效标准　结合临床症状和内镜检查作为疗效判断标准。完全缓解是指完全无症状(排便次数正常且无血便和里急后重)伴内镜复查见黏膜愈合(肠黏膜正常或无活动性炎症)。

(1)临床疗效评定:①缓解,即临床症状消失,结肠镜复查见黏膜大致正常或无活动性炎症;②有效,即临床症状基本消失,结肠镜复查见黏膜轻度炎症;③无效,即临床症状、结肠镜复查均无改善。

(2)改良 Mayo 评分:评分≤2分且无单个分项评分>1分为临床缓解,3~5分为轻度活动,6~10分为中度活动,11~12分为重度活动。有效定义为评分相对于基线值的降幅≥30%及≥3分,而且便血的分项评分降幅≥1分或该分项评分为0或1分。

(3)与糖皮质激素治疗相关的特定疗效评价

1)激素无效:经相当于泼尼松剂量达0.75~1mg/(kg·d)治疗超过4周,疾病仍处于活动期。

2)激素依赖:①虽能维持缓解,但激素治疗3个月后,泼尼松仍不能减量至10mg/d;②在停用激素3个月内复发。

2. CD 的疗效标准

(1)与药物治疗相关的疗效评价:将克罗恩病疾病活动指数(CDAI)作为疗效判断的标准。

1)疾病活动:CDAI≥150分者为疾病活动期。

2)临床缓解:CDAI<150分作为临床缓解的标准。缓解期停用激素称为撤离激素的临床缓解。

3)有效:CDAI下降≥100分(亦有以≥70分为标准)。

4)复发:经药物治疗进入缓解期后,CD 的相关临床症状再次出现,并有实验室炎症指标、内镜检查和影像学检查的疾病活动证据。

(2)与激素治疗相关的特定疗效评价:激素无效和激素依赖的定义与对 UC 患者的评定相同。

(二)安全性监护

1. 注意糖皮质激素的相关不良反应,可酌情采取如下措施:低钠、高钾、高蛋白饮食;补充钙剂和维生素 D;加服预防消化性溃疡及出血等不良反应的药物;监测血糖血压,必要时对症处理。

2. 如合并感染应同时应用抗菌药物以防感染扩散及加重。

3. 不可自行骤减或突然停药。达到症状完全缓解后开始逐步减量,每周减 5mg,减至 20mg/d 时每周减 2.5mg 至停用,快速减量会导致早期复发。

(三)依从性监护

参照第二章第三节。

(四)适宜性监护

若患者合并以下情况,则尽量避免使用糖皮质激素:对糖皮质激素类药物过敏;严重的精神疾病病史;癫痫;活动性消化性溃疡;新近胃肠吻合术后;骨折;创伤修复期;单纯疱疹性角、结膜炎及溃疡性角膜炎、角膜溃疡;严重高血压;严重糖尿病;未能控制的感染(如水痘、真菌感染);活动性肺结核;较严重的骨质疏松;妊娠初期及产褥期;寻常性银屑病。

(五)用药教育

1. 注意遵医嘱用药,于早餐后服用糖皮质激素,不可自行调整剂量或停药,快速减量会导致早期复发。

2. 因激素可能需要服用 2~3 个月,按时服用护胃药及适当补充维生素 D 和钙片以预防相关不良反应。可适当多食含钙、钾丰富的食物,避免高脂、高糖饮食。

3. 定期门诊随访评估病情,调整治疗方案,定期监测血压、血脂、血糖等指标。

4. 平时注意观察排便等情况,若出现特殊不适,及时就诊。

案例分析

案例:患者,女,21 岁,身高 164cm,体重 47kg,以"反复脐周疼痛伴排便异常 3 年余,加重 5 个月"为主诉。3 年前无明显诱因出现脐周闷痛,呈间歇性,伴排黄色稀便,4~5 次/d,量少,偶呈黏液便,未予重视及规律诊治。5 个月前感脐周疼痛较前加重,6 天前患者出现发热,最高体温达 38.7℃,腹痛及腹泻性质同前。查血常规示白细胞计数 15.33×10^9/L,中性粒细胞百分比 84.2%,血红蛋白量(HBG)91g/L。为进一步诊治收住入院。自发病以来精神、食欲差,大便 4~5 次/d,小便正常,5 个月来体重减轻 10kg 左右。入院查体呈轻度贫血面容,腹稍膨隆,腹紧,左下腹轻压痛、无反跳痛,脐左下方可触及一 5cm 左右大小的包块,质硬,表面光滑,活动度差,边界不清。查 ESR 示 52mm/h,CRP 78.00mg/L,PCT 0.58ng/ml。小肠杯状细胞 IgG 抗体阳性。小肠磁共振+增强示中下腹的小肠肠壁呈弥漫性增厚,周围脂肪间隙、肠系膜及腹膜后多发淋巴结,考虑克罗恩病;病变肠管紧贴腹壁,部分呈包裹样。小肠镜示回肠末端可见多处线状溃疡灶,周围黏膜充血水肿,可见多处息肉样增生;

回肠口侧端可见充血、血肿,纵行溃疡,假息肉,卵石样黏膜隆起;自回肠近端起黏膜充血水肿,散在纵行溃疡,肠腔狭窄,考虑克罗恩病。入院诊断为克罗恩病、腹腔脓肿。予美罗培南抗感染、短肽类肠内营养混悬液支持治疗、美沙拉秦缓释片抗感染,感染控制后予以甲泼尼龙琥珀酸钠 40mg iv.gtt. q.d. 诱导缓解,5 天后改口服泼尼松 20mg b.i.d. 并加用硫唑嘌呤片 50mg q.d.,3 天后病情好转,带药出院继续治疗,后续门诊随访,调整用药剂量。

　　分析:患者为青年女性,BMI 17.47kg/m²,病史 3 年余,表现为反复脐周疼痛伴排便异常,小肠磁共振及小肠镜支持克罗恩病的诊断。按蒙特利尔 CD 表型分类法进行分型,患者的发病年龄为 18 岁,病变部位位于回肠,为非穿透型,无肛周病变,为 A2L1B1 型。评估为中度活动期。因同时合并腹腔脓肿,即予抗感染的同时先采用肠内营养治疗,并予静脉激素诱导缓解后予口服激素并免疫抑制剂继续治疗。门诊随访,逐渐减少醋酸泼尼松的剂量直至停药,后续硫唑嘌呤维持治疗。

第二节　嗜酸细胞性胃肠炎

一、疾 病 简 介

　　嗜酸细胞性胃肠炎(eosinophilic gastroenteritis,EG)是一种以外周血嗜酸性粒细胞增多为特征,胃和肠道嗜酸性粒细胞浸润为特点的胃肠道疾病。

(一)流行病学

　　关于 EG 患病率的数据有限。据 2009 年报道,美国的 EG 患病率为每 22~28/10 万。EG 可累及任何年龄的患者,但通常存在于 20~50 岁的患者中,发病的高峰年龄为 20~30 岁。据报道,男性发病略多于女性。

(二)病因及发病机制

　　病因不明,目前也尚未充分认识 EG 的发病机制,但多种流行病学特征和临床特征提示其可能与过敏有关。此外,EG 患者的血清 IgE 水平升高。虽然食物过敏在 EG 中的作用没有像在嗜酸细胞性食管炎中那样明确,但几项报告提示食物暴露可活化并驱动 EG 中的 IL-5+Th2 细胞分化,导致胃肠道中的嗜酸性粒细胞增多。趋化因子家族中的嗜酸性粒细胞活化趋化因子似乎对抗原激发导致的嗜酸性粒细胞募集进入胃肠道起到核心作用。

(三)临床表现

　　EG 患者从食管到结肠的整个胃肠道都可受累,缺乏特异性临床表现,临床特征与嗜酸性粒细胞浸润肠道的部位、范围和深度有关,一般分为弥漫型和局限型 2 型。

1. 弥漫型　多见于 30~50 岁，男性略多于女性，病程可长达数十年。80% 的患者有胃肠道症状，主要表现为上腹部痉挛性疼痛，伴恶心、呕吐、发热，发作无明显的规律性，可能与某些食物有关，用抗酸解痉剂不能缓解，但可自行缓解。①嗜酸性粒细胞性胃肠炎浸润以黏膜为主者多出现上消化道出血、腹泻、吸收不良、肠道蛋白丢失、低蛋白血症、缺铁性贫血及体重减轻等。80% 的患者外周血嗜酸性粒细胞增高，血清蛋白降低，D- 木糖耐量试验异常。X 线胃肠钡餐检查正常或显示黏膜水肿征。内镜检查可见黏膜充血、水肿或糜烂。活检有嗜酸性粒细胞浸润。②嗜酸性粒细胞性胃肠炎浸润以肌层为主者引起胃、小肠壁显著增厚、僵硬，患者往往出现幽门梗阻或小肠不完全性梗阻的症状及体征。X 线胃肠钡餐检查显示幽门狭窄、蠕动减少或胃窦多个息肉样充盈缺损。诊断靠胃、小肠活检可见广泛成熟的嗜酸性粒细胞浸润到黏膜下，并通过肌层向浆膜层延伸。③嗜酸性粒细胞性胃肠炎浸润以浆膜下层为主者常可发生腹水或胸腔积液，其中含大量嗜酸性粒细胞。剖腹探查常见小肠浆膜增厚及嗜酸性粒细胞浸润。胃浆膜病变也可见到类似改变。

2. 局限型　多见于 40~60 岁，男、女的发病率无明显差别。主要症状为上腹部痉挛性疼痛、恶心、呕吐，起病较急，病程较短。患者的过敏史不明显，外周血象仅少数有嗜酸性粒细胞增多。X 线胃肠钡餐造影可显示胃窦增厚、僵硬、胃窦部狭窄，可有光滑圆形或卵圆形及分叶状充盈缺损，类似于肿瘤。内镜检查见有息肉样肿块，黏膜充血、水肿，易误诊为肿瘤或克罗恩病。活检组织检查可见大量嗜酸性粒细胞浸润。

（四）实验室检查

可通过血常规、血生化等检查了解白细胞及嗜酸性粒细胞水平，检测出患者是否出现外周血嗜酸性粒细胞增多、缺铁性贫血、血清白蛋白降低、血 IgE 增高、血沉增快等现象。

（五）诊断

主要根据临床表现、血象、放射学和内镜加病理检查结果进行诊断。

1. Talley 标准

（1）存在胃肠道症状。

（2）活检病理显示从食管到结肠的胃肠道有 1 个或 1 个以上部位的嗜酸性粒细胞浸润，或有放射学结肠异常伴周围嗜酸性粒细胞增多。

（3）除外寄生虫感染和胃肠道以外的嗜酸性粒细胞增多的疾病，如结缔组织病、嗜酸性粒细胞增多症、克罗恩病、淋巴瘤、原发性淀粉样变性、Menetrier 病等。

2. Leinbach 标准

（1）进食特殊食物后出现胃肠道症状和体征。

（2）外周血嗜酸性粒细胞增多。

（3）组织学证明胃肠道有嗜酸性粒细胞增多或浸润。

二、治疗原则和药物治疗方案

本病的治疗原则是去除变应原，抑制变态反应和稳定肥大细胞，达到缓解症状、清除病变的目的。控制饮食，对于确定的或可疑的过敏食物或药物应立即停止使用。

1. 膳食疗法　对于有症状或存在吸收不良的患者，可首先尝试经验性膳食剔除疗法（6种食物膳食剔除疗法）或要素膳。经验性膳食剔除疗法包括避免食用在人群中最常引起速发型超敏反应的食物。在6种食物膳食剔除疗法中，必须回避的具体食物包括大豆、小麦、蛋、奶、花生/木本坚果，以及鱼/甲壳类动物。如果发现有环境变应原史，应在膳食治疗的同时针对这些情况进行处理。

患者在食用不含抗原的食物、避免变应原的同时应确保膳食提供充足的营养，如果患者需要忌口含钙和维生素D的食物，则可能有必要使用维生素补充剂。根据患者的症状和外周血嗜酸性粒细胞增多的变化，对患者开始膳食治疗4~6周。此外，患者可能存在导致外周血嗜酸性粒细胞增多的其他过敏性疾病（如特应性皮炎、哮喘），这些疾病对膳食治疗无反应。当无法确定对治疗的反应和/或持续性疾病活动度时，建议重复进行1次内镜检查和活检。

2. 糖皮质激素　糖皮质激素为治疗EG的主要药物，其疗效良好且确切，可迅速缓解症状，并使外周血嗜酸性粒细胞计数（EOS）降至正常。有文献报道糖皮质激素治疗的缓解率可达90%，尤其是对浆膜型患者的激素治疗效果显著。糖皮质激素治疗的目的在于使用所需的最低剂量来改善严重的EG症状，而不是使用大剂量来控制组织嗜酸性粒细胞增多。糖皮质激素对本病有良好疗效，多数病例在用药后症状改善通常都出现在2周内，建议应在接下来用2周的时间将泼尼松的剂量迅速减少至停药。

一般口服泼尼松20~40mg/d，7~14天为1个疗程。对口服泼尼松无效的患者，应静脉给予等效剂量的糖皮质激素。若患者对静脉糖皮质激素治疗无效，则应仔细重新评估，以排除潜在感染或其他疾病。类固醇治疗的适当时间是未知数，易复发，往往需要长期治疗，但治疗需要个体化。

对于在初始发作后数月至数年出现周期性发作的患者，可再次采用短疗程的口服泼尼松治疗，剂量为20~40mg/d，随后迅速减量至停药。对于在泼尼松逐渐减量期间或减量后立即出现症状复发的EG患者，需进行长期、低剂量的泼尼松维持治疗（如5~10mg/d）。

对于存在远端病变的患者，使用回肠控释胶囊可能有效。据报道，已在累及胃窦和小肠的 EGE 患者中成功将口服常规糖皮质激素转换为布地奈德（非肠溶包衣）。

3. 色甘酸钠　作用机制是作为肥大细胞膜稳定剂，阻止其释放介质（包括组胺、血小板活化因子和白三烯）而发挥抗过敏作用。对短期和长期治疗 EG 有效，但也有研究报道不一致的结果。对糖皮质激素治疗无效或产生较严重的副作用者可改用色甘酸钠治疗。

4. 抗过敏药　酮替芬是一种抗组胺药和肥大细胞膜稳定剂，在小型病例系列研究中发现使用酮替芬可改善临床症状和组织嗜酸性粒细胞增多。成人使用酮替芬的起始剂量为每晚给予 1mg，然后增加至 2~4mg/d，持续使用 1~4 个月。

三、药 学 监 护

（一）有效性监护

嗜酸细胞性胃肠炎的症状改善表现为腹部痉挛性疼痛迅速消除、腹泻减轻和消失、外周血嗜酸性粒细胞降至正常水平。

1. 对于外周血嗜酸性粒细胞增多的患者，外周血嗜酸性粒细胞计数下降＞50% 可被视为有反应。

2. 对于不存在外周血嗜酸性粒细胞增多的患者，不能使用外周血嗜酸性粒细胞计数来监测膳食疗法的疗效。如果膳食治疗可成功缓解症状并减少外周血或组织嗜酸性粒细胞增多，则可缓慢地将忌口的食物重新添加回来，采取从变应原性最低到最高的方式依次逐级添加。

（二）安全性监护

参照第二章第二节。

（三）依从性监护

参照第二章第三节。

（四）适宜性监护

参照第九章第一节。

（五）用药教育

1. 对于膳食疗法依从性好的患者，应教育患者食用不含抗原的食物、避免变应原时，确保经验性膳食剔除疗法或要素膳须提供充足的营养，并给予必要的营养素补充。

2. 由于糖皮质激素的分泌具有昼夜节律性，若需长期、低剂量的泼尼松维持治疗患者，建议将 1 或 2 日的总药量在隔日早晨 1 次给予，此时正值激素的正常分泌高峰，对肾上腺皮质功能的抑制较小。

案例分析

案例：患儿，女，13 岁，因"腹痛 10 余天、腹胀 4 天"入院。入院前 10 余天无明显诱因出现阵发性上腹痛，无昼夜规律，无呕吐、腹泻，无呕血、黑便，无发热、皮疹、关节肿痛；4 天前出现腹胀，外院腹部 B 超提示腹腔大量积液，遂转诊至本院，门诊以"腹水待查"收住入院。既往史、个人史及家族史均无特殊。入院体格检查显示发育正常，营养中等，神志清楚，精神尚可；心肺检查无异常；腹膨隆、软，中下腹压痛（+），液波震颤（+），未触及包块，肝脾肋下未触及肿大，移动性浊音（+），肠鸣音 4 次 /min。入院后实验室检查示血常规白细胞计数 $14.06 \times 10^9/L$，中性粒细胞占比 33%，淋巴细胞占比 19%，嗜酸粒细胞占比 46%，嗜酸性粒细胞计数 $6.5 \times 10^9/L$，血红蛋白 117g/L，血小板计数 $350 \times 10^9/L$；尿常规、粪常规及隐血检查无异常；肝肾功能、淀粉酶、脂肪酶无异常；结核感染 T 细胞检测阴性；粪便寄生虫虫卵未检出；CRP 无异常；IL-6 4.24pg/ml；IgE 246IU/ml；变应原筛查显示尘螨 0.36kU/L，淡水鱼 3.2kU/L，蟹 1.8kU/L；IgG 8.82g/L，IgA 2.02g/L，IgM 1.42g/L，补体 C3 0.681g/L，补体 C4 0.179g/L，抗核抗体、抗双链 DNA 抗体均阴性；肿瘤标志物 CA125 140.2U/ml，余均无异常；腹水常规示比重 1.027 3，蛋白＞61.5g/L，有核细胞 $393 \times 10^6/L$，多核细胞 0.86，单核细胞 0.14；腹水腺苷脱氨酶、乳酸脱氢酶均无异常；腹水涂片阴性；腹水细菌培养阴性；腹水病理示较多量的 EOS。腹部 B 超示腹腔大量积液，余未见异常；全腹部 CT 平扫加增强示小肠及升结肠呈弥漫性病变，伴大量腹盆腔积液、多发稍大淋巴结，炎性肠病可能，食管下段壁增厚；骨髓细胞学检查示 EOS 比例增高；胃镜检查示浅表性胃炎（轻至中度）；病理示（食管）黏膜慢性炎，间质见少量 EOS 浸润，（胃窦）慢性轻至中度浅表性胃炎，间质见较多量的嗜酸性粒细胞浸润，（胃体）轻度慢性炎症；小肠镜检查示空肠散在多发性红斑点，性质待查；3 块不同部位的空肠组织行病理检查显示黏膜慢性炎，间质有较多量的 EOS、淋巴细胞及浆细胞浸润。诊断为 EG。入院后先予头孢哌酮舒巴坦抗感染、补液等处理，诊断明确后于入院第 10 天加用泼尼松口服抗感染、氯雷他定抗过敏等治疗，同时避免接触尘螨、淡水鱼、蟹。5 天后患儿的腹痛、腹胀明显缓解，复查外周血 EOS 为 0，复查腹部彩超提示腹水吸收。门诊随访复查外周血 EOS $0.1 \times 10^9/L$，CA125 47.2U/ml。随访至今 2 个月左右，病情无反复。

分析：该患儿的临床表现为腹痛、腹胀并腹水，外周血 EOS、血清总 IgE 均明显升高；变应原筛查对尘螨、淡水鱼、蟹过敏；腹水常规生化提示为渗出液，腹水细胞学检查见多量 EOS；骨髓细胞学检查提示 EOS 比例增加；黏膜活检亦提示多处肠道黏膜 EOS 浸润，故考虑系以浆膜病变为主的 EG。予口服泼尼松治疗约 5 天后症状明显得到缓解,同时复查血常规 EOS 降至正常,随访 2 个月未见反复。

第三节　自身免疫性胰腺炎

一、疾 病 简 介

自身免疫性胰腺炎(autoimmune pancreatitis, AIP)是一种特殊类型的慢性胰腺炎,具有独特的临床表现、影像学特点,由自身免疫介导,以胰腺肿大及胰管不规则狭窄为特征。

(一)流行病学

AIP 在全球范围内的发病率目前尚不明确。Ⅰ型 AIP 好发于老年人,多见于 60~70 岁的亚洲人群,男性多于女性,比率约为 2.85∶1。据报道 AIP 在日本的发病率约为 0.82/10 万。针对Ⅱ型 AIP,目前研究资料有限,Ⅱ型 AIP 好发于年轻人,以欧美人群多见,无明显的性别差异。

(二)病因及发病机制

AIP 的病因及发病机制不明。AIP 患者常伴有多种非特异性自身抗体异常表达,组织病理学可见大量淋巴细胞、浆细胞浸润,激素治疗有效,这些提示 AIP 的发生与自身免疫有关,多数报道认为与 T 细胞免疫的相关性大。

(三)临床表现

AIP 起病隐匿,其症状和体征缺乏特异性,多在腹部影像学检查时偶尔发现。AIP 最常见的临床症状是进行性加重的无痛性黄疸,常被误诊为胰腺癌或胆管癌;部分患者可表现为急性胰腺炎的症状和体征,即上腹痛、淀粉酶和脂肪酶升高;有些患者由于胰腺萎缩亦可呈现慢性胰腺炎的症状和体征,即脂肪泻和胰腺钙化。糖耐量异常或糖尿病是 AIP 的另一常见临床表现,发生率高达 50%~70%。查体可有皮肤、巩膜黄染,上腹部轻压痛等非特异性体征。AIP 的胰腺外症状随受累的器官不同,其临床表现也复杂多样,可表现为 Mikulicz's 综合征、涎腺炎、泪腺炎、硬化性胆管炎、炎性假瘤、甲状腺炎、肾小管间质性肾炎、腹膜后纤维化和炎性肠病等。

(四)实验室检查

AIP 的实验室检查主要包括以下几个方面:

1. 高 γ- 球蛋白血症及高 IgG4 血症　Ⅰ型 AIP 患者常有血清 γ- 球蛋白、总 IgG 尤其是 IgG4 水平升高。血清 IgG4 升高是 AIP 患者的特征性表现,不同研究报道 IgG4 的敏感性为 50%~90%;以 IgG4 高于正常值上限的 2 倍作为 AIP 的诊断依据,其准确性＞95%。但值得注意的是,IgG4 升高并非 AIP 特有，7%~10% 的胰腺癌患者和＞10% 的胆管癌患者的血清 IgG4 水平也可升高；且由于 AIP 的发病率远低于胰腺癌，血清 IgG4 对诊断 AIP 的阳性预测值很低，仅有血清 IgG4 水平升高不足以诊断 AIP。

2. 自身抗体阳性　40%~50% 的 I 型 AIP 患者自身抗体阳性，主要为抗转铁蛋白抗体（ALF）、抗碳酸酐酶 II 抗体（ACA-II）。这两种抗体被认为具有一定的器官特异性，前者来源于胰腺腺泡细胞，后者来源于导管上皮，两者诊断 AIP 的敏感性均超过 50%，但目前尚未广泛应用于临床。此外，还可有 ANA、类风湿因子（RF）阳性，而抗线粒体抗体（AMA）、抗 SS-A 抗体、抗 SS-B 抗体、抗平滑肌抗体（ASMA）等的阳性率则很低。II 型 AIP 患者的自身免疫抗体多为阴性。

3. 肝功能异常　胰腺肿大压迫胆管或伴有 IAC 时可出现以结合胆红素为主的血清总胆红素升高，伴不同程度的氨基转移酶升高。

4. 血清胰腺酶学改变　有报道 66% 的患者血清脂肪酶升高，多为轻度；18.7% 的患者血淀粉酶一过性升高。

5. 胰腺内、外分泌功能异常　有报道 18.6% 的 AIP 患者在发病前血糖升高，28.7% 在发病时升高；72% 的患者胰腺外分泌功能试验示 N- 苯甲酰 -L 酪氨酰 - 对氨基苯甲酸（简称 BT-PABA）降低。

6. 其他　部分患者出现血沉增快或 CRP、IgE、CA199 等指标升高，CA199 甚至可高于 1 000U/ml。激素治疗后通常可下降。

（五）诊断

诊断依据包括影像学、血清学、胰腺外器官情况、组织病理学和诊断性激素治疗 5 个方面。根据共识，对 AIP 的诊断应从影像学检查开始。如患者有典型的影像学表现，且有实验室检查或胰腺外受累的证据，即可诊断为 AIP；如影像学表现不典型，需除外胰腺癌，同时结合实验室检查、组织病理学证据作出诊断。如行诊断性激素治疗，必须除外胰腺癌，疗程不长于 2 周，复查影像学病变明显好转者支持 AIP 的诊断。

二、治疗原则和药物治疗方案

一般首选糖皮质激素治疗，初始剂量通常为泼尼松龙 0.6~1.0mg/（kg·d）或 30~40mg/d，服用 2~4 周后减量至 2.5~5.0mg/d，维持 6~12 个月。另一方案为泼尼松龙 40mg/d 连服 4 周，之后每周减量 5mg 直至停药。诱导治疗的总疗程一般应持续 12 周，并不推荐过于短期的（＜4 周）高剂量（激素 ≥ 20mg/d）类固醇激素诱导治疗。治疗期间通过监测血清 IgG4 及影像学复查评估疗效。

对难治性患者，激素的微型脉冲给药方案作为替代方案（甲泼尼龙 500mg 连服 3 天，休息 4 天，7 天为 1 个疗程，共 2 个疗程）诱导治疗的效果更好。

当糖皮质激素单药不能控制疾病进展或长期应用糖皮质激素因药物毒性

给患者带来较高的风险时,可行利妥昔单抗单药诱导治疗。但除利妥昔单抗外,硫嘌呤类等其他免疫调节剂单药治疗的效果较差。

诱导治疗的目的在于在实现快速缓解病况的同时尽可能避免激素的副作用。因此,基于患者的不同疾病状况,激素治疗应及时终止。

对某些疾病活动度较低的患者,如只表现为节段性或局限性胰腺受累而未累及其他器官,或者激素治疗反应迅速、影像学显示病灶能完全缓解、血清IgG/IgG4水平恢复正常,激素可以在3个月内逐渐减停且不需要激素维持治疗。而对于 I 型 AIP 患者治疗后仍表现出胰腺弥漫性肿大、影像学显示病灶缓解延迟、血清 IgG4 持续高水平(> 2 倍的正常值上限),或治疗前至少累及2 个胰腺外器官(≥ 2)或伴有近端胆管受累的 IgG4 相关性硬化性胆管炎(IgG4-SC),推荐使用低剂量激素、免疫调节剂或利妥昔单抗等长期维持治疗。部分患者诱导治疗成功,停用激素后不再复发,但同时也有一些患者在激素减量过程中复发或需要相对更高剂量的激素维持治疗。维持治疗的持续时间目前仍有争议,许多日本专家推荐 2.5~7.5mg/d 的小剂量糖皮质激素维持治疗至少 3 年,当患者的影像学或血清学改善时再考虑停药。

三、药 学 监 护

(一)有效性监护

推荐在激素治疗开始 1~2 周内进行治疗效果的影像学及血清学评价。如治疗前无其他器官受累、治疗后影像学迅速缓解、血清 IgG4 水平恢复正常,可考虑逐渐减量至停药观察。

(二)安全性监护

参照第二章第二节,建议定期随访,密切关注临床症状、影像学变化及药物不良反应。

(三)依从性监护

参照第二章第三节。

(四)适宜性监护

参照第九章第一节。

(五)用药教育

用药与减量过程注意遵医嘱进行,诱导治疗的总疗程通常应持续 12 周,每间隔 1~2 周减量 5~10mg/d,直到减为 20mg/d,之后每 2 周减量 5mg。

案例分析

案例:患者,男,64 岁,因"腹痛、腹胀 1 个月余"入院。患者入院 1 个月前无明显诱因出现腹痛、腹胀,非持续性,进食后加重,偶有恶心,无呕吐,自行口服"健胃消食片"等无明显好转。十余天前就诊于某院,相关检查提示胰腺占位,给予保肝等对症治疗后未见明显缓解。既往 2 年前曾有类似的发作史。发现血糖异常半个月,规律使用胰岛素。查体显示面容晦暗,皮肤可见色素沉着,皮肤、巩膜黄染,下腹部压痛阳性,无反跳痛及肌紧张,Murphy 征阴性,余未见明显异常。辅助检查显示外院尿淀粉酶 253U/L。CT 示胰腺增强扫描强化不均匀。腹部超声造影诊断为脂肪肝、胰头附近占位性病变。MRI 示脂肪肝、可疑胰头处占位,胰头癌。入院时查肝功能示 GOT 130U/L,GPT 312U/L,ALP 299U/L,GGT 1 160U/L,总胆红素 97.7μmol/L,结合胆红素 63.8μmol/L。空腹血糖 8.72mmol/L,血淀粉酶 137U/L,脂肪酶 656U/L,尿淀粉酶 2 109U/L,IgG4 03.990g/ml,IgG 16.60g/L,HbA1c 7.80%,抗 -HBc 3.700S/C0。心电图、血常规、免疫 3 项、ANA、抗 M2、便常规及潜血正常。蛋白电泳示白蛋白 54.6%,α_1- 球蛋白 4.4%,γ- 球蛋白 23.2%。肿瘤标志物示糖链抗原 24 244.81U/ml,糖链抗原 199 152.10U/ml。磁共振胆胰管成像(MRCP)示肝内、外胆管及胰管略扩张,走行至胰头段显示欠清,胰头饱满,信号欠均匀;考虑胆囊炎。入院诊断为肝损伤、胰腺炎、脂肪肝、糖尿病。结合全科会诊意见,与患者及家属沟通后决定应用激素试验性治疗。在保肝对症治疗的基础上应用甲泼尼龙试验性治疗(口服甲泼尼龙 32mg q.d.,1 周;24mg,5 天;16mg,6 天;8mg,5 天)。经上述治疗,患者的腹痛、腹胀症状消失,黄疸消退,腹部查体无压痛及反跳痛,复查肝功能、血尿淀粉酶、脂肪酶、肿瘤标志物均降至正常,IgG4 明显下降。复查彩超及 CT 未见明显异常。更正临床诊断为 AIP。因患者无口干、眼干,无腹泻等症状,且实验室检查免疫 3 项、ANA、抗 M2 均阴性,曾在外院行肠镜检查均正常,不支持合并干燥综合征及炎性肠病等其他自身免疫病,故该患者的 AIP 考虑为原发性。患者经治疗好转后出院,出院后继续口服甲泼尼龙片 8mg,出院后第 1 个月将甲泼尼龙减量至 4mg 维持,分别在出院后 1 及 3 个月返院复诊,无不适主诉,复查肝功能、血尿淀粉酶、肿瘤标志物及 IgG4 均正常,复查腹部彩超未见明显异常。

分析: 本例患者为老年男性,伴有糖尿病,为 AIP 的高发人群,磁共振表现考虑存在胆管炎不除外合并 IgG4 相关性自身免疫性胆管炎,以腹痛、腹胀及梗阻性黄疸为主要表现,血清淀粉酶及脂肪酶升高,存在淤胆性肝功能酶学异常,血清 IgG4 及 IgG、球蛋白升高,影像学显示肝内、外胆管及胰管略扩张,走行至胰头段显示欠清,胰头饱满,均支持 AIP 的诊断,并且对试验性激素治疗应答较好,明确诊断为 AIP。继续激素治疗,并逐步减量至 4mg 维持治疗,3 个月后复诊患者无不适主诉,复查肝功能、血尿淀粉酶、肿瘤标志物及 IgG4 均正常,复查影像学未见明显异常。

(林荣芳　柯璐琳　黄品芳)

参 考 文 献

[1] 中华医学会消化病学分会炎症性肠病学组,空军军医大学西京医院消化内科,中国医学科学院北京协和医学院北京协和医院消化科. 炎症性肠病诊断与治疗的共识意见(2018年・北京). 中国实用内科杂志, 2018, 38(9): 796-813.

[2] 卫生部. 卫生部办公厅关于印发《糖皮质激素类药物临床应用指导原则》的通知. [2021-6-1]. http://www.nhc.gov.cn/wjw/gfxwj/201304/81a2b9f230a94f10bb25c292abe0f8d8.shtml.

[3] SPERGEL J M, BOOK W M, MAYS E, et al. Variation in prevalence, diagnostic criteria, and initial management options for eosinophilic gastrointestinal diseases in the United States. Journal of pediatric gastroenterology and nutrition, 2011, 52(3): 300-306.

[4] TALLEY N J, SHORTER R G, PHILLIPS S F, et al. Eosinophilic gastroenteritis: a clinicopathological study of patients with disease of the mucosa, muscle layer, and subserosal tissues. Gut, 1990, 31(1): 54-58.

[5] KATSINELOS P, PILPILIDIS I, XIARCHOS P, et al. Oral administration of ketotifen in a patient with eosinophilic colitis and severe osteoporosis. The American journal of gastroenterology, 2002, 97(4): 1072-1074.

[6] 朱碧溱,白海涛,吴谨准,等. 儿童嗜酸细胞性胃肠炎2例分析并文献复习. 临床儿科杂志, 2015, 33(6): 583-587.

[7] 郭晓钟,张永国. 自身免疫性胰腺炎的诊治进展. 医学与哲学(B), 2014, 35(2): 15-17, 29.

[8] 《中华胰腺病杂志》编委会. 我国自身免疫性胰腺炎共识意见(草案 2012,上海). 中华胰腺病杂志, 2012, 12(6): 410-418.

[9] 赵旭东,马永蕺,杨尹默. 2016年国际胰腺病协会共识:自身免疫性胰腺炎的治疗. 临床肝胆病杂志, 2017, 33(4): 623-626.

[10] 李婉玉,齐月,吴娜,等. 自身免疫性胰腺炎1例报告. 临床肝胆病杂志, 2014, 30(8): 798-800.

第十章 糖皮质激素在神经系统疾病治疗中的药学监护

第一节 多发性硬化

一、疾 病 简 介

影响中枢神经系统髓鞘的疾病可分为 2 类：一种是脱髓鞘性(获得性,通常为炎症性),另一种是髓鞘形成障碍性(髓磷脂形成异常,通常由遗传性疾病引起)。中枢神经系统最常见的免疫介导性炎症性脱髓鞘病为多发性硬化(multiple sclerosis, MS)。MS 病变主要累及白质,病灶往往位于视神经、脊髓、脑干、小脑和近皮质及脑室周围的白质区域。

(一)流行病学

在中枢神经系统疾病中,MS 是除创伤外造成年轻成人永久性残疾的最常见的病因。MS 患者中女性多于男性。一篇关于 28 项流行病学研究的系统评价发现,1955—2000 年估计的女性和男性 MS 发病率比值从 1.4∶1 增加至 2.3∶1。后续研究还发现,女性与男性的发病率比逐渐升高,主要是由于女性的 MS 发病率增加,其原因尚不明确。来自克里特岛的一项病例对照研究指出,自 1980 年以来,女性的 MS 发病率增加与同期从农村到城市地区的人口转移趋势一致,推测伴随城市化的环境因素可能引发 MS。MS 的发病率和患病率存在地理差异。多项研究显示,MS 起病的平均年龄为 28~31 岁,临床疾病通常在 15~45 岁变得明显,但偶尔也会早至出生后最初数年或晚至 60 多岁发病。女性的平均起病年龄比男性早几年。复发缓解型 MS 起病较早,平均为 25~29 岁;这在平均年龄 40~49 岁时可能转化为继发进展型 MS。原发进展型 MS 的平均起病年龄为 39~41 岁。

(二)病因及发病机制

MS 是一种异质性疾病,其多变的临床和病理学特征反映不同的组织损伤途径。炎症、脱髓鞘和轴突变性是引起临床表现的主要病理机制。MS 在病理上表现为中枢神经系统多发髓鞘脱失,可伴有神经细胞及其轴索损伤;在

MRI 上的病灶分布、形态及信号表现具有一定的特征。MS 病变具有时间多发（DIT）和空间多发（DIS）的特点。然而，MS 的病因尚不明确，可能与遗传、环境、病毒感染等多种因素相关。最广为接受的理论是 MS 始于一种由自身反应性淋巴细胞介导的炎症性自身免疫病。在后期，该病以小胶质细胞激活和慢性神经变性为主。MS 发病机制的其他理论包括慢性病病毒感染导致的免疫（但并非自身免疫）病因、遗传学上确定的神经胶质变性过程导致的非免疫非炎症性病因，以及慢性脑脊髓静脉功能不全（CCSVI）。但应注意，已有研究反驳了 CCSVI 理论。

（三）临床表现

MS 的临床表现多样，其常见症状包括视力下降、复视、肢体感觉障碍、肢体运动障碍、共济失调、膀胱或直肠功能障碍等。临床分型如下：

1. 复发缓解型 MS（relapsing remitting multiple，RRMS） 疾病表现为明显的复发和缓解过程，每次发作后均基本恢复，不留或仅留下轻微的后遗症。80%~85% 的 MS 患者的最初病程中表现为本类型。

2. 继发进展型 MS（secondary progressive multiple sclerosis，SPMS）约 50% 的 RRMS 患者在患病 10~15 年后疾病不再有复发缓解，呈缓慢进行性加重过程。

3. 原发进展型 MS（primary progressive multiple sclerosis，PPMS） 此型病程 > 1 年，疾病呈缓慢进行性加重，无复发缓解过程。约 10% 的 MS 患者表现为本类型。

4. 其他类型 根据 MS 的发病及预后情况，有以下两种少见的临床类型作为补充，其与前面的国际通用临床病程分型存在一定的交叉。

（1）良性型 MS（benign MS）：少部分 MS 患者在发病 15 年内几乎不残留任何神经系统的症状及体征，日常生活和工作无明显影响。目前对良性型 MS 无法作出早期预测。

（2）恶性型 MS（malignant MS）：又名暴发型 MS（fulminant MS）或 Marburg 变异型 MS（Marburg variant MS），疾病呈暴发起病，短时间内迅速达到高峰，神经功能严重受损甚至死亡。

（四）实验室检查

在考虑 MS 的诊断时，所有患者均应行头部 MRI 检查。目前推荐应用 1.5T 及 1.5T 以上的场强 MRI 扫描仪；头部基本序列应该包括平扫（2D 矢状面 FLAIR 序列，2D 横断面 T1、T2、DWI）及增强（横断面 T1）；扫描层数为全脑覆盖（30~32 层），层厚 4mm；中心定位线为平行胼胝体膝部、压部下缘连线；推荐注射造影剂后延迟 5 分钟做增强扫描。有条件的单位除 DWI 外，推荐其他所有序列的 MRI 检查采用 3D 扫描后薄层重建。脊髓 MRI 检查对于所有患者并非必要,但在脊髓受累为首发症状、原发性进展性病程及在 MS 少见的人群(老年人或亚种人群)中考虑 MS,或者需要进一步资料增加诊断的可靠性时应行脊髓 MRI 检查。推荐序列包括矢状面 T1、T2,连续横断面 T1、T2,以及增强后矢状面、横断面 T1。

尽可能完善实验室及其他相关辅助检查,如脑脊液寡克隆区带电泳分析、AQP4 抗体、其他自身免疫相关抗体筛查,排除其他疾病的可能性,切忌仅凭脑室周围多发长 T2 信号就片面作出 MS 的诊断。

(五)诊断

1. 诊断原则　首先,应以客观病史和临床体征为基本依据;其次,应充分结合各种辅助检查特别是 MRI 与脑脊液(CSF)特点,寻找病变的空间多发与时间多发证据;最后,还需排除其他可能的疾病。此外,除满足以上 3 项条件外,应尽可能寻找电生理、免疫学等辅助证据。

2. 成人 MS　推荐使用 2017 年 McDonald MS 诊断标准,其适合于典型发作 MS 的诊断,以往的 2001、2005 及 2010 年 McDonald MS 诊断标准同样适用。

3. 儿童 MS　儿童 MS 中 95% 为 RRMS,80% 与成人 MS 的特点相似,其 MRI 相关空间多发、时间多发标准同样适用;但 15%~20% 的儿童 MS,尤其是 < 11 岁的患儿,疾病首次发作类似于急性脑病或急性播散性脑脊髓炎(acute disseminated encephalomyelitis, ADEM)过程,所有 MS 患儿中 10%~15% 可有长节段脊髓炎的表现,推荐对患儿进行动态 MRI 随访,当观察到新的、非 ADEM 样发作方可诊断为 MS。髓鞘少突胶质细胞糖蛋白(MOG)抗体在儿童 MS 中的检出率高于成人 MS。

二、治疗原则和药物治疗方案

(一)治疗原则

多发性硬化的主要治疗目的是抑制炎症性脱髓鞘病变进展、防止急性期病变恶化及缓解期复发,晚期采取对症治疗和支持治疗,减轻神经功能障碍带来的痛苦。主要治疗原则如下:

1. 疾病复发,损伤严重者应使用大剂量糖皮质激素静脉滴注。

2. 所有复发缓解型患者都应长期给予免疫调节治疗。

3. 继发进展型患者需早期给予积极治疗。

4. 原发进展型患者对于改善病情的治疗效果不佳。

5. MS 是一种终身疾病,近期没有关于终止治疗的病例。如果患者不能耐受一种治疗或治疗失败,需采用另一种治疗。

6. 需在临床上和 / 或通过 MRI 检测患者的疾病活动性,应在功能出现不可逆性损伤之前开始改变或增加治疗。

（二）治疗方案

对于 MS 应该在遵循循证医学证据的基础上，结合患者的经济条件和意愿，进行早期、合理治疗。MS 的治疗分为急性期治疗、缓解期治疗，即疾病修正治疗（disease modifying therapy，DMT）、对症治疗、康复治疗。

1. 急性期治疗

（1）GC：GC 为一线治疗药物。

1）推荐级别：几项研究证实激素能促进急性发病的 MS 患者的神经功能恢复（Ⅰ级推荐），但延长激素用药时间对神经功能恢复无长期获益（Ⅱ级推荐）。

2）治疗原则：大剂量、短疗程。

3）推荐用药方法：大剂量甲泼尼龙冲击治疗 [参照《多发性硬化诊断和治疗中国专家共识（2018 版）》]，具体用法如下。

①成人从 1g/d 开始，静脉滴注 3~4 小时，共 3~5 天，如临床神经功能缺损明显恢复可直接停用。如临床神经功能缺损恢复不明显，可改为口服醋酸泼尼松或泼尼松龙 60~80mg，1 次 /d，每 2 天减 5~10mg，直至减停，原则上总疗程不超过 4 周。若在减量过程中病情明确再次加重或出现新的体征和 / 或出现新的 MRI 病变，可再次给予甲泼尼龙冲击治疗或改用二线治疗。

②儿童按体重 20~30mg/（kg·d），静脉滴注 3~4 小时，1 次 /d，共 5 天，症状完全缓解者可直接停用，否则可继续给予口服醋酸泼尼松或泼尼松龙 1mg/（kg·d），每 2 天减 5mg，直至停用。口服激素减量过程中若出现新发症状，可再次甲泼尼龙冲击治疗或给予 1 个疗程的静脉注射人免疫球蛋白（IVIg）治疗。

（2）血浆置换：血浆置换为二线治疗。急性重症或对激素治疗无效者可于起病 2~3 周内应用 5~7 天的血浆置换（D 级证据，Ⅲ级推荐）。

（3）IVIg：缺乏有效的证据，仅作为一种备选治疗手段，用于孕妇或哺乳期妇女不能应用激素治疗的成人或对激素治疗无效的儿童。推荐用法为静脉滴注 0.4g/（kg·d），连续用 5 天为 1 个疗程。5 天后如治疗无效，则不建议患者继续使用；如有效但效果不是特别满意，则可继续每周用 1 天，连用 3~4 周。

2. 缓解期治疗　国际上现已经批准上市的 DMT 药物共有 13 种。目前我国国家药品监督管理局已经批准国内上市的 DMT 药物有口服特立氟胺（teriflunomide）和注射用重组人干扰素 β-1b。

（1）特立氟胺

1）推荐意见：已确诊的复发型 MS 患者（RRMS 和有复发的 SPMS 患者）可给予特立氟胺治疗。

2）治疗原则：早期、长期。

3）推荐用法：中国患者推荐 14mg，口服，1 次 /d。

（2）注射用重组人干扰素 β-1b

1）推荐意见：①有可能发展为 MS 的高危临床孤立综合征（不满足 MS 诊断标准，但 MRI 病灶高度提示 MS）或已确诊的 RRMS 或仍有复发的 SPMS 患者可给予注射用重组人干扰素 β-1b 治疗（Ⅰ级推荐）；②注射用重组人干扰素 β-1b 对临床无复发的 SPMS 患者的疗效不清（Ⅳ级推荐）。

2）治疗原则：早期、序贯、长期。

3）推荐用法：推荐剂量为 250μg，皮下注射，隔日 1 次。起始剂量为 62.5μg，皮下注射，隔日 1 次；以后每注射 2 次后增加 62.5μg，直至推荐剂量。

（3）阿仑单抗

1）推荐意见：已确诊的复发型 MS 患者（RRMS 和有复发的 SPMS 患者）可给予阿仑单抗治疗。

2）推荐用法：12mg/d，静脉滴注，持续 2 个疗程。第 1 个疗程为 12mg/d，连续 5 天（总剂量为 60mg）；第 2 个疗程为第 1 个疗程 12 个月后给予 12mg/d，连续 3 天（总剂量为 36mg）。

（4）米托蒽醌：米托蒽醌为第 1 个被 FDA 批准用于治疗 MS 的免疫抑制剂。

1）推荐意见：几项研究证实，米托蒽醌治疗可以降低 RRMS 患者的复发率（Ⅱ级推荐）；延缓 RRMS、SPMS 和 PRMS 患者的疾病进展（Ⅲ级推荐），但由于其严重的心脏毒性和白血病等不良反应，建议用于快速进展、其他治疗无效的患者（Ⅱ级推荐）。

2）推荐用法：8~12mg/m^2，静脉注射，每 3 个月 1 次，终身总累积剂量限制在 104mg/m^2 以下，疗程不宜超过 2 年。

3. 对症治疗

（1）治疗痛性痉挛：可应用卡马西平、替扎尼定、加巴喷丁、巴氯芬等药物治疗。

（2）治疗慢性疼痛、感觉异常等：可用阿米替林、普瑞巴林、选择性 5- 羟色胺及去甲肾上腺素再摄取抑制剂（SNRI）及去甲肾上腺素能与特异性 5- 羟色胺能抗抑郁药（NaSSA）类药物治疗。

（3）抗抑郁、抗焦虑：可应用选择性 5- 羟色胺再摄取抑制剂、SNRI、NaSSA 类药物及心理辅导治疗。

（4）治疗乏力、疲劳（MS 患者较明显的症状）：可用莫达非尼、金刚烷胺治疗。

（5）治疗震颤：可应用盐酸苯海索、盐酸阿罗洛尔等药物治疗。

（6）治疗膀胱直肠功能障碍：配合药物治疗或借助导尿等处理。

（7）治疗认知障碍：可应用胆碱酯酶抑制药等治疗。

4. 康复治疗　　MS 的康复治疗同样重要。对伴有肢体、语言、吞咽等功能障碍的患者，应早期在专业医师指导下进行相应的功能康复训练。

三、药 学 监 护

（一）有效性监护

患者在接受正规 DMT 的过程中，疾病出现频繁复发或病情恶化（＞每年 3 次），临床扩展致残量表评分（expanded disability status scale, EDSS）在 1 年内增加 1 分以上或颅内活动病变数量较前明显增加，界定为治疗无效或失败。评价治疗失败的最短治疗时间为 6~12 个月。

（二）安全性监护

使用 GC 之前，应对患者进行治疗前评估，以判断 GC 的用药指征。对有 GC 适应证的 MS 患者：①如为特殊人群（儿童、孕妇和哺乳期妇女）和存在禁忌证的人群（如严重的精神疾病病史、严重的高血压、活动性消化道溃疡、未能用抗菌药物控制的病毒和细菌感染等），必须权衡利弊，决定是否应用；②对其他患者进行高危风险评估，对高危人群（如库欣综合征、动脉粥样硬化、心力衰竭、糖尿病、高血压、消化性溃疡、严重的骨质疏松和存在感染风险等）进行重点药学服务，在积极治疗原发疾病的同时密切监护患者病情，预先给予一定的干预措施，最大限度地避免 ADR。

（三）依从性监护

在对疾病的认识上，应耐心对患者及亲属进行宣教指导，强调早期干预、早期治疗的必要性，合理交代病情及预后，增加患者治疗疾病的信心，提高治疗依从性。

（四）适宜性监护

对于 MS 引起急性重度神经功能障碍且大剂量糖皮质激素疗效不佳的患者，我们建议采用血浆置换治疗。根据临床症状或 MRI 所示的病灶，当前疾病正处于活动期的复发缓解型 MS 患者应接受 DMT。一些 RRMS 患者的疾病活动难以通过初始 DMT 治疗，对于这类患者，换用另一种一线 DMT 药物可能有帮助。

（五）用药教育

激素治疗的常见不良反应包括电解质紊乱，血糖、血压、血脂异常，上消化道出血，骨质疏松，股骨头坏死等。使用 GC 时可酌情采取如下措施：住院期间予以低钠、高钾、高蛋白饮食；补充钙剂和维生素 D，尤其是 50 岁以上的绝经妇女；对消化道溃疡或用抗凝血药的患者加服 PPI 等；糖尿病患者需根据血糖情况适度增加口服降血糖药或胰岛素的剂量；有感染者可加用抗菌药物，以防扩散及加重；冲击治疗输入的激素剂量大，输液过快可能引起心律失常，甚至可致心搏骤停或猝死，应控制输液速度＜ 40 滴 /min。

MS 患者应早期在专业医师指导下进行相应的功能康复训练。应避免预防接种,避免过热的热水澡、强烈的阳光下高温暴晒,保持心情愉快,不吸烟,作息规律,适量运动,补充维生素 D 等。若有生育计划,应告知医师。不建议进行人工哺乳。

案例分析

案例: 患者,女,25 岁,以"反复肢体无力 3 年、左眼视力下降 1 年"为主诉入院。于入院前 3 年患者无明显诱因出现右侧肢体无力,无法持物及行走,伴有右侧肢体麻木,于当地医院经激素治疗后好转。1 年前出现左眼视力下降,只有眼前光感,于外院诊断为"多发性硬化",经激素治疗后完全缓解,出院后病情相对稳定。入院前 1 个月出现左侧肢体无力,本院再次予激素冲击治疗后症状逐渐好转。既往有"消化道穿孔手术"史。

体格检查: 全身浅表淋巴结未及肿大;心肺未见异常;腹平软,肝脾未扪及。神经系统检查显示神志清楚,脑神经检查未见明显异常;左侧肢体肌力 5 级,右侧肢体肌力 5 级,四肢肌张力正常,共济运动正常;深浅感觉正常;四肢腱反射对称活跃,双侧巴宾斯基征、查多克征(+);颈软,克尼格征、布鲁辛斯基征阴性。

辅助检查: 血、尿常规和生化全套未见明显异常,乙肝表面抗原阳性。HBV-DNA 24.0×10^7;血清 NMO-IgG(−),血 ANA、dsDNA、ACA、ANCA、ENA 谱、ASO、RF、RPR、TPPA、HIV 均阴性,血沉 15mm/h,血清维生素 B_{12} 水平正常。腰椎穿刺脑脊液检查示脑脊液生化、常规正常。脑脊液 IgG 指数 1.04,寡克隆区带电泳阳性。VEP 示双眼 P-VEP 的 P100 波潜时延长。头颅 MRI 示双侧脑室旁见多发 T1 WI 低信号、T2 WI 高信号影,境界清楚,增强可见大部分呈结节状或环状强化。

入院诊断: 多发性硬化(复发缓解型)。

诊疗经过: 给予甲泼尼龙 1g/d 冲击治疗,连续 3 天,此后剂量阶梯依次减半,每个剂量用 3 天;至 80mg 以下改为口服 60mg,1 次/d,每个剂量 3 天;继续阶梯减半,直至停药,并辅以甲钴胺注射液、维生素 B_1、维生素 B_6、银杏叶提取物注射液及奥美拉唑注射液抑酸护胃、营养神经,碳酸钙维生素 D 片补钙,氯化钾缓释片补钾等治疗。

分析: 患者为年轻女性,成年早期起病,有 2 次以上的临床发作,有大脑、视神经 2 处病灶的临床表现和影像学、电生理证据,脑脊液 IgG 寡克隆区带(+),诊断 MS 明确。予大剂量甲泼尼龙冲击治疗 3 天后患者的肢体无力好转,逐渐减停激素,并辅以抑酸护胃、补钙、补钾等,症状好转,办理出院。

药学监护: ①监护激素冲击治疗中应给予的补钾、补钙、抑酸护胃的对症处理,预防其不良反应发生;②患者既往有消化道穿孔手术史,监护激素冲击治疗中患者是否有其他不适症状出现；③监护激素减停过程中是否有停药反跳的不良反应发生；④监护激素使用过程中患者的症状是否有缓解；⑤监护激素使用过程中血压、血糖、电解质、肝肾功能的变化。

第二节　重症肌无力

一、疾病简介

重症肌无力（myasthenia gravis，MG）是一种由乙酰胆碱受体（AChR）抗体介导、细胞免疫依赖、补体参与，累及神经肌肉接头突触后膜，引起神经肌肉接头传递障碍，出现骨骼肌收缩无力的获得性自身免疫病。极少部分 MG 患者由肌肉特异性受体酪氨酸激酶（muscle-specific receptor tyrosine kinase，MuSK）抗体、低密度脂蛋白受体相关蛋白 4（low-densitylipoprotein receptor-related protein 4，LRP4）抗体介导。重症肌无力常伴有胸腺异常。

其主要临床表现为波动性和易疲劳性的肌无力症状，具有晨轻暮重、活动后加重和休息后可缓解的特点，应用胆碱酯酶抑制药后症状明显缓解、减轻。

（一）流行病学

MG 在各个年龄阶段均可发病，年平均发病率为（8.0~20.0）/10 万人。在 40 岁之前，女性的发病率高于男性；40~50 岁男、女的发病率相当；50 岁之后，男性的发病率略高于女性。

已有研究显示，MG 的发病率和患病率随着时代进展而不断增高。Mc Grogan 等发现，1970—1990 年的 MG 发病率在每年（0.3~0.6）/10 万人，1990 年以后发病率升至每年（0.6~3）/10 万人。通过线性回归分析，Mc Grogan 等进一步证实，MG 的发病率为每年（0.3~3）/10 万人，且逐年增长，推测目前可能为每年 3/10 万人。Deenen 等通过对 1990—2014 年进行的 24 项研究进行分析显示，MG 年发病率（3~28）/100 万，患病率为（54~350）/100 万。

（二）病因及发病机制

MG 的发病机制可能为体内产生的 AChR-Ab 在补体参与下与 AChR 发生应答，经补体介导的细胞膜溶解作用使 AChR 大量破坏，导致突触后膜传递障碍产生肌无力。目前研究认为，① MG 患者的胸腺中富含 T、B 淋巴细胞，一般认为胸腺是产生 AChR-Ab 的主要场所，胸腺异常可诱导分化产生 AChR-Ab；② CD4[+] T 细胞激活，利用表面分子和细胞因子辅助 AChR 特异性 B 细胞，导致 B 细胞增生，并分泌 AChR 特异性抗体；③血清学抗体（MuSK、LRP4、Titin、RyR 等抗体）相关，机制尚未完全清楚。

(三)临床表现

根据改良的 Osserman 分型分为：

1. Ⅰ型　眼肌型，病变仅局限于眼外肌，出现上睑下垂和复视。2年之内其他肌群不受累。

2. Ⅱ型　全身型，有1组以上肌群受累。包括ⅡA型：轻度全身型，四肢肌群轻度受累，伴或不伴眼外肌受累，通常无咀嚼、吞咽和构音障碍，无明显的咽喉肌受累，生活能自理；ⅡB型：中度全身型，四肢肌群中度受累，伴或不伴眼外肌受累，通常有咀嚼、吞咽和构音障碍，但呼吸肌受累不明显，生活困难。

3. Ⅲ型　重度激进型，起病急，进展快，发病数周或数月内累及咽喉肌，半年内累及呼吸肌，肌无力症状严重，有重症肌无力危象，需要做气管切开，死亡率较高。

4. Ⅳ型　迟发重度型，隐袭起病，缓慢进展，2年内逐渐进展，由Ⅰ、ⅡA、ⅡB型进展而来，累及呼吸肌。常合并胸腺瘤。

5. Ⅴ型　肌萎缩型，起病半年内可出现骨骼肌萎缩、无力。

患者的全身骨骼肌均可受累，但在发病早期可单独出现眼外肌、咽喉肌或肢体肌肉无力，脑神经支配的肌肉较脊神经支配的肌肉更易受累。经常从一组肌群无力开始，逐渐累及其他肌群，直到全身肌无力。部分患者短期内出现全身肌肉收缩无力，甚至发生肌无力危象。骨骼肌无力表现为波动性和易疲劳性，晨轻暮重、活动后加重、休息后可减轻。

不同部位的肌无力表现：①眼外肌无力所致的对称性或非对称性上睑下垂和／或双眼复视是 MG 最常见的首发症状，见于 80% 以上的患者；还可出现交替性上睑下垂、双侧上睑下垂、眼球活动障碍等。②面肌受累可致鼓腮漏气、眼睑闭合不全、鼻唇沟变浅、苦笑或呈肌病面容。③咀嚼肌受累可致咀嚼困难；咽喉肌受累出现构音障碍、吞咽困难、鼻音、饮水呛咳及声音嘶哑等；颈肌受累以屈肌为著，出现头颈活动障碍、抬头困难或不能；肢体的各组肌群均可出现肌无力症状，以近端为著。④呼吸肌无力可致呼吸困难、无力，部分患者可出现肌无力危象，需行人工辅助呼吸。

(四)实验室检查

1. 肌电图检查

(1)重复电刺激试验：对四肢肌肉的支配神经应用低频或高频刺激，都能使动作电位幅度很快地降低 10% 以上者为阳性。

(2)单纤维肌电图：是用特殊的单纤维针电极通过测定"颤抖(jitter)"研究神经肌肉接头的功能。重症肌无力患者的颤抖增宽，严重时出现阻滞，是当前诊断重症肌无力的最为敏感的电生理手段。检测的阳性率全身型为

77%~100%、眼肌型为 20%~67%，不仅可作为重症肌无力的诊断，也有助于疗效的判断。

（3）微小终板电位：此电位下降，平均为正常人的 1/5。

（4）终板电位：终板电位降低。

2. 血液检查　血中的 AChR-Ab 阳性，但也有少数患者该抗体检查为阴性。白细胞介素 -2 受体（IL-2R）水平明显增高，并可作为疾病活动性的标志，尤以Ⅱb、Ⅲ、Ⅳ型为著。T 细胞增殖与疾病程度成正比。活动期患者血清中的补体含量减少，且与临床肌无力的严重程度一致。

3. 免疫病理学检查　对于诊断有困难的患者，还可进行神经肌肉接头处活检，可见突触后膜皱褶减少、变平坦和其上的乙酰胆碱受体数目减少。

4. 胸腺的影像学检查　5%~18% 有胸腺肿瘤，70%~80% 有胸腺增生，应常规拍摄胸部正、侧位照片或加侧位断层提高检出率。纵隔 CT 的阳性率可达90% 以上。

（五）诊断

MG 临床诊断的主要依据是具有病态疲劳性和每日波动性的肌无力表现。确诊依靠细致准确的新斯的明试验，绝大多数患者均是通过此项试验而确诊的，但新斯的明试验阴性不能完全排除 MG 的可能性。重复神经电刺激、单纤维肌电图及 AChR 抗体检测可以为新斯的明试验不确定的患者提供有价值的实验室诊断依据。

MG 需与其他各种原因导致的眼外肌麻痹、吞咽和构音障碍、颈肌无力及急性或亚急性四肢弛缓性瘫痪相鉴别。

二、治疗原则和药物治疗方案

目前应用的 MG 治疗方法已被广泛认可，包括应用胆碱酯酶抑制药、肾上腺皮质激素类固醇类、免疫抑制剂，血浆置换，静脉注射人免疫球蛋白，行胸腺切除术等。治疗方案均需在诊断明确后应用，关于重症肌无力的治疗方案主要参考我国及国际指南加以阐述。

（一）对症治疗

乙酰胆碱酯酶抑制剂是治疗所有类型的 MG 的一线药物，可用于改善临床症状，特别是新近诊断患者的初始治疗，并可作为单药长期治疗轻型 MG 患者。不宜单独长期使用胆碱酯酶抑制药，可根据临床情况个体化用药，一般应配合其他免疫抑制剂联合治疗。胆碱酯酶抑制药中的溴吡斯的明是最常用的胆碱酯酶抑制药。国内常用的起始剂量为 30mg，每 4~6 小时 1 次；一般最大剂量为 480mg/d，分 3~4 次口服。国外有指南推荐最大剂量为 90mg，5 次 /d。不良反应包括恶心、腹泻、胃肠痉挛、心动过缓和口腔及呼吸道分泌物增多等。

（二）免疫治疗

1. 糖皮质激素 糖皮质激素是治疗 MG 的一线药物，可使 70%~80% 的 MG 患者的症状得到显著改善。糖皮质激素由于其强大的抗炎及免疫抑制作用，被广泛应用于 MG 的治疗，可单药使用或联合免疫抑制剂。目前常用于治疗重症肌无力的糖皮质激素包括醋酸泼尼松、甲泼尼龙、地塞米松。甲泼尼龙与泼尼松相比无须经过肝脏活化可直接起作用，抗炎作用和免疫抑制作用均强于泼尼松。

治疗方法分为泼尼松口服治疗与甲泼尼龙冲击治疗，如下：

（1）泼尼松口服治疗：醋酸泼尼松 0.5~1mg/kg 早晨顿服；或 20mg/d 早晨顿服，每 3 天增加醋酸泼尼松 5.0mg 直至足量（60~80mg）。通常 2 周内起效，6~8 周效果最为显著。常用于新发的眼肌型或病情轻微且相对稳定的患者。

（2）甲泼尼龙冲击治疗：甲泼尼龙 1 000mg/d 连续静脉滴注 3 天，然后改为 500mg/d 静脉滴注 2 天；或者地塞米松 10~20mg/d 静脉滴注 1 周。冲击治疗后改为醋酸泼尼松或甲泼尼龙，早晨顿服。适用于病情危重，在经过良好的医患沟通后做好充分机械通气准备的患者。

2. 免疫抑制剂 硫唑嘌呤也是 MG 患者的一线药物，应从小剂量开始，逐渐加量，多于使用后 3~6 个月起效，1~2 年后可达全效，可以使 70%~90% 的 MG 患者的症状得到明显改善。使用方法为儿童 1~2mg/（kg·d），成人 2~3mg/（kg·d），分 2~3 次口服。其他免疫抑制剂还可选用环孢素、环磷酰胺、他克莫司、吗替麦考酚酯、利妥昔单抗。

（三）静脉注射人免疫球蛋白或血浆置换

1. 静脉注射人免疫球蛋白（IVIg） 使用方法为 400mg/（kg·d）静脉注射 5 天。主要用于病情急性进展、手术术前准备的 MG 患者，可与起效较慢的免疫抑制剂或可能诱发肌无力危象的大剂量糖皮质激素联合使用，多于使用后 5~10 天起效，作用可持续 2 个月左右。

2. 血浆置换 血浆置换第 1 周隔日 1 次，共 3 次；若改善不明显则其后每周 1 次，常规进行 5~7 次。置换量为每次用健康人血浆 1 500ml 和羟乙基淀粉 40 氯化钠注射液 500ml，多于第 1 或第 2 次血浆置换后 2 天左右起效，作用可持续 1~2 个月。在使用丙种球蛋白冲击后的 4 周内禁止进行血浆置换。

（四）手术治疗

部分 MG 患者可行胸腺摘除手术治疗，若不能手术者可行胸腺放疗治疗。

（五）适当训练

进行呼吸肌训练和在轻型 MG 患者中进行力量锻炼可以改善肌力。

三、药 学 监 护

(一)有效性监护

糖皮质激素为治疗 MG 的一线用药,可以使 70%~80% 的 MG 患者得到显著改善。有研究表明,口服皮质类固醇类药物如醋酸泼尼松等治疗新发的单纯眼肌型 MG 患者,与单纯使用胆碱酯酶药物或未经治疗者比较可显著改善眼部症状,并能有效预防向全身型 MG 转化。眼肌型 MG 患者中 10%~20% 可自愈,20%~30% 始终局限于眼外肌,而在其余的 50%~70% 中绝大多数患者可能在起病 3 年内逐渐累及延髓和肢体肌肉,发展成全身型 MG。激素治疗后如有病情变化或病情进展应及时就医,不可擅自调整治疗方案。

(二)安全性监护

1. 糖皮质激素治疗期间须严密观察病情变化

(1)MG 危象:使用糖皮质激素的重症肌无力患者治疗期间须严密观察病情变化,40%~50% 的 MG 患者的肌无力症状会在 4~10 天内一过性加重并有可能促发肌无力危象。因此,对病情危重、有可能发生肌无力危象的 MG 患者应慎重使用糖皮质激素。

MG 危象患者的呼吸肌功能受累导致严重的呼吸困难,会危及生命者,应积极行人工辅助呼吸,包括正压呼吸、气管插管或气管切开,药学监护应密切监测动脉血气分析中的血氧饱和度和二氧化碳分压,避免病情继续加重,且应判断肌无力危象的类型(表 10-1),以便进一步采取不同的治疗方案对症治疗。

表 10-1 肌无力危象和胆碱能危象

项目	肌无力危象	胆碱能危象
心率	心动过速	心动过缓
肌肉	肌肉无力	肌肉无力和肌束震颤
瞳孔	正常或变大	缩小
皮肤	苍白或伴发凉	潮红、温暖
腺体分泌	正常	增多
新斯的明试验	肌无力症状改善	肌无力症状加重

(2)处理措施

1)肌无力危象:应酌情增加胆碱酯酶抑制药的剂量,直到在安全剂量范围内肌无力症状改善满意为止;如有比较严重的胆碱能过量反应,应酌情使用阿托品拮抗;如不能获得满意的疗效,考虑用甲泼尼龙冲击;部分患者还可考虑同时应用血浆交换或大剂量丙种球蛋白冲击。

2）胆碱能危象：应尽快减少或停用胆碱酯酶抑制药，一般 5~7 天后再次使用，从小剂量开始逐渐加量，并可酌情使用阿托品；同时给予甲泼尼龙冲击、血浆交换或静脉注射人免疫球蛋白。目前胆碱酯酶抑制药均有剂量限制，胆碱能危象已极为少见。

2. 糖皮质激素类药物的药学监护

（1）长期用药的不良反应：重症肌无力患者一般需长期应用糖皮质激素治疗，可引起一系列不良反应，其严重程度与用药剂量及用药时间成正比。不良反应包括医源性库欣综合征（如向心性肥胖、满月脸、水牛背、食量增加、体重增加）、血压升高、血糖升高、白内障、青光眼、内分泌功能紊乱、水钠潴留、精神障碍、骨质疏松、股骨头坏死、消化道症状、诱发或加重细菌及病毒和真菌等各种感染、伤口愈合迟缓等，儿童长期应用还影响生长发育，应引起重视。一般无须特殊处理，多数不良反应停药后可自行消失，必要时对症治疗。

在使用糖皮质激素时可酌情采取如下措施：适当补钾，低钠、高钾、高蛋白饮食；适当补充钙剂和维生素 D，加服预防消化性溃疡及出血的药物；如有感染应同时应用抗菌药物以防感染扩散及加重。

（2）停药反应和反跳现象

1）停药或减药：醋酸泼尼松或甲泼尼龙减量需要根据患者的病情改善情况个体化评估，如病情稳定并趋好转，可维持 4~16 周后逐渐减量；一般情况下逐渐减少醋酸泼尼松用量，每 2~4 周减 5~10mg，至 20mg 左右后每 4~8 周减 5mg，酌情隔日服用最低有效剂量，避免过快减药导致病情反复或加剧。

2）停药反应：长期或大剂量使用糖皮质激素时，减量过快或突然停用可出现肾上腺皮质功能减退样症状。

3）反跳现象：长期使用糖皮质激素时，减量过快或突然停用可使原发疾病复发或加重，应恢复糖皮质激素治疗并常需附加大剂量，稳定后逐渐减量。

（3）联合免疫抑制剂：成年全身型 MG 和部分眼肌型 MG 患者为获得稳定而满意的疗效、减少激素的不良反应，通常早期联合使用免疫抑制剂如硫唑嘌呤、环孢素或他克莫司等，同时可以降低糖皮质激素的用量，也可使其更快地减药或停药。

（三）依从性监护

广泛开展健康教育，让患者熟悉重症肌无力防治和保健的相关知识，了解药物治疗的必要性和不坚持服药的危害，患者才会从内心深处真正接受长期服药的重要性，自觉参与自身疾病的治疗，同时提高家庭和社会对重症肌无力患者的支持程度，从而提高重症肌无力患者的服药依从性，最终提高重症肌无力的治愈率。药学人员除对患者加强用药健康教育外,出院后应定时随访,提高患者院外服药的依从性。

(四)适宜性监护

糖皮质激素仍是目前应用最广的治疗重症肌无力的药物。尤其作为短期的免疫抑制剂,它起效快、疗效确切、安全。糖皮质激素可用于重症肌无力的各期,或与胆碱酯酶抑制药、其他免疫抑制剂联用。治疗方案须建立在准确诊断的基础上,糖皮质激素治疗方案应综合患者病情及药物特点制订,根据不同糖皮质激素的药动学特征和疾病具体情况合理选择糖皮质激素的品种和剂型。

(五)用药教育

应对患者进行用药教育,MG 患者需长期使用 GC,不可擅自停药或减药,建议 7—8 时早餐后顿服 GC,以减少不良反应发生。使用 GC 的过程中应定期复查检测血常规、肝肾功能、电解质、血糖及血压等,门诊随访。如有异常,请及时就医。

案例分析

案例:患者,女,26 岁,以"波动性左侧眼睑下垂伴四肢乏力 2 个月余"为主诉入院。入院前 2 个月余起无明显诱因出现左侧眼睑下垂,呈波动性,有晨轻暮重现象。此后逐渐出现四肢乏力,双上肢上举及上下楼梯时易疲劳,休息后有所缓解,无明显的视物重影、吞咽困难、饮水呛咳、声音嘶哑、呼吸费力等症状。该患者既往 2 年前曾经出现右侧眼睑下垂,后症状自行缓解,未进行诊治。

体格检查:BP 130/75mmHg,HR 70 次 /min,心肺未见明显异常。神经系统检查显示神志清楚,左侧眼睑不完全下垂,疲劳试验阳性,眼球运动正常,咽反射存在,软腭运动正常,余脑神经检查未见明显异常。四肢肌张力正常,四肢近端肌力 4 级,远端肌力 5 级,感觉正常,四肢腱反射正常,双侧病理征阴性,脑膜刺激征及小脑征阴性,四肢疲劳试验阳性。

辅助检查:抗乙酰胆碱受体(AChR)抗体阳性,新斯的明试验阳性,肌电图低频重复电刺激阳性。胸腺 CT 平扫示胸腺增生。三大常规临床化学检验正常,ANA、ANA 谱阴性,多肿瘤标志物阴性,甲状腺功能正常。

诊断:①重症肌无力(Ⅱa 型);②胸腺增生。

治疗:①胆碱酯酶抑制药溴吡斯的明 60mg p.o. t.i.d.;②糖皮质激素泼尼松 20mg p.o. q.d. 起,每间隔 3 天增加 5mg/d,至 60mg q.d. 维持治疗;③其余对症处理。

经治疗后患者的眼睑下垂症状有所好转,予出院带药,门诊随访。

　　分析：患者为青年女性，亚急性起病，主要表现为眼睑下垂并四肢近端无力，有晨轻暮重现象及肌无力的波动性和易疲劳性，抗乙酰胆碱受体（AChR）抗体阳性，新斯的明试验阳性，肌电图低频重复电刺激阳性及胸腺 CT 平扫提示胸腺增生，重症肌无力的诊断明确。给予患者溴吡斯的明对症治疗，糖皮质激素口服小剂量疗法递增至 60mg q.d. 维持治疗，患者的症状好转，出院带药，门诊随访。

　　药学监护：①监测患者使用糖皮质激素长期维持治疗的不良反应，应予适当补钾、补充钙剂和维生素 D、预防性服用防止消化性溃疡及出血的药物；②监护患者在糖皮质激素治疗过程中的眼睑下垂症状、四肢乏力有无改善；③告知患者长期激素治疗的重要性，不可擅自停药或减药，用药期间定期复查血常规、血生化、肝肾功能等；④告知患者重症肌无力应避免或慎用的药物，包括部分抗感染药物（如氨基糖苷类抗菌药物、喹诺酮类抗菌药物等和两性霉素 B 等抗真菌药）、部分心血管药物（如利多卡因、奎尼丁、β 受体拮抗剂和维拉帕米等）、部分抗癫痫药（如苯妥英钠、乙琥胺等）、部分抗精神病药（如氯丙嗪、碳酸锂、地西泮和氯硝西泮等）、部分麻醉药（如吗啡、哌替啶等）、部分抗风湿药（如青霉胺、氯喹等）。

第三节　慢性炎症性脱髓鞘性多发性神经病

一、疾　病　简　介

（一）流行病学

　　在英国、澳大利亚、意大利、日本及美国人群中慢性炎性脱髓鞘性多发性神经病（chronic inflammatory demyelinating polyneuropathy，CIDP）的估计患病率为（0.8~8.9）/100 000。CIDP 会累及所有年龄段的人群，但在年龄较大的男性中更常见。Naoki 等将 124 例 CIDP 患者按年龄分组进行研究，发现 CIDP 在不同的年龄，有不同的临床和病理表现，年轻组（＜ 20 岁）患者多表现快速进展，病程呈复发缓解型，运动受损明显，功能损害严重，但是对治疗药物反应好，恢复快。相反，老年组（＞ 64 岁）患者多表现为慢性进展，合并运动感觉或感觉受损，一般无复发缓解的过程，功能恢复也不如年轻组。

　　尚未发现 CIDP 的具体易感因素。关于 HLA 类型关联性的研究结果不一，未发现明确的遗传易感性。几项病例报告显示，使用肿瘤坏死因子 -α 抑制剂治疗与随后发生慢性脱髓鞘性神经病有关。

（二）病因及发病机制

　　CIDP 是一类由免疫介导的运动感觉周围神经病，其病程呈慢性进展或复发缓解,多伴有脑脊液蛋白-细胞分离,电生理表现为周围神经传导速度减慢、传导阻滞及异常波形离散;病理显示有髓纤维多灶性脱髓鞘、神经内膜水肿、炎症细胞浸润等特点。

虽然还不清楚 CIDP 及其变异型的病因,但有证据支持以下假设:该病有免疫学基础,并且有多种诱因。细胞免疫和体液免疫似乎均在 CIDP 及其变异型的发病机制中起作用。

1. T 细胞激活并穿过血-神经屏障的证据,以及细胞因子、肿瘤坏死因子、干扰素和白细胞介素的表达均支持细胞免疫参与发病机制。

2. 免疫球蛋白和补体在有髓鞘神经纤维中沉积,以及将 CIDP 患者的血清或纯化 IgG 注入大鼠中诱导传导阻滞和脱髓鞘的被动转移实验均提示体液免疫有作用。

由于以往未确定特定的诱发抗原,大多数形式的 CIDP 的免疫学病因仍不清楚。然而,在少数 CIDP 患者中已检出抗不同亚型神经束蛋白或接触蛋白的抗体。神经束蛋白和接触蛋白是结旁环黏附于轴膜的关键结构成分。识别出的这些抗体属于 IgG4 亚类。这些抗体的靶点似乎是结合蛋白,可能会破坏轴突-神经胶质连接,导致神经传导减慢。

与肌肉特异性受体酪氨酸激酶(MuSK)抗体阳性重症肌无力(另一种 IgG4 介导性神经肌肉疾病)一样,某些 CIDP 病例对静脉注射人免疫球蛋白和糖皮质激素治疗无反应,但对耗竭 B 细胞的利妥昔单抗治疗有反应。

(三)临床表现

CIDP 包括经典型和变异型,后者少见,如纯运动型、纯感觉型、远端获得性脱髓鞘性对称性神经病(distal acquired demyelinating symmetric neuropathy, DADS)、多灶性获得性髓鞘性感觉运动神经病(multifocal acquired demyelinating sensory and motor neuropathy, MADSMN,或称刘易斯-萨姆纳综合征)等。

1. 经典型 CIDP

(1)见于各年龄段,40~60 岁多见,男、女的发病比率相近。

(2)前驱感染史:较少有明确的前驱感染史。

(3)类型:分为慢性进展型和复发缓解型。年龄较轻者以复发缓解型多见,预后较好;年龄较大者以慢性进展型多见,预后较差。

(4)临床表现:慢性起病,症状进展在 8 周以上;但有 16% 的患者呈亚急性起病,症状进展较快,在 4~8 周内即达高峰,且对糖皮质激素反应敏感,这部分患者目前仍倾向归类于 CIDP 而非急性炎症性脱髓鞘性多发性神经病(AIDP)。CIDP 的症状局限于周围神经系统,主要表现为①脑神经异常。不到 10% 的患者会出现面瘫或眼肌麻痹,支配延髓肌的脑神经偶可累及,少数有视神经乳头水肿。②肌无力。大部分患者出现肌无力，可累及四肢近端和远端，但以近端肌无力为突出特点。③感觉障碍。大部分患者表现为四肢麻木，部分伴疼痛。可有手套、袜套样针刺觉减退，还可有深感觉减退，严重者出现感觉性共济失调。④腱反射异常。腱反射减弱或消失，甚至正常肌力者的腱反射减弱或消失。⑤自主神经功能障碍。可表现为直立性低血压、括约肌功能障碍及心律失常等。

2. 变异型 CIDP

（1）纯运动型：占 10%~11%，仅表现为肢体无力而无感觉症状。

（2）纯感觉型：占 8%~17%，仅表现为感觉症状，如感觉性共济失调、麻木、疼痛等。但随着病程延长可出现运动受累症状。

（3）DADS：肢体的无力和 / 或感觉障碍局限在肢体远端。DADS 比经典型 CIDP 进展慢，部分伴 IgM 单克隆球蛋白血症，属单克隆意义未定的丙种球蛋白病（monoclonal gammopathy of unknown significance，MGUS）伴周围神经病范畴，激素治疗无效；而不伴单克隆 γ- 球蛋白血症的属 CIDP 变异型，对免疫治疗敏感。

（4）MADSMN：主要表现为四肢不对称的感觉运动周围神经病，临床类似于多灶性运动神经病（multifocal motor neuropathy，MMN），但存在感觉损害的证据，且未发现抗神经节苷脂 GM，抗体滴度升高。

（四）实验室检查

1. 电诊断学检查　通常选择一侧的正中神经、尺神经、胫神经和腓总神经进行测定。神经电生理检测结果必须与临床表现一致。电理诊断标准为：

（1）运动神经传导：至少要有 2 根神经均存在下述参数中的至少 1 项异常。①远端潜伏期较正常值上限延长 50% 以上；②运动神经传导速度较正常值下限下降 30% 以上；③F 波潜伏期较正常值上限延长 20% 以上 [当远端复合肌肉动作电位（CMAP）负相波波幅较正常值下限下降 20% 以上时，则要求 F 波潜伏期延长 50% 以上] 或无法引出 F 波；④运动神经部分传导阻滞，周围神经常规节段近端与远端比较，CMAP 负相波波幅下降 50% 以上；⑤异常波形离散，周围神经常规节段近端与远端比较，CMAP 负相波时限增宽 30% 以上。当 CMAP 负相波波幅不足正常值下限的 20% 时，检测传导阻滞的可靠性下降。

（2）感觉神经传导：可以有感觉神经传导速度减慢和 / 或波幅下降。

（3）针电极肌电图：通常正常，继发轴索损害时可出现异常自发电位、运动单位电位时限增宽和波幅增高，以及运动单位丢失。

2. 脑脊液检查　80%~90% 的患者存在脑脊液蛋白 - 细胞分离现象，蛋白质通常在 0.75~2.00g/L，偶可高达 2.00g/L 以上。约 1/3 的 MADSMN 患者的脑脊液蛋白正常或轻度升高。

脑脊液白细胞计数增至＞ $10 \times 10^6/L$ 可排除 CIDP 的诊断。这个一般准则的一种例外情况是 HIV 感染者可能出现脑脊液细胞增多，但存在 CIDP 的 HIV 感染者中脑脊液白细胞计数一般＜ $50 \times 10^6/L$。

3. 血清抗体检测　血、尿免疫固定电泳和游离轻链在 CADP 中是必要的检测项目，可以帮助鉴别 M 蛋白相关周围神经病。临床疑似结旁抗体相关 CIDP，需要进行基于细胞的间接免疫荧光检测法的 NF155、CNTN1 等抗体检测。

4. 神经影像学检查　周围神经超声可以对臂丛及神经干进行测定，沿神经走行连续扫描时，在部分患者中可见神经横截面积节段性增粗，也有表现为普遍轻微增粗或正常者，可能与 CIDP 的病程、严重程度等因素有关。在 MRI 的 T2 相可见神经根和神经丛粗大，增强 MRI 可有神经根强化。MRI 改变不具特异性，但在电生理检查不确定的情况下对受累部位的定位有帮助。

5. 腓肠神经活体组织检查（活检）　神经活检主要用于其他检查无法确诊 CIDP 的情况，尤其是不符合脱髓鞘的电生理标准时，如临床怀疑 CIDP 但电生理检查结果表现为髓鞘伴轴索或轴索损害时需要行神经活检。神经活检并非常规检查，主要用于鉴别诊断。

CIDP 的主要病理改变为有髓神经纤维出现节段性脱髓鞘、轴索变性、施万细胞增生并形成洋葱球样结构、单核细胞浸润等；结旁抗体相关 CIDP 尚可发现髓鞘袢结构与轴膜脱离现象，但无巨噬细胞侵入。神经活检还可以鉴别血管炎性周围神经病、遗传性周围神经病和获得性淀粉样神经病。

（五）诊断

CIDP 的诊断目前仍为排除性诊断。符合以下条件的可考虑本病：①症状持续进展超过 8 周，慢性进展或复发缓解；②临床表现为不同程度的对称性肢体无力，少数为非对称性（如 MADSMN），近端和远端均可累及，四肢腱反射降低或消失，伴有深、浅感觉异常；③脑脊液蛋白-细胞分离；④电生理检查提示周围神经传导速度减慢、传导阻滞或异常波形离散；⑤除外其他原因引起的周围神经病；⑥除伴 IgM 型 M 蛋白的 DADS 外，大多数患者使用激素治疗有效。

CIDP 的诊断从某种意义上来说是排除性诊断。临床、电生理和实验室检查符合，并除外常见的鉴别诊断及其他原因所致的 CADP 时可以诊断为 CIDP。

二、治疗原则和药物治疗方案

CIDP 属于慢性获得性脱髓鞘性多发性神经病（chronic acquired demyelinating polyneuropathy，CADP），是 CADP 中最常见的一种类型，大部分患者对免疫治疗反应良好。治疗上以免疫治疗为主，辅以神经营养药、对症及康复治疗等处理。本部分关于 CIDP 的药物治疗方案,主要参考我国的指南加以阐述。

(一)免疫治疗

1. 糖皮质激素 为 CIDP 的首选治疗药物。可选用甲泼尼龙、地塞米松、泼尼松等中、长效激素,在使用激素过程中注意补钙、补钾和保护胃黏膜。

2. 静注人免疫球蛋白(IVIg) 一般用 400mg/(kg·d)静脉滴注,连续 3~5 天为 1 个疗程,每个月重复 1 次,连续 3 个月,有条件或病情需要者可延长应用数月。

3. 血浆交换(PE) 有条件者可选用。每个疗程 3~5 次,间隔 2~3 天,每次交换量为 30ml/kg,每个月进行 1 个疗程。需要注意的是,在应用 IVIg 后 3 周内不能进行血浆交换治疗。

4. 其他免疫抑制剂 如上述治疗效果不理想,或产生激素依赖或激素无法耐受者,可选用或加用硫唑嘌呤、环磷酰胺、环孢素、甲氨蝶呤等免疫抑制剂。临床较为常用的是硫唑嘌呤,使用方法为 1~3mg/(kg·d),分 2~3 次口服,使用过程中需随访肝肾功能及血常规等。

(二)神经营养药

可应用 B 族维生素治疗,包括维生素 B_1、维生素 B_{12}、维生素 B_6 等。

(三)对症治疗

有神经痛者可应用卡马西平、阿米替林、曲马多、加巴喷丁、普瑞巴林等。

(四)康复治疗

病情稳定后,早期进行正规的神经功能康复锻炼,以预防失用性肌萎缩和关节挛缩。

三、药 学 监 护

(一)有效性监护

合理用药主要取决于以下 2 个方面:一是治疗适应证的掌握是否准确;二是品种及给药方案的选择是否正确、合理。

1. 严格掌握糖皮质激素治疗的适应证 糖皮质激素是一类临床适应证尤其是相对适应证较广的药物,主要用于抗炎、抗毒素、抗休克和免疫抑制,其应用涉及临床多个专科。但临床应用的随意性较大,未严格按照适应证给药的情况较为普遍,如单纯以退热和镇痛为目的使用糖皮质激素;糖皮质激素有抑制自身免疫的药理作用,但并不适用于治疗所有自身免疫病,如桥本甲状腺炎、1 型糖尿病、寻常性银屑病等。

2. 合理制订糖皮质激素治疗方案 糖皮质激素治疗方案应综合患者病情及药物特点制订,治疗方案包括选用品种、剂量、疗程和给药途径等。糖皮质激素是 CIDP 的首选治疗药物,可选方案如下:①甲泼尼龙 500~1 000mg/d,

静脉滴注,连续 3~5 天;然后逐渐减量或直接改口服泼尼松 1mg/(kg·d),早晨顿服,维持 1~2 个月后逐渐减量。②地塞米松 10~20mg/d,静脉滴注,连续 7 天;然后改为泼尼松 1mg/(kg·d),早晨顿服,维持 1~2 个月后逐渐减量。③直接口服泼尼松 1mg/(kg·d),早晨顿服,维持 1~2 个月后逐渐减量。上述疗法的口服泼尼松减量直至小剂量(5~10mg)均需维持半年以上,再酌情停药。

(二)安全性监护

CIDP 的激素治疗可用大剂量冲击治疗,或长疗程小剂量维持治疗。而糖皮质激素的不良反应与用药品种、剂量、疗程、剂型及用法等明显相关,故需重点监护激素的不良反应。

1. 长期大剂量应用引起的不良反应

(1)关注库欣综合征:一般无须特殊处理,在停药后可自行消失,必要时可对症治疗;凡有高血压、动脉硬化、心肾功能不全的患者应慎用糖皮质激素;对同时应用强心苷和利尿药的患者应注意补充钾盐。

(2)关注诱发或加重感染:一般感染性疾病应用激素必须严格掌握用药指征,且剂量宜小、疗程宜短;仅危重细菌感染出现严重毒血症者可短期应用大剂量激素,且必须同时应用足量有效的抗感染药物。病原不明的细菌感染及耐药性细菌、真菌及病毒感染均应忌用。

(3)关注诱发或加重溃疡、出血、穿孔:可预防性使用抗酸药 PPI,但要严格掌握 PPI 的适应证,避免滥用。

(4)关注骨质疏松的发生:因此对长期或大剂量应用激素者应定期进行骨密度检测,对于使用预期激素超过 3 个月的患者建议补充钙剂和普通或活性维生素 D 治疗。

(5)关注肌肉萎缩、伤口愈合。

2. 停、撤药引起的不良反应

(1)长时间应用糖皮质激素可使内源性糖皮质激素分泌减退,甚至导致肾上腺萎缩:突然停药或停药 1~2 年内,在一定条件下(如大手术、创伤、出血、严重感染等)发生急性肾上腺皮质功能不全的症状,如头昏、无力、恶心、呕吐、低血糖、低血压,甚至发生昏迷或休克。防治措施为应在停药后数月或更长时间内遇到上述应激情况时及时补给足量激素或停药后给予促肾上腺皮质激素(ACTH)治疗。

(2)反跳现象:长期应用糖皮质激素类药物,症状已完全控制、缓解,但因突然停药或减量过大过快,造成原发病复发或恶化。多由患者对激素产生依赖,体内的激素浓度突然下降所致。为避免此现象,应用激素 1 周以上的患者应缓慢减量乃至停药。

（三）依从性监护

见第二章第三节。

（四）适宜性

目前国内外较公认的一线治疗方法为"静脉注射人免疫球蛋白"和"糖皮质激素＋血浆置换"。初始治疗的选择取决于疾病严重程度、并发症、治疗的副作用、患者的经济状况等。对于病情非常轻微、肢体功能轻度受累不影响生活的患者不需要治疗；对于病情重度患者，建议进行快速免疫调节治疗，方案包括静脉注射人免疫球蛋白、血浆置换或大剂量糖皮质激素冲击治疗。

（五）用药教育

CIDP 患者的出院用药种类较多，但主要使用的 GC 或免疫抑制剂均需长期服用，故需和患者强调服药的重要性，简化其用药方法，帮助其制订细致的用药方案，提高其用药依从性；同时嘱咐患者定期复查检验指标，并对患者关注的生活及饮食方面的注意事项进行指导，制订可行的随访计划。

生活方面的监护包括餐后服药可以减少胃部不适（以早晨服药为宜）。饮食应避免高钠食物，应低盐饮食，减少水肿的发生，预防血压上升；增加含钙、钾丰富的食物可避免骨质丢失。长期使用激素应定时检测血常规、肝肾功能、电解质、血糖及血压变化。

案例分析

案例：患者，女，45 岁，以"四肢麻木无力 2 年"为主诉入院。入院前 2 年患者无明显诱因出现四肢末端麻木，表现为手指末端、足底麻木感。入院前 1 年多起渐觉四肢无力，以双下肢为著，表现为爬楼、下蹲起立费力，双上肢上抬、持物尚可。症状无晨轻暮重，无发热，无吞咽困难、饮水呛咳，无大小便异常，无肌肉酸痛。一直未治疗。入院前 1 天就诊于本院，门诊查肌电图示上、下肢周神经源性损害（感觉、运动均受累，脱髓鞘兼轴索损害，上肢感觉为著，下肢运动为著）。血清肌酸激酶、肌红蛋白正常。既往有"原发性高血压"病史 5 年，未规律服用抗高血压药，血压未监测，余无其他特殊病史。

体格检查：BP 160/90mmHg，心肺、腹部检查无异常。神经系统检查显示神志清楚，脑神经检查正常；四肢肌张力稍减低，双上肢肌力近端 5- 级、远端正常，双下肢肌力近端 4+ 级、远端 5- 级，小脑征阴性；双上肢指端、双下肢踝以下痛觉减退，深感觉正常；双上肢腱反射、双侧踝反射消失，双下肢膝腱反射（+），双侧病理征未引出；脑膜刺激征阴性。辅助检查包括腰椎穿刺脑脊液检查，细胞学示白细胞计数 9×10^5/L、小淋巴细胞占 70%；蛋白 3.86g/L，糖、氯化物正常。入院诊断为 CIDP、高血压，临床给予激素、甲钴胺、维生素 B_1 及补钾、护胃、补钙、降血压等治疗。治疗 3 天后患者自觉肢体麻木感明显转，肢体肌力稍好转。

分析：患者慢性起病，病程较长，表现为四肢对称性松弛性瘫痪，肢体远端感觉异常，肌电图示上、下肢周神经源性损害（感觉、运动均受累，脱髓鞘兼轴索损害），腰椎穿刺结果示蛋白 - 细胞分离，诊断 CIDP 明确，临床给予糖皮质激素冲击 3 天后改口服激素院外维持治疗，门诊随访治疗情况。

药学监护：①监测激素冲击治疗中为了预防其不良反应应给予补钾、补钙、护胃的对症治疗，同时密切监护患者用药过程中是否有其他不适症状；②患者既往高血压，监测激素使用中血压的变化情况；③患者口服激素长期维持，需告知服药的重要性，提高其用药依从性，不可随意减药停药，用药期间定期复查血压、血生化、血常规、肝肾功能、电解质。

（林翠鸿　林玮玮　黄品芳）

参 考 文 献

[1] 中国免疫学会神经免疫分会, 中华医学会神经病学分会神经免疫学组. 多发性硬化诊断和治疗中国专家共识（2018 版）. 中国神经免疫学和神经病学杂志, 2018, 25（6）: 387-394.

[2] GOODIN D S. The epidemiology of multiple sclerosis: insights to disease pathogenesis. Handbook of clinical neurology, 2014, 122: 231-266.

[3] LERAY E, MOREAU T, FROMONT A, et al. Epidemiology of multiple sclerosis. Revue neurologique, 2016, 172（1）: 3-13.

[4] NOSEWORTHY J H, LUCCHINETTI C, RODRIGUEZ M, et al. Multiple sclerosis. New England journal of medicine, 2000, 343: 938-952.

[5] ALONSO A, HERNÁN M A. Temporal trends in the incidence of multiple sclerosis: a systematic review. Neurology, 2008, 71（2）: 129-135.

[6] ORTON S-M, HERRERA B M, YEE I M, et al. Sex ratio of multiple sclerosis in Canada: a longitudinal study. The lancet neurology, 2006, 5（11）: 932-936.

[7] KCOCH-HENRIKSEN N, SØRENSEN P S. The changing demographic pattern of multiple sclerosis epidemiology. The lancet neurology, 2010, 9（5）: 520-532.

[8] DUNN S E, STEINMAN L. The gender gap in multiple sclerosis: intersection of science and society. JAMA neurology, 2013, 70（5）: 634-635.

[9] KCOCH-HENRIKSEN N, THYGESEN L C, STENAGER E, et al. Incidence of MS has increased markedly over six decades in Denmark particularly with late onset and in women. Neurology, 2018, 90（22）: e1954-e1963.

[10] 胡曦丹, 何金凤, 王琲, 等. 对神经内科多发性硬化症病人糖皮质激素应用的药学服务.

药学服务与研究, 2015, 15(5): 339-342.

[11] 卫生部. 卫生部办公厅关于印发《糖皮质激素类药物临床应用指导原则》的通知. [2021-6-1]. http://www.nhc.gov.cn/wjw/gfxwj/201304/81a2b9f230a94f10bb25c292abe0f 8d8.shtml.

[12] 中华医学会神经病学分会神经免疫学组, 中国免疫学会神经免疫学分会, 第四军医 大学唐都医院神经内科. 中国重症肌无力诊断和治疗指南 2015. 中华神经科杂志, 2015, 48(11): 934-940.

[13] VALLAT J-M, YUKI N, SEKIGUCHI K, et al. Paranodal lesions in chronic inflammatory demyelinating polyneuropathy associated with anti-neurofascin 155 antibodies. Neuromuscular disorders, 2017, 27(3): 290-293.

[14] KOIKE H, KADOYA M, KAIDA K-I, et al. Paranodal dissection in chronic inflammatory demyelinating polyneuropathy with anti-neurofascin-155 and anti-contactin-1 antibodies. Journal of neurology, neurosurgery, and psychiatry, 2017, 88(6): 465-473.

[15] DOPPLER K, APPELTSHAUSER L, WILHELMI K, et al. Destruction of paranodal architecture in inflammatory neuropathy with anti-contactin-1 autoantibodies. Journal of neurology, neurosurgery, and psychiatry, 2015, 86(7): 720-728.

[16] QUEROL L, ROJAS-GARCÍA R, DIAZ-MANERA J, et al. Rituximab in treatment-resistant CIDP with antibodies against paranodal proteins. Neurology: neuroimmunology & neuroinflammation, 2015, 2(5): e149.

[17] 中华医学会神经病学分会神经肌肉病学组, 中华医学会神经病学分会肌电图及临床神 经电生理学组, 中华医学会神经病学分会神经免疫学组, 等. 中国慢性炎性脱髓鞘性 多发性神经根神经病诊疗指南. 中华神经科杂志, 2010, 43(8): 586-588.

[18] 王维治. 神经病学. 北京: 人民卫生出版社, 2006: 404-410.

[19] 中华医学会风湿病学分会. 糖皮质激素诱导的骨质疏松诊治的专家共识. 中华风湿病 学杂志, 2013, 17(6): 363-368.

[20] Research criteria for diagnosis of chronic inflammatory demyelinating polyneuropathy(CIDP). Report from an Ad Hoc Subcommittee of the American Academy of Neurology AIDS Task Force. Neurology, 1991, 41(5): 617-618.

第十一章 糖皮质激素在眼科疾病治疗中的药学监护

第一节 眼表急性炎症

一、疾 病 简 介

临床上需使用糖皮质激素的眼表急性炎症主要包括急性细菌性结膜炎、腺病毒性结膜炎（急性期）、流行性出血性结膜炎、急性变应性结膜炎、自身免疫性结膜炎、角膜病毒感染、蚕食性角膜溃疡等。

（一）急性细菌性结膜炎

1. 流行病学　急性细菌性结膜炎是由各种致病细菌引起的结膜急性炎症，又称急性卡他性结膜炎，俗称"红眼病"。传染性强，多见于春、秋季节，可散发感染，也可流行于学校、工厂等集体生活场所。

2. 病因及发病机制　常见的致病菌有肺炎链球菌、金黄色葡萄球菌和流感嗜血杆菌等，病原体可来源于眼睑、泪道及角膜（内途径），可通过手-眼接触、性传播及接触镜等感染（外途径）。

3. 临床表现　结膜充血，结膜囊出现脓性、黏液性或黏液脓性分泌物是急性细菌性结膜炎的典型体征。发病急，潜伏期为 1~3 天，两眼同时或间隔 1~2 天发病。发病 3~4 天时炎症最重，后逐渐减轻。

4. 实验室检查　行结膜囊分泌物细菌涂片和培养，有助于明确致病菌并指导选择敏感药物。有全身症状的还应行血培养。

5. 诊断　根据急性起病、症状、体征，以及分泌物涂片或结膜刮片等检查可诊断。

（二）腺病毒性结膜炎（急性期）

1. 流行病学　腺病毒性结膜炎（急性期）是由腺病毒引起的急性滤泡性结膜炎，常合并角膜病变。传染性强，可散在或流行性发病，接触传播。

2. 病因及发病机制　腺病毒是一种 DNA 病毒，可分 37 个血清型，已从眼部感染灶分离到 2、3、4、7、8、9、14、16、19、29、31 和 37 型。

3. 临床表现　起病急、症状重、双眼发病。早期出现结膜充血水肿、滤泡增生、水样或浆液状分泌物，患者有局部异物感、刺痒烧灼感明显。常伴耳前淋巴结肿大，部分患者可出现上呼吸道感染及发热症状。

4. 实验室检查　结膜刮片中见大量单核细胞，有假膜形成时中性粒细胞计数增加。培养无细菌生长。

5. 诊断　根据临床表现可诊断。病毒培养、PCR 检测、血清学检查可协助病原学诊断。

（三）流行性出血性结膜炎

1. 流行病学　流行性出血性结膜炎是一种暴发流行的自限性眼部传染病，传染性强。

2. 病因及发病机制　由新型肠道病毒 70 或柯萨奇病毒 A24 变种引起。

3. 临床表现　该病发病急、潜伏期短、病程短。常见症状有眼痛、畏光、异物感、流泪、结膜滤泡、角膜损害及耳前淋巴结肿大、结膜下出血呈片状或点状，少数患者出现前葡萄膜炎及发热不适和肌痛等全身症状。

4. 实验室检查　病毒分离、PCR 检测、血清学检查等。

5. 诊断　有急性滤泡性结膜炎的症状，同时有显著的结膜下出血、耳前淋巴结肿大等为诊断依据。

（四）急性变应性结膜炎

1. 流行病学　该病是结膜组织对外界变应原产生的，由 I 型（速发型）变态反应引起的变态反应。

2. 病因及发病机制　引起速发型变态反应的变应原有花粉、局部用药、角膜接触镜及其清洗液等。

3. 临床表现　表现为双眼睑突然水肿，结膜水肿、充血及乳头增生，出现浆液状分泌物。一般不波及角膜。患者常有明显的瘙痒、烧灼感及流泪症状。常合并其他黏膜组织过敏性炎症。

4. 实验室检查　泪液和血浆中的 IgE 含量升高；结膜囊分泌物涂片中的嗜酸性粒细胞增多。

5. 诊断　根据病史、症状与体征可诊断；有明显的变应原接触史，脱离接触后症状迅速消退等可助诊。

（五）自身免疫性结膜炎

1. 流行病学　自身免疫性结膜炎是结膜组织对自身抗原的一种超敏性变态反应，导致眼表泪液疾病的发生，严重影响视力。主要有干燥综合征、史 - 约综合征、结膜类天疱疮等疾病。

2. 病因及发病机制　①干燥综合征：是一种累及全身多系统的疾病，包括眼干燥症、口干、结缔组织损害，以中年女性多发；②史 - 约综合征：其发病与免疫复合物沉积在真皮和结膜实质中有关,好发于年轻人,部分药物、化合物或单纯疱疹病毒感染等可诱发;③结膜类天疱疮:慢性特发性皮下及黏膜病变,病因不明,多见于60岁以上的老年人,女性多于男性,伴有口腔、鼻腔、瓣膜和皮肤病灶,并有瘢痕形成。

3. 临床表现　除结膜组织出现异常炎症反应的症状和体征外,在全身及眼部其他组织也可出现异常的变态反应及并发症。

4. 实验室检查　干燥综合征:唾液腺组织活检见淋巴细胞和浆细胞浸润,类风湿因子、抗核抗体等血清学检查阳性。结膜类天疱疮:结膜活检有嗜酸性粒细胞,基底膜有免疫荧光阳性物质。

5. 诊断　根据病史、皮肤、黏膜及眼部的典型临床表现可诊断,组织病理学、血清学检查等助诊。

(六)角膜病毒感染

1. 流行病学　角膜病毒感染主要是由单纯疱疹病毒(HSV)感染引起的一类角膜炎症性病变。此病常见,反复发作使角膜混浊逐次加重,是致盲性角膜病的最主要的原因。

2. 病因及发病机制　眼部感染多为HSV-1型所致,少数为HSV-2型。三叉神经、角膜组织是HSV的潜伏部位,机体抵抗力下降后潜伏的病毒被激活,活化的病毒到达角膜组织引起感染。

3. 临床表现　根据角膜受累部位不同,可分为①上皮型角膜炎:早期局部浸润,知觉减退,病情发展可形成树枝状或地图状溃疡;②角膜基质炎:以角膜基质浸润、水肿等炎症反应为主;③角膜内皮炎:表现为角膜后沉着物及其周围组织炎症。

4. 实验室检查　角膜上皮刮片发现多核巨细胞或细胞核内包涵体,角膜病灶分离到HSV,免疫荧光、血清学等测试病毒抗原抗体等。

5. 诊断　根据病史,角膜树枝状、地图状溃疡或盘状角膜基质炎等体征可诊断。

(七)蚕食性角膜溃疡

1. 流行病学　蚕食性角膜溃疡是一种自发性、进行性角膜溃疡,病因不明,多见于成年人,双眼发病者进展快、预后差。

2. 病因及发病机制　其病因及确切的病理机制尚不清楚,一般认为是一种自身免疫病,可能的因素包括角膜外伤、手术或感染(蠕虫感染、带状疱疹、梅毒、结核、丙型肝炎、沙门菌感染等)。

3. 临床表现　患者常有强烈的眼部刺激症状和明显的视力下降。初期周边角膜浅基质浸润,后沿角膜缘潜行性、边缘隆起进展,可累及整个角膜,导致角膜穿孔及周边新生血管长入。

4. 实验室检查　病变的结膜有大量浆细胞、淋巴细胞、肥大细胞和嗜酸性粒细胞浸润，血清中出现角膜、结膜上皮抗体，血清免疫复合物水平比正常人高；体内的全身性抑制性 T 淋巴细胞与辅助性 T 淋巴细胞比例下降。

5. 诊断　诊断本病前应排除其他可能引起周边部角膜溃疡的全身性疾病，如类风湿关节炎、韦格纳肉芽肿等。相应的实验室检查有助于排除这些疾病。

二、治疗原则和药物治疗方案

临床上针对不同类别的眼表急性炎症，采用有针对性的治疗方案和相应的糖皮质激素进行治疗。

1. 急性细菌性结膜炎　如果病变未累及角膜，在使用足量抗菌药物的前提下可局部联合使用糖皮质激素以减轻炎症反应及并发症。

2. 腺病毒性结膜炎（急性期）　可用抗病毒药如更昔洛韦，若合并细菌感染需使用抗菌药物滴眼液治疗。

3. 流行性出血性结膜炎　可采用局部抗感染、抗病毒治疗；病情严重及伴全身症状者应全身用药。

4. 急性变应性结膜炎　如能明确变应原，应避免接触或行脱敏治疗。局部可使用糖皮质激素、抗组胺药、肥大细胞膜稳定剂等药物治疗；症状严重者可全身用药。

5. 自身免疫性结膜炎　可全身或局部使用糖皮质激素及免疫抑制剂，可缓解症状。

6. 角膜病毒感染　如角膜无溃疡并同时有基质水肿者可局部使用糖皮质激素；角膜基质炎或内皮炎可局部大剂量使用糖皮质激素，但水肿控制后即停药。

7. 蚕食性角膜溃疡　该病症的治疗相对困难。局部使用糖皮质激素、胶原酶抑制剂、环孢素和他克莫司滴眼液可能有一定效果，注意同时使用抗菌药物预防感染。适当补充维生素类药物，全身应用免疫抑制剂如环磷酰胺、甲氨蝶呤和环孢素有一定疗效。如病灶位于周边并较局限时可考虑手术切除；如病变较大或角膜穿孔，则需行角膜移植术。

三、药　学　监　护

（一）有效性监护

1. 急性细菌性结膜炎　如果病变未累及角膜，在使用足量抗菌药物的前提下可局部联合使用糖皮质激素以减轻炎症反应及并发症。症状明显改善后即停用糖皮质激素，使用时间一般不超过 1 周。

2. 腺病毒性结膜炎（急性期）　如未累及角膜,可在抗病毒治疗的条件下局部使用低浓度、低剂量的糖皮质激素,症状控制后即停药。

3. 流行性出血性结膜炎　无角膜病变者可在抗病毒治疗的同时局部低剂量使用糖皮质激素,症状明显缓解后及时停药。

4. 急性变应性结膜炎　重症患者可使用糖皮质激素,其原则为大剂量、短时间;轻症患者不需要使用糖皮质激素。

5. 自身免疫性结膜炎　病情严重者可局部短时间、大剂量使用糖皮质激素,有全身症状者可口服或静脉滴注糖皮质激素,需要合并使用抗菌药物预防感染。

6. 角膜病毒感染　伴角膜溃疡者禁用糖皮质激素,如角膜无溃疡并同时有基质水肿者可局部使用糖皮质激素。角膜基质炎或内皮炎可局部大剂量使用糖皮质激素,但水肿控制后即停药。

7. 蚕食性角膜溃疡　可局部大剂量、短时间使用糖皮质激素,症状控制后停药。

（二）安全性监护

均应在糖皮质激素的使用过程中密切观察病情,症状控制后即停药。细菌性结膜炎、腺病毒性结膜炎如发现结膜炎症迅速扩散或炎症波及角膜,应立即停用糖皮质激素。

（三）依从性监护

见第二章第三节。

（四）适宜性监护

眼表急性炎症多为局部使用糖皮质激素、疗程较短,但在有全身症状如由自身免疫病引起时可考虑静脉途径给药。

（五）用药教育

上述眼表急性炎症的糖皮质激素首选局部、大剂量、短时间使用,但对于因反复发作而长期、反复使用糖皮质激素的患者要密切观察糖皮质激素的不良反应,尤其是眼压升高。

案例分析

案例:患者,女,48岁。6个月前诊断干燥综合征,近2个月内出现双眼红肿、干燥、伴异物感。近2周内双眼视力进行性下降,以右眼为甚;眼科检查双眼角膜周边可见混浊、上皮大量点状剥落、晶体混浊,泪膜破裂时间＜5秒;诊断为自身免疫性结膜炎,予氟米龙滴眼液每天4次、每次1滴滴双眼,以及聚乙烯醇滴眼液即人工泪液每天3次、每次1滴滴双眼。5天后患者症状明显好转,氟米龙滴眼液减为每天3次,每次1滴;第10天时炎症基本消退,角

膜上皮缺损修复，氟米龙滴眼液减为每天 2 次，每次 1 滴；第 15 天减为每天
1 次，每次 1 滴。第 20 天停用氟米龙及人工眼液。

　　分析：患者有干燥综合征病史，此次出现眼表急性炎症即自身免疫性结膜
炎，眼部症状较重，可局部、短期使用糖皮质激素滴眼液，一般不超过 2~4 周，
注意监测眼压的变化。此案例中给予患者糖皮质激素即氟米龙滴眼液抑制局
部炎症反应，同时给予人工泪液缓解眼部不适感。根据患者的症状对氟米龙
滴眼次数进行调整，并逐渐减量，短期共使用 3 周左右，每周 1 次监测眼压未
出现异常。

第二节　巩　膜　炎

一、疾 病 简 介

(一)流行病学

　　巩膜炎根据炎症发生部位，分为浅层巩膜炎和深层巩膜炎。浅层巩膜炎
为表层巩膜的炎症，以女性多见，好发于角膜缘与眼外肌附着点之间的区域。
深层巩膜炎为巩膜基质层的炎症，常合并角膜炎和葡萄膜炎，对眼的结构和
功能有一定的破坏性，多见于青壮年，以女性多见，半数双眼先后发病。深
层巩膜炎的病程长、易复发、疗效差，可根据发病部位分为前巩膜炎和后巩膜
炎，后者临床少见。

(二)病因及发病机制

　　病因不清，可能与外源性抗原抗体所致的过敏反应有关。不少浅层巩膜
炎患者合并风湿性关节炎、红斑狼疮、多发性结节动脉炎、结核病等。深层巩
膜炎也可合并风湿性关节炎、红斑狼疮、多发性结节动脉炎等，也有学者认为
与结核、梅毒、痛风有关。

(三)临床表现

　　浅层巩膜炎可有疼痛及刺激症状，巩膜表面组织与其上的结膜有弥漫性
充血和水肿，呈紫红色，触压轻微疼痛。前巩膜炎病变位于赤道部前，可呈紫
色外观，有眼部疼痛、压痛、刺激症状，眼球运功可使疼痛加剧；有时也表现为
同侧头部疼痛，视力可轻度下降，眼压略升高。后巩膜炎发生于赤道后方巩
膜及视神经周围，有不同程度的眼痛、压痛、视力减退、头痛，剧烈时甚至伴有
恐惧感，眼睑及球结膜水肿，因眼外肌受累可致眼球运动受限及复视。

(四)实验室检查

　　实验室检查如血象、血沉、结核菌素试验、C 反应蛋白、血清学分析及胸
部影像学检查有助于病因学诊断。

（五）诊断

对巩膜炎患者应做系统性检查，特别注意皮肤、关节、心血管、呼吸系统情况。浅层巩膜炎、前巩膜炎根据临床表现即可诊断。后巩膜炎一般眼前部无明显改变，眼底检查、B 超、CT、MRI、荧光素眼底血管造影等可助诊。

二、治疗原则和药物治疗方案

（一）治疗原则

轻症患者局部应用糖皮质激素滴眼液；重症患者根据全身状况，可全身应用糖皮质激素或免疫抑制剂。

（二）药物治疗方案

针对炎症发生部位，采用不同的药物治疗方案。浅层巩膜炎可局部应用 1% 氟米龙滴眼液，控制不佳时可用 1% 醋酸泼尼松龙。深层巩膜炎口服泼尼松，病情稳定 1 个月后可减量；病情严重者可采用静脉大剂量甲泼尼龙冲击治疗，后改为口服泼尼松。

三、药 学 监 护

（一）有效性监护

1. 浅层巩膜炎　局部应用 1% 氟米龙滴眼液，4 次 /d。

2. 深层巩膜炎　口服泼尼松 $0.5\sim1.5mg/(kg \cdot d)$，病情稳定 1 个月后可减量。病情严重者可采用静脉大剂量甲泼尼龙冲击治疗，剂量为 $0.5\sim1g/d$，一般不超 3 天；后改为口服泼尼松 $1\sim2mg/(kg \cdot d)$ 并逐渐减量。

（二）安全性监护

原则上糖皮质激素要足够剂量，病情控制后剂量递减，直至痊愈，以免产生停药反应。

（三）依从性监护

见第二章第三节。

（四）适宜性监护

根据症状轻重选择局部或全身使用糖皮质激素。

（五）用药教育

因反复发作而长期、反复使用糖皮质激素者要密切观察糖皮质激素的不良反应，尤其是眼压升高。长期使用还要注意监测眼压和白内障。需全身使用糖皮质激素治疗的深层巩膜炎患者的用药教育见第二章第四节。

案例分析

案例：患者，男，25 岁。因左眼疼痛 1 年，红肿伴视力下降 1 周就诊。眼科检查显示右眼视力 0.8，左眼视力 0.07，不能矫正；左眼睑无红肿，浅层及深层巩膜血管充盈，血管扩张明显，滴用 10% 肾上腺素，巩膜充血仍然存在，巩膜压痛明显。诊断为后巩膜炎。明确诊断后静脉滴注甲泼尼龙 500mg/d，连续使用 3 天后减量为 250mg/d；再 3 天后改为每日早晨 8 时顿服醋酸泼尼松 80mg，并逐渐减量。同时加用胃黏膜保护剂，补充钾、钙制剂，药物治疗 3 天后患者的症状明显好转。

　　分析：后巩膜炎属于深层巩膜炎。该患者滴用 10% 肾上腺素后，巩膜充血仍然存在，巩膜压痛明显，病情较为严重。因此，可采用静脉大剂量甲泼尼龙（500mg/d）冲击治疗，但一般不超过 3 天，其后注意降阶梯治疗，3 天后及时减量至 250mg/d，再 3 天后改为口服醋酸泼尼松。糖皮质激素可能引起血糖、血压及眼压升高，水钠潴留，可引起低血钾、兴奋、胃肠溃疡、骨质疏松等不良反应，因此该患者在治疗过程中加用胃黏膜保护剂和钾、钙补充剂，预防不良反应发生风险。药师在查房时，同时要注意关注其血糖、血压、血钾、血钙等指标，关注患者有无消化道不适、睡眠障碍等表现，适时予以宣教和疏导。此外，特别要重视的一点是，在糖皮质激素治疗过程中如发生过敏性休克应立即停药。在症状逐渐好转的过程中，口服制剂也要注意剂量递减，以免产生停药反应。

第三节　葡萄膜炎

一、疾病简介

（一）流行病学

　　葡萄膜炎是一类眼内炎症的总称，通常将发生于葡萄膜、视网膜、视网膜血管及玻璃体的炎症统称为葡萄膜炎。按解剖位置，将葡萄膜炎分为前葡萄膜炎（虹膜炎、虹膜睫状体炎）、中间葡萄膜炎、后葡萄膜炎及全葡萄膜炎。多发于青壮年，易合并全身性自身免疫病，是一类常见的致盲性眼病。

（二）病因及发病机制

　　病因复杂，多与免疫相关。感染因素为细菌、真菌、病毒等通过直接侵犯、诱发抗原抗体及补体复合物反应，或是与眼组织的交叉反应（分子模拟）引起炎症。自身免疫因素为正常眼组织中的抗原在机体免疫功能紊乱时被免疫系统识别，并引起免疫反应。创伤及理化损伤主要通过激活花生四烯酸代谢产物而引起葡萄膜炎。另已发现多种类型的葡萄膜炎与特定的 HLA 相关，存在免疫遗传机制。

（三）临床表现

　　前葡萄膜炎发病较急，患者可出现视物模糊、畏光、眼痛、视力下降、流泪等症状,易发生并发性白内障、继发性青光眼等造成视力严重下降。中间葡萄膜炎多数发病隐匿,轻者可无任何临床症状或仅出现飞蚊症,重者视物模糊、暂时性近视;黄斑受累或出现白内障时可有显著的视力下降。后葡萄膜炎主要取决于炎症的类型、受累部位及严重程度,可有眼前黑影或暗点、闪光、视物模糊,合并全身性疾病者则有相应的全身症状。全葡萄膜炎累及整个葡萄膜炎症,常伴有视网膜和玻璃体的炎症,前葡萄膜炎与后葡萄膜炎同时存在,但其症状表现常有所侧重。

(四)实验室检查

眼底视网膜荧光素血管造影、眼内液病原体涂片、血清学检查如抗核抗体、PCR 测定感染病原体等。

(五)诊断

根据典型的临床表现及病理学表现,一般易于诊断。

二、治疗原则和药物治疗方案

(一)治疗原则

根据病情,分为局部治疗、全身性糖皮质激素治疗、免疫抑制剂治疗。每种类型对治疗的反应也不尽相同,所以在治疗中应根据患者所患的葡萄膜炎类型及患者自身的因素进行治疗。

(二)药物治疗方案

1. 局部治疗 热敷、散瞳、局部用糖皮质激素及眼用非甾体抗炎药,主要适用前葡萄膜炎的治疗。

2. 全身性糖皮质激素治疗 适用于后葡萄膜炎和全葡萄膜炎及双眼葡萄膜炎。

3. 免疫抑制剂治疗 单纯糖皮质激素治疗不能缓解或炎症反复发作,如贝赫切特综合征等多系统慢性损害性疾病,或由于全身性疾病不能使用糖皮质激素者,要考虑应用免疫抑制剂如环孢素治疗。

三、药 学 监 护

(一)有效性监护

1. 给予足够的剂量(指日剂量和总剂量),不但可达到及时有效控制葡萄膜炎的目的,还能实现彻底治愈炎症的目的。

2. 前部葡萄膜炎及前房有炎症的其他多种葡萄膜炎的用药为处于急性期,采用 1% 醋酸泼尼松龙或 0.1% 地塞米松滴眼液滴眼,开始滴眼频度高,炎症控制后滴眼频度逐渐递减;处于恢复期,采用 0.1% 氟米龙滴眼液滴眼,滴眼频度应逐渐递减。

3. 严重的前葡萄膜炎,经滴眼治疗效果不佳或出现角膜上皮损伤的患者可与抗菌药物联合结膜下注射,治疗细菌性眼内炎。

4. 单侧中间葡萄膜炎、后葡萄膜炎或伴有囊样黄斑水肿的单侧前葡萄膜炎采用后 Tenon 囊下注射给药,常用药物为甲泼尼龙 40mg/ml 或曲安奈德 40mg/ml,前者药物作用持续 48~72 小时,后者药物作用持续 2~3 周。

5. 中间葡萄膜炎、后葡萄膜炎、全葡萄膜炎,尤其是双侧受累的患者常采用口服 0.5~1mg/(kg·d)泼尼松,治疗 1~2 周后逐渐减量,剂量较大时可每 1~2 周减 10mg,剂量较小时每周减 2.5~5mg;对于一些顽固性炎症,常需要使用维持剂量(成人为 15~20mg/d),维持剂量通常需要使用数月后再逐渐减量。

6. 严重的视网膜炎、视神经乳头炎并在短期内可造成视功能严重障碍或丧失者可考虑静脉途径给予甲泼尼龙 500mg/d(与前述巩膜炎中提到的大剂量冲击剂量不同),静脉滴注 3 天,之后改为泼尼松口服,减量方法同全身口服用药。

(二)安全性监护

1. 给予适合的剂量(即能控制炎症的剂量),而不应一味加大剂量,以免过度用药治疗。

2. 在单独使用糖皮质激素治疗葡萄膜炎无效或效果不佳时,若治疗已经超过 2 周,应考虑增加免疫抑制剂治疗,降低糖皮质激素的用量。

(三)依从性监护

见第二章第三节。

(四)适宜性监护

在治疗葡萄膜炎时多不需要静脉途径给药,但在出现严重的视网膜炎、视神经乳头炎并在短期内可造成视功能严重障碍或丧失者可考虑静脉途径给药。

糖皮质激素临床应用时需注意禁用于老年人、儿童、孕妇,糖尿病、胃溃疡、精神疾病为禁忌证。

(五)用药教育

提醒患者如需长期使用糖皮质激素,要注意定期监测眼压和复查白内障。同时,需注意及时补钾、补钙,注意观察有无胃肠道不适和睡眠障碍等体征。

案例分析

案例:患者,男,22 岁。2 天前出现畏光、眼痛、流泪及眼红等症后就诊。眼科检查显示右眼可见睫状充血,前房存在纤维蛋白及细胞蛋白渗出,虹膜有结节形成或纹理不清,角膜后有灰白色沉着物。诊断为前葡萄膜炎。明确诊断后给予 0.1% 氟米龙滴眼液和普拉洛芬滴眼液 4 次 /d 滴患眼,炎症消失后持续滴注 3~6 天,并逐渐减量滴注 1 次 /d,直到停药,在此期间睡前给予 1 次

1%阿托品眼用凝胶。

分析：在对前葡萄膜炎的治疗中，主要目的是以降低炎症对眼组织的损伤及减少相关并发症的发生为主，避免虹膜粘连。而局部使用糖皮质激素是目前临床中对该病治疗的首选，可对过度的炎症进行抑制，且对免疫反应也有抑制作用，降低炎症反应引起的纤维沉积、组织水肿，阻碍吞噬细胞游走及毛细血管扩张，同样对毛细血管增生、瘢痕形成及胶原沉积均有抑制作用。

此案例中给予患者氟米龙滴眼液滴眼治疗，该药物可直接穿透角膜进入前房内，分布在前房、角膜、结膜等眼前段组织内，在睫状体、虹膜内也有分布，所以用药方法上比较便捷、简单、安全，患者的耐受性较好，也是当前对眼前段炎症性疾病的治疗中普遍采用的方法。患者采用氟米龙滴眼液治疗的同时给予阿托品预防虹膜粘连，给予普拉洛芬滴眼液抗感染治疗前房纤维蛋白及细胞蛋白渗出。在治疗过程中，根据患者的病情恢复情况，对氟米龙滴眼液的滴眼次数进行调整，炎症消失后持续滴眼3~6天，并逐渐减量。

第四节 视 神 经 炎

一、疾 病 简 介

（一）流行病学

视神经炎是视神经的任何部位发炎的总称，泛指视神经的炎症性脱髓鞘、感染、非特异性炎症等疾病。临床上根据病变损害发病的部位不同，将视神经炎分为球内和球后两种，前者指视神经乳头炎，后者系球后视神经炎。视神经炎大多为单侧性，视神经乳头炎多见于儿童，球后视神经炎多见于青壮年。

（二）病因及发病机制

较为复杂。以特发性脱髓鞘性视神经炎最常见，可能由于某种前驱因素如上呼吸道或消化道感染、精神打击、预防接种等引起机体的自身免疫，产生自身抗体攻击视神经的髓鞘而致病。局部和全身性感染均可累及视神经而导致感染性神经炎，结核和梅毒感染是较常见的病因。系统性红斑狼疮、韦格纳肉芽肿、贝赫切特综合征、干燥综合征、结节病等均可能引起视神经的非特异性炎症。另有1/3~1/2的临床病例查不出病因。

（三）临床表现

脱髓鞘性视神经炎表现为视力亚急性下降，通常在发病1~2周时视力损伤最严重，其后可逐渐恢复；还有色觉异常或仅有视野损害，可伴有闪光感、眼眶痛、眼球转动时疼痛。感染性和自身免疫性视神经炎的临床表现与脱髓鞘性视神经炎类似，但无明显的自然缓解和复发的病程，可随原发病的治疗而好转。

（四）实验室检查

相对性传入性瞳孔障碍（RAPD）是视神经炎必须有的而且是最客观的检查。另有视觉诱发电位改变，MRI 发现脑白质脱髓鞘斑，脑脊液蛋白 - 细胞分离、IgG 升高、寡克隆区带阳性增高，光学 OCT 检查黄斑神经节细胞层厚度下降；血常规、神经影像学及针对感染病因的细菌学、病毒学、免疫学、遗传学等检查对于病史和临床表现不典型的急性视神经炎患者也非常重要。

（五）诊断

根据视力下降程度、眼球转动时疼痛的症状、瞳孔及眼底的体征进行诊断。

二、治疗原则和药物治疗方案

（一）治疗原则

1. 明确病因，针对病因治疗。

2. 如为非传染病等引起的视神经炎，可全身使用糖皮质激素。

3. 可辅以支持治疗，如用维生素 B_1、维生素 B_{12}、血管扩张药等。

（二）药物治疗方案

常用治疗方案为前 3 天大剂量甲泼尼龙静脉注射 1g/d（或 250mg/6h），随后改为泼尼松口服给药 1mg/（kg·d），共 11 天；之后减量，第 15 天泼尼松口服给药减量至 20mg/d，第 16 和第 18 天泼尼松口服给药减量至 10mg/d。

三、药学监护

（一）有效性监护

1. 注重治疗时机，以在发病 8 天内治疗为佳。

2. 用法用量　第 1~3 天甲泼尼龙静脉注射 1g/d（或 250mg/6h）；第 4~14 天泼尼松口服给药 1mg/（kg·d）；第 15 天泼尼松口服给药减量至 20mg/d；第 16 和第 18 天泼尼松口服给药减量至 10mg/d。

（二）安全性监护

针对全身使用糖皮质激素的治疗方案，前期大剂量使用时需密切监测大剂量糖皮质激素可能产生的不良反应，确认患者是否有大剂量使用的禁忌证。此外，第 14 天后需注意迅速减量。

（三）依从性监护

见第二章第三节。

（四）适宜性监护

使用糖皮质激素可减少复发、缩短病程；对既往已诊断为多发性硬化或视神经炎的患者,复发期可用糖皮质激素冲击治疗;对同时存在的自身免疫病应进行正规、全程的糖皮质激素治疗。

（五）用药教育

见第二章第四节。

案例分析

案例：患者,女,25岁。因5天前无明显诱因下出现左眼视力急剧下降伴转眼痛入院。眼科检查左眼视力0.10,可见RAPD、视野缺损及视觉诱发电位异常,脑脊液检查寡克隆区带阳性增高。除外缺血性、外伤性、压迫性、中毒性、代谢性、遗传性视神经病后,考虑特发性脱髓鞘性视神经炎。入院后即予大剂量甲泼尼龙1g静脉滴注治疗3天;第4天改为泼尼松50mg,每天1次口服;第15天起减至20mg,每天1次,第16和18天予10mg,每天1次后停用。同时加用胃黏膜保护剂,补充钾、钙制剂。

分析：患者诊断特发性脱髓鞘性视神经炎,单眼、急性起病,病情较为严重。因此,排除使用禁忌后可先大剂量甲泼尼龙静脉滴注治疗3天,使用时需密切监测大剂量激素可能产生的不良反应,包括血压、血糖、眼压、心率、血钾、血钙等。随后应减为每天泼尼松1mg/kg维持,并在14天后快速减量至停用,治疗过程中可加用胃黏膜保护剂和钾、钙补充剂,以预防不良反应发生。

第五节　外伤性视神经病变

一、疾 病 简 介

（一）流行病学

外伤性视神经病变是头面部钝伤或穿通后导致的视神经或前视路系统损伤。

（二）病因及发病机制

交通事故导致的头部外伤是主要原因,其次是高处坠落、拳击伤。主要发病机制是视神经的机械性和缺血性损害。

（三）临床表现

典型表现为视力即刻丧失且严重;外表面很少有损伤的表现,但均存在相对性传入性瞳孔障碍;4~8周内会出现视神经萎缩。外伤性视神经病变有视神经的挫伤和撕脱,后者通常视力完全丧失,无有效疗法。

（四）实验室检查

影像学检查以判断损伤的程度,并发现相关的颅内或面部损伤、眶内骨片或血肿；合并颅脑外伤的昏迷患者积极早期行眼科检查，以便及时发现视神经损伤。

（五）诊断

结合外伤史及临床表现可诊断，视野、视觉诱发电位及影像学检查可助诊。

二、治疗原则和药物治疗方案

（一）治疗原则

1. 本病早期以急救为主，若有明确的手术适应证和必备手术条件，应及时行视神经管减压术。

2. 眼眶 CT 确定无视神经断裂伤，应尽快行糖皮质激素冲击治疗。

（二）药物治疗方案

1. 对于伤后 3 天内启用治疗的患者，首次甲泼尼龙 30mg/kg 静脉滴注 8 小时，以后 5.4mg/（kg·h）静脉滴注，用药至 23 小时；24~48 小时内用 250mg/6h 静脉滴注，第 3 天起改口服 50mg/d，逐渐减量至 14 天。

2. 对于受伤 3 天以后开始治疗的患者，首次甲泼尼龙 1g 静脉滴注，然后改为 500mg 静脉滴注 2 次/d，滴注 2 天，后改为口服 50mg/d，逐渐减量至 14 天后停用。

3. 神经营养药辅助治疗。

三、药学监护

（一）有效性监护

1. 外伤性视神经病变是急症，治疗要争分夺秒，在伤后数小时内是手术和药物治疗的最好时机，延误时间越长则预后越差。

2. 如用糖皮质激素治疗，用量要足，激素的足量使用更有益于减轻视神经的病理损害。理论上，脑苷肌肽类神经营养药和促神经再生药应在视神经纤维完全萎缩前应用才有效。若行视神经减压术，则尽量开放范围大些。

3. 伤情重、视力严重受损者可采用综合治疗，即手术和药物治疗相结合。

（二）安全性监护

对患者启用超大剂量糖皮质激素治疗前，必须有血糖检查结果。有明确的消化道溃疡病史的患者必须确认在病情稳定的前提下使用。

（三）依从性监护

见第二章第三节。

（四）适宜性监护

挫伤导致的视神经病变可以因为视神经水肿导致视力严重损伤，如果及时启动大剂量糖皮质激素治疗可以挽回部分视力。

（五）用药教育

该类疾病治疗时,在糖皮质激素的使用上遵循及时和充分的原则很重要。用药教育见第二章第四节。

案例分析

案例:患者,男,36岁。3天前骑电瓶车摔倒并头部着地后视物不清,未予重视,今无法视物,眼科检查有视力障碍、色觉障碍、视野缺损,CT示球后血肿压迫视神经,结合病史和外伤史诊断外伤性视神经病变。收治入院后择期行视神经减压术,并予大剂量甲泼尼龙1g,每天2次静滴;第2天减为0.5g,每天2次静脉滴注2天;第4天患者自述能看到颜色和灯光,予泼尼松片50mg,每天1次口服,并每2天减10mg,至第14天停用。

分析:患者外伤性视神经病变诊断明确,视力严重下降,糖皮质激素可减少创伤后水肿、损伤坏死和血管痉挛等,且大剂量激素如果治疗及时可挽回部分视力。药师应密切监护使用激素可能出现的不良反应,如高血压、高血糖、高眼压、低血钾、低血钙、消化道不适、睡眠障碍等表现。改用口服激素后也应注意在14天内剂量递减,以免产生停药反应。

第六节　眼科手术后

眼科手术后糖皮质激素的使用根据手术类型不同而要求不同,但均遵循糖皮质激素浓度逐渐递减、滴眼次数逐渐递减的原则。

一、角膜移植术后

（一）手术简介

角膜移植术是用透明的角膜片置换混浊或有病变部分的角膜,以达到增长视力、治疗某些角膜病和改善外观的目的,是异体移植效果最好的一种手术。角膜移植术后免疫排斥反应是一个复杂且有多种因素参与的过程。预防和治疗角膜移植术后排斥反应是保证角膜移植术成功的关键因素之一。目前,角膜移植术后最常应用的抗排斥药物首选糖皮质激素。

（二）治疗原则和药物治疗方案

1. 局部予以抗菌药物滴眼。抗菌药物的应用视病情而定,一般全身用药2~3天。

2. 局部应用人工泪液等润滑剂促进角膜上皮生长。

3. 局部及全身应用糖皮质激素。一般1周后局部加用环孢素滴眼液抗排斥。糖皮质激素的具体用药方案为:

（1）静脉给药：常在术后 1~3 天应用短效糖皮质激素。如氢化可的松注射液 100mg（成人）或 2mg/（kg·d）静脉滴注。

（2）口服给药：静脉滴注氢化可的松结束后改为口服中效糖皮质激素。如醋酸泼尼松片，术后 1 周内按 1mg/（kg·d），每日 8：00 口服；1 周 ~10 天减量，每周减 10mg，至 15~20mg 的维持剂量（儿童除外）；原则上，1.5~2 个月内停用口服醋酸泼尼松片。

（3）局部给药（滴眼液及眼膏）：术后 2 周内，1% 糖皮质激素滴眼液 4~6 次 /d，眼膏每晚用；2 周后改为低浓度糖皮质激素滴眼液，如 0.02% 氟米龙滴眼液 4 次 /d 维持，视病情至术后 2~3 个月停用，眼膏可间隔 2~3 日用 1 次，无排斥迹象可于术后 2 个月停用。

（三）药学监护

1. 有效性监护 糖皮质激素是角膜移植术后的抗排斥药物首选。

2. 安全性监护

（1）注意眼部不良反应：尤应注意糖皮质激素诱发的青光眼即皮质类固醇性青光眼，尤其是术前基础眼压高的患者易发生青光眼，术后在应用糖皮质激素时应经常测量眼压，而及时发现皮质类固醇性青光眼后只需停药，眼压可逐渐恢复正常。术后盲目用药并造成皮质类固醇性青光眼致视力不能挽救的病例屡见不鲜，因此用药期间严密观察眼压十分必要。此外，长期应用糖皮质激素还可增加白内障的发病率。

（2）注意可能诱发和加重感染：糖皮质激素可减弱机体防御疾病的能力，有利于细菌、真菌繁殖及扩散，所以严重感染的角膜移植术后在使用糖皮质激素的同时应联合应用强有力的抗菌药物。

3. 依从性监护 见第二章第三节。

4. 适宜性监护 角膜移植术后植片上皮愈合不良者慎用糖皮质激素，以免影响伤口愈合。对于严重的细菌感染，角膜移植术后慎用糖皮质激素。真菌和棘阿米巴角膜炎角膜移植术后 2 周内禁止应用糖皮质激素。

5. 用药教育 见第二章第四节。

二、青光眼术后

（一）手术简介

青光眼是一组以视神经乳头萎缩及凹陷、视野缺损及视力下降为共同特征的疾病，病理性眼压增高、视神经供血不足是其发病的原发危险因素，视神经对压力损害的耐受性也与青光眼的发生和发展有关。在房水循环途径中的任何一环发生阻碍，均可导致眼压升高而引起病理改变，但也有部分患者呈现正常眼压青光眼。

临床上根据病因、房角、眼压描记等情况,将青光眼分为原发性、继发性和先天性三大类。原发性青光眼根据眼压升高时前房角的状态,分为闭角型青光眼和开角型青光眼;闭角型青光眼又根据发病急缓,分为急性闭角型青光眼和慢性闭角型青光眼。

青光眼是我国的主要致盲原因之一,而且青光眼引起的视功能损伤是不可逆性的,后果极为严重。一般来说青光眼是不能预防的,但如果早期发现、合理治疗,绝大多数患者可终身保持可用的视功能。因此,青光眼的防盲必须强调早期发现、早期诊断和早期治疗。治疗目的主要是降低眼压,减少眼组织损害,保护视功能。

1. 急性闭角型青光眼　急性发作时要局部频滴缩瞳药,同时联合应用 β 肾上腺素受体拮抗剂滴眼、口服碳酸酐酶抑制剂等以迅速降低眼压。待眼压降低、炎症反应控制后进一步考虑做激光切除或其他抗青光眼手术。

2. 慢性闭角型青光眼　初期可用缩瞳药或 β 肾上腺素受体拮抗剂局部治疗;若药物不能控制眼压或已有明显视神经损害者,需做滤过手术治疗。

3. 原发性开角型青光眼　可先试用药物治疗,局部滴用 1~2 种滴眼液控制眼压在安全水平,并定期复查。药物治疗不理想者可用激光治疗或做滤过手术,目前最常用的滤过手术是小梁切除术。

4. 先天性青光眼　婴幼儿型以手术治疗为主,可通过房角切开术、小梁切开术治疗;青少年型早期可与开角型青光眼相同,药物治疗不能控制时可做小梁切开或小梁切除术。

5. 继发性青光眼　治疗原发病的同时进行降眼压治疗,若眼压控制不满意,可针对继发原因做相应的抗青光眼手术治疗。

（二）治疗原则和药物治疗方案

1. 术后局部予以滴用抗菌药物和糖皮质激素抗感染、抗瘢痕化治疗。常规局部滴用糖皮质激素滴眼液和/或眼膏 4 周左右以抑制炎症和瘢痕化。

2. 如果出现术后前房变浅、眼压升高等恶性青光眼的症状,应及时予以抗感染、散瞳、降血压处理。

3. 观察术后的眼底情况,如有黄斑水肿,应对症处理。

（三）药学监护

1. 有效性监护　糖皮质激素可用于青光眼术后抑制炎症和瘢痕化,具体用药次数、时间根据病情决定。

2. 安全性监护

（1）注意监测并发症,如果前房反应较重或出现恶性青光眼、脉络膜脱离等症状,除局部滴用糖皮质激素滴眼液外,可选择球旁注射糖皮质激素,如曲安奈德 40mg。

（2）注意观察眼压与滤过泡情况，如果出现眼压升高，可以眼球按摩；如果滤过过盛、眼压太低，可以加压包扎。

3. 依从性监护　见第二章第三节。

4. 适宜性监护　青光眼术后一般局部应用糖皮质激素，并注意糖皮质激素本身可能导致的高眼压、青光眼。

5. 用药教育　见第二章第四节。

三、白内障术后

（一）手术简介

白内障指眼球内的晶状体发生混浊、由透明变成不透明，阻碍光线进入眼内，从而影响视力。白内障按其原因不同，分为发育性、外伤性、中毒性、代谢障碍性、皮质类固醇性和后发性等数种。早期混浊轻微或范围较小时不影响视力，而后逐渐加重至明显影响视力甚至失明。白内障引起的视力下降是无法通过配戴眼镜矫正的。

随着世界人均寿命的延长，白内障患者不断增多，手术是目前白内障的最为有效的治疗方法，绝大多数患者通过手术治疗能成功地恢复视力。目前，临床常用的手术技术有白内障囊内摘除术、白内障囊外摘除术、超声乳化晶状体摘除术等。

（二）治疗原则和药物治疗方案

1. 白内障患者术后应定期复诊，可在术后 1 天、1 周、1 个月及 3 个月进行，观察角膜、人工晶状体、眼底等眼内情况，并行视力、眼压、角膜内皮计数等检查，排除术后并发症及其他眼部病变，明确术后的屈光状态。术后 1~3 个月可根据患者的屈光状态稳定情况配镜获得最佳矫正远、近视力。

2. 白内障术后使用抗菌药物及糖皮质激素滴眼液滴眼以预防性抗感染、抗炎。局部使用糖皮质激素滴眼液 4 周左右，常用药物包括 0.5% 氯替泼诺滴眼液、0.1% 地塞米松滴眼液、0.1% 氟米龙滴眼液等。亦可联合使用 NSAID 类滴眼液加强抗炎效果。

3. 部分患者术后出现后发性白内障，可行 YAG 激光后囊膜截开术。

（三）药学监护

1. 有效性监护　糖皮质激素可用于白内障术后抑制炎症和瘢痕化，具体用药次数、时间根据病情决定。

2. 安全性监护　常规随访患者，监测其副作用如高眼压。在术后 2~4 周将糖皮质激素逐渐减量至停药，以防止产生停药反应。遇特殊病例，如高度近视患者，可适当缩短用药时间。炎症消失的患者可缩短用药时间。

3. 依从性监护　见第二章第三节。

4. 适宜性监护　白内障术后一般局部应用糖皮质激素，并注意糖皮质激素本身可能导致的高眼压、青光眼。

5. 用药教育　见第二章第四节。

四、玻璃体手术后

（一）手术简介

玻璃体是眼内的一种半固体胶状物质，填充于玻璃体腔内。正常情况下，玻璃体有很好的透光性，使视网膜与脉络膜相贴。如果玻璃体发生病变，轻者看东西时会觉得眼前有蚊虫飞舞，重者可完全遮挡光线而失明，还可能造成周围组织病变如视网膜脱离等，使整个眼球毁损。

玻璃体切割术是一种高水准的显微眼科手术，其基本作用是切除混浊的玻璃体或切除玻璃体视网膜牵拉，恢复透明的屈光间质和促进视网膜复位，治疗玻璃体视网膜疾病，以恢复患者的视功能。

（二）治疗原则和药物治疗方案

1. 局部应用抗菌药物滴眼。

2. 玻璃体手术由于在睫状体部穿通，手术结束时给予球旁注射地塞米松 2.5mg 或曲安奈德 0.5~1mg/kg。术后局部应用糖皮质激素滴眼，逐渐减量。

3. 根据术后的炎症反应情况决定应用散瞳剂滴眼的次数。

（三）药学监护

1. 有效性监护　根据术后的反应，选择适宜的糖皮质激素滴眼液浓度。

（1）玻璃体手术未使用冷凝、术后结膜水肿不显著和前房炎症反应较轻，可选择低浓度糖皮质激素滴眼液，如 0.5% 氯替泼诺滴眼液、0.1% 地塞米松滴眼液、0.1% 氟米龙滴眼液等。

（2）玻璃体手术后结膜水肿明显或前房浮游细胞多或出现渗出膜，可选用高浓度糖皮质激素滴眼液，如 1% 醋酸泼尼松龙滴眼液、0.1% 地塞米松滴眼液等。

2. 安全性监护　术后局部应用糖皮质激素滴眼，需注意要逐渐减量至停药，以防止产生停药反应。

3. 依从性监护　见第二章第三节。

4. 适宜性监护　玻璃体手术后一般局部应用糖皮质激素，根据术后的反应选择适宜的滴眼液浓度、次数。

5. 用药教育　见第二章第四节。

案例分析

案例：患者，女，63 岁。眼科检查显示右眼视力 0.8，左眼视力 0.3；眼压显示右眼 16mmHg，左眼 14mmHg；红绿色辨显示右眼红绿可辨，左眼红绿可辨；光定位显示右眼正常，左眼正常。右眼结膜无充血，角膜透明，前房清、深浅可，瞳孔圆约 3mm，对光反射存在，晶状体轻度混浊，眼底见视神经乳头界清，网膜平伏；左眼结膜无充血，角膜透明，前房清、深浅可，瞳孔圆约 3mm，对光反射存在，白内障，眼底隐约见视神经乳头界清，网膜点状出血，黄斑区少量硬性渗出。辅助检查角膜内皮计数显示 R 2 654 个 /mm^2，L 2 482 个 /mm^2。眼科 B 超示双眼玻璃体变性。患者入院诊断为混合性白内障（左眼）；糖尿病伴眼并发症（左眼）；糖尿病。患者入院后完善各项术前准备，排除手术禁忌证，择期在局部麻醉下行左眼白内障超声乳化＋人工晶状体植入术，手术顺利。术后予以左氧氟沙星滴眼液 4 次 /d 抗感染、普拉洛芬滴眼液 4 次 /d、妥布霉素 /地塞米松 4 次 /d，7 天后换用 0.1% 氟米龙滴眼液 4 次 /d 抗感染、玻璃酸钠滴眼液 4 次 /d 辅助治疗。以上滴眼液均为滴左眼。

　　分析：白内障术后使用抗菌药物及糖皮质激素滴眼液滴眼以预防性抗感染、抗炎。由于该患者同时患有糖尿病，使用激素类滴眼液更要严格控制使用次数及时间。术后妥布霉素 /地塞米松 4 次 /d，使用 7 天后改为角膜通透性差的低浓度 0.1% 氟米龙滴眼液 4 次 /d 抗感染。糖皮质激素滴眼液预防性抗炎 4 周左右停用。虽然局部外用激素，对血糖的影响不大，但糖尿病患者仍建议在应用激素的同时监测血糖，判断是否要调整治疗方案。长期使用激素类滴眼液可能会使眼压升高，从而导致青光眼，表现为视力下降、视野缺损、视神经损害等。若用药超过 2 周，应在眼科医师指导和监测下使用，建议每周检测 1 次眼压，一旦发现眼压升高则应立即停药，改用其他类型的药物，无须特殊治疗；如果眼压仍然偏高，可局部使用降眼压药，其症状绝大多数可在停药 1 个月内逐渐消除。普拉洛芬滴眼液属于非甾体抗炎药类滴眼液，联合使用加强抗炎效果。由于白内障术后角膜切口的存在，可能会引起眼干燥症及一定程度的眼睛异物感，术后使用玻璃酸钠滴眼液可起到润滑作用，减轻恢复期间的异物感。药师在宣教过程中应提醒患者如有眼部红肿热痛、头痛、头晕等不适，应及时就诊；同时要注意眼部卫生，忌揉眼。

（缪　静　卢晓阳）

参 考 文 献

[1] 卫生部. 卫生部办公厅关于印发《糖皮质激素类药物临床应用指导原则》的通知. [2021-6-1]. http://www.nhc.gov.cn/wjw/gfxwj/201304/81a2b9f230a94f10bb25c292abe0f8d8.shtml.

[2] 葛坚，王宁利. 眼科学. 3 版. 北京：人民卫生出版社，2015.

第十二章 糖皮质激素在皮肤疾病 治疗中的药学监护

第一节 天 疱 疮

一、疾 病 简 介

天疱疮（pemphigus）是一种较严重的发疱性皮肤黏膜疾病。该疾病以尼科利斯基征为典型特征，表现为正常皮肤黏膜上发生松弛的薄壁水疱，表皮与其下的真皮可完整剥离而留下潮湿面，大疱易破溃，成为不易愈合的糜烂面。该疾病具有非遗传性、慢性、复发性等特点。

（一）流行病学

天疱疮的男、女发病率相同，多见于中年，青年少见。该病更多见于犹太人和地中海人。

（二）病因及发病机制

棘细胞位于基底层的浅面，由 4~10 层多边形细胞组成，细胞较大，由许多棘状突起。天疱疮是一种以表皮内棘细胞松解为特点的自身免疫病。

研究表明，桥粒具有维持上皮细胞间相互连接的重要功能，桥粒黏蛋白（desmoglein，Dsg）则是桥粒的主要成分之一，不同类型的天疱疮中存在不同类型的 Dsg 抗原，包括分子量为 160kD 的 Dsg1 和 130kD 的 Dsg2 抗原。当患者的免疫系统出现问题时可产生相应的抗体，与抗原进行复合，从而阻碍桥粒黏蛋白的黏附功能，细胞间的连接力下降，导致天疱疮的产生。

（三）临床表现

临床上，天疱疮主要分为 5 个类型，即寻常型天疱疮（pemphigus vulgaris）、增生型天疱疮（pemphigus vegetans）、疱疹样天疱疮（pemphigus herpetiformis）、红斑型天疱疮（pemphigus erythematosus）、落叶型天疱疮（pemphigus foliaceus）。

各型天疱疮的好发部位、皮损特点及组织病理学均各有特点。如依据棘细胞松解部位的不同，可将寻常型及增生型天疱疮归为一类，因其棘细胞松解发生在基底细胞层上；红斑型及落叶型天疱疮归为一类，因其棘细胞松解发生在棘细胞上层或颗粒细胞层；疱疹样天疱疮自为一类，其棘细胞松解发生在棘细胞中层。

此外，依据病理特点，也可进行如下分类：主要表达的抗原为 Dsg3，部分患者同时表达 Dsg1 的寻常型和增生型天疱疮；表达的抗原为 Dsg1 的红斑型及落叶型天疱疮；以及表达 Dsg1 或 Dsg3 的疱疹样天疱疮。

各型天疱疮具有各自的临床表现，具体总结如表 12-1 所示。

表 12-1　各型天疱疮的临床表现

	好发部位	皮损特点	病理改变
寻常型天疱疮	口腔、四肢、躯干、外阴、肛周、眼结膜	疱壁薄、松弛疱、易破裂成大片糜烂面并伴渗出、恶臭	棘层松解、表皮内裂隙及水疱
增生型天疱疮	腋窝、腹股沟、乳房下、肛门、外阴、脐窝	薄壁水疱、脓疱，破溃后糜烂面出现乳头状肉芽增殖，伴新生水疱、脓疱、恶臭	类似于寻常型，但棘层肥厚、表皮乳头瘤样增殖
疱疹样天疱疮	胸部、背部、腹部	绿豆大或更大的水疱、疱壁紧张、环形排列、小片糜烂、瘙痒	棘层中部水疱、海绵形成、嗜酸性粒细胞浸润，甚至形成小囊肿
红斑型天疱疮	皮脂腺分布旺盛的头皮、面部、上胸、肩胛	红斑水疱、易破溃、结痂、面部蝶形红斑、覆油腻性鳞屑或痂	颗粒层水疱、裂隙，见角化不良细胞
落叶型天疱疮	头面、躯干上部，逐渐累及全身	疱壁十分薄、更易破溃、上覆黄褐色痂和鳞屑糜烂面、如落叶状脱落、伴恶臭	与红斑型相同

（四）实验室检查

1. 组织病理学检查　存在棘层松解细胞，瑞氏染色后该类细胞胞体较大、呈球形、胞核大而深染、胞质均匀嗜酸性。

2. 免疫学检查　直接检测皮损组织或间接检测血清样本，进行免疫荧光检测，发现棘细胞间荧光沉积，表明患者存在抗表皮棘细胞间物质的 IgG 和 C3，同时也可通过 ELISA 定量检测血清中的 Dsg1 和 Dsg3，以确诊定性。

（五）诊断

正常或红斑样皮肤上反复发生松弛的薄壁水疱，尼科利斯基征阳性；同时结合上述实验室检查以确诊定性。

二、治疗原则和药物治疗方案

（一）治疗原则

目前有多种评估体系，但以天疱疮疾病面积指数（pemphigus disease area index，PDAI）应用最多，是目前国际上公认的天疱疮病情评估方法。PDAI 0~8 分为轻度，9~24 分为中度，≥ 25 分为重度。PDAI 是一个可靠的评估患者病情严重程度的评价体系，但其操作较复杂。我国学者也提出了自己的分级标准，如按照皮损受累面积占体表面积（BSA）百分比的方法，轻度：< 10% BSA；中度：30% BSA 左右；重度：> 50% BSA。但这些标准还缺乏信度和效度评估。临床上，依据疾病进展程度，制订合理的治疗方案。治疗应遵循早期诊断、早期治疗、规律用药、长期随访的原则。

（二）全身治疗

1. **糖皮质激素**　糖皮质激素是 PV 的一线治疗药物。按照皮损范围、严重程度决定初始剂量，初始治疗（初始糖皮质激素剂量）：轻度患者（PDAI 0~8）0.5mg/（kg·d），中度患者（PDAI 9~24）1.0mg/（kg·d）。如果 1 周内没有控制病情，糖皮质激素剂量均升至 1.5mg/（kg·d）；重度患者（PDAI ≥ 25）1.5mg/（kg·d）。除冲击治疗外不再增加糖皮质激素剂量，并同时应用免疫抑制剂。对于糖皮质激素联合利妥昔单抗治疗的患者，建议中度患者泼尼松 0.5mg/（kg·d），重度患者泼尼松 1.0mg/（kg·d）。巩固和维持治疗（糖皮质激素减量）：病情控制开始减量，糖皮质激素减量方法国内外差别较大。建议泼尼松 60~90mg/d 时，每 2 周减 10%；40~60mg/d 时，每 2 周减 5mg；20~40mg/d 时，每个月减 5mg；达 20mg/d 时，每 3 个月减 2.5mg，减至 0.2mg/（kg·d）或 10mg/d 可长期维持，部分患者可用更低剂量维持。另外，糖皮质激素减量过程中，需根据患者的个体情况酌情延长或缩短糖皮质激素减量时间。定期查抗 Dsg 抗体水平，如果抗体升高或保持不变，减量速度减慢。多数患者需接受 3 年或者更长时间的治疗。也可以采用每年递减上一年度 50% 糖皮质激素剂量的方法。该研究显示，采用 40mg/d、45~60mg/d、65~80mg/d 和超过 80mg/d 控制病情后，初始糖皮质激素减量平均时间分别为 78、49、32 和 29 天。3 年、5 年和 6 年内病情完全缓解率分别为 79.51%、98.36% 和 100%，基本符合每年递减 50% 的糖皮质激素剂量。在应用上述推荐剂量糖皮质激素联合免疫抑制剂治疗失败的患者中，可考虑甲泼尼龙冲击治疗。甲泼尼龙 500 或 1 000mg 静脉滴注，连用 3 天，然后恢复到冲击前的糖皮质激素治疗剂量。如果效果不佳，2~3 周后可重复冲击 1 次，一般 2 个周期后皮损基本消退。冲击治疗期间，免疫抑制剂不需停药。部分患者冲击治疗好转后会复发，再次冲击仍然有效。

2. 免疫抑制剂　有糖皮质激素服用禁忌或服用大剂量仍不能控制者应选用环磷酰胺、硫唑嘌呤、甲氨蝶呤、环孢素、吗替麦考酚酯、雷公藤多苷等免疫抑制剂控制症状。

3. 抗菌药物　因存在不同程度的皮损,糜烂面下易发生细菌感染,应进行细菌培养及药敏试验,选择合适的抗菌药物控制感染。

4. 人免疫球蛋白　静脉注射人免疫球蛋白可在抑制自身免疫系统的同时抵抗细菌、病毒感染。

5. 血浆置换、免疫吸附治疗　适用于病情严重、血清抗体滴度高、大剂量激素效果不佳或激素使用禁忌的人群。

6. 利妥昔单抗　一种抗 CD20 的单克隆抗体,针对成熟 B 细胞。用于顽固性、难治性重症天疱疮。

（三）支持治疗

及时补充水、电解质、血浆、白蛋白等,并采用高蛋白、高热量饮食,支持疾病本身导致的体液丢失及过度消耗。

（四）局部治疗

注意创面清洗,感染时可局部使用抗菌药物换药护理。

三、药 学 监 护

（一）有效性监护

密切关注用药后的皮损情况。若原有的水疱、糜烂面好转,则病情得以控制;若原有的皮损没有好转,甚至出现新疹,则应考虑加大剂量,更改给药方案。

（二）安全性监护

糖皮质激素为治疗天疱疮的首选药物,治疗周期长达 3~5 年,甚至终身服药。因此,长期服用激素应尤其关注安全性问题。

1. 感染天疱疮患者的表皮溃烂,易导致细菌感染,严重者甚至出现败血症危及生命。此外,长期使用激素抑制患者的免疫系统,更易诱发感染。因此,一旦出现感染的指征(如发热,咳嗽,咳痰,腹泻,皮肤糜烂面有厚痂、臭味、脓性分泌物,口腔黏膜有白色或淡黄色覆盖),一定要通过细菌培养和药敏试验选取合适的抗菌药物控制感染病情。对于不存在感染指征的患者,应注意加强对感染的预防措施,创面护理严格进行无菌操作,口腔黏膜损害患者给予碳酸氢钠漱口以防止真菌感染等。

2. 电解质紊乱。天疱疮患者的皮损严重,存在表皮破溃时水分大量流失,易造成电解质紊乱。长期使用激素也会诱发电解质失衡。因此,应及时补钾纠正电解质紊乱。

3. 此病的多发人群为中年,应注意长期服用激素是否发生骨质疏松、高血压、高血糖。

4. 其余参照第二章第二节。

（三）依从性监护

参照第二章第三节。

（四）适宜性监护

参见第五章第一节。

（五）用药教育

参照第二章第四节。

案例分析

案例：患者,女,84 岁。患寻常型天疱疮 2 个月,半个月前患者因自行停药造成皮疹复发加重。入院见躯干四肢大面积糜烂渗出、结痂,口腔及外生殖黏膜溃疡。患者存在肝肾功能不全,且有尿潜血。患者有高血糖病史,入院空腹血糖 12.73mmol/L、餐后血糖 31.3mmol/L。患者有冠心病病史 5 年。入院后医嘱给予甲泼尼龙 40mg/d,皮损未能控制。后更改给药方案,加大甲泼尼龙的剂量至 88mg/d,且加用免疫球蛋白治疗（25g/d,联用 5 天,1 个月为 1 个疗程）。患者入院第 40 天无新发皮疹,皮疹控制 1 周后激素开始缓慢减量,减量过程中皮疹控制良好。入院第 85 天患者的皮损仅剩颈部约 1cm×2cm 大小的创面,且创面已结痂,甲泼尼龙减至 32mg/d,予以出院,门诊随访。

分析：①该患者的肝肾功能不好,因此选用无须代谢后产生药效的甲泼尼龙予以治疗,初始治疗剂量不足,后逐渐加大直至病情稳定。此外,肝肾功能不良也影响其他选药方案,未选择免疫抑制剂而是免疫球蛋白。②为使患者的血糖降至正常并及时应对激素的增减剂量对血糖的影响,建议选择中效胰岛素和短效胰岛素（精蛋白生物合成人胰岛素注射液和生物合成人胰岛素注射液）联合控制血糖,同时加强血糖监测并及时调整胰岛素剂量。患者入院第 23 天出现低血糖反应,监测血糖 2.7mmol/L,立即给予 25% 葡萄糖溶液 40ml 口服并补充进食后血糖恢复正常。③患者有冠心病病史 5 年,在激素使用过程中监测到 BNP 160pg/ml,给予呋塞米利尿、抗心力衰竭。而呋塞米与激素合用更易引起低血钾,该患者多次出现低血钾,给予氯化钾进行补钾治疗后血钾恢复正常。

第二节　大疱性类天疱疮

一、疾 病 简 介

　　大疱性类天疱疮(bullous pemphigoid, BP)是一种表皮下水疱性皮肤病。该病表现为紧张性大疱,表皮真皮连接处表皮下分离,炎症细胞浸润。大疱破溃后可见大片裸露面,与寻常型天疱疮不同,裸露面可缩小,糜烂面有自发愈合的趋势。该疾病一般具有较好的预后。

(一)流行病学

　　大疱性类天疱疮多见于老年人,发病年龄在65~75岁,儿童少见。无明显的性别差异,男、女均可患病。

(二)病因及发病机制

　　皮肤分为表皮层和真皮层,表皮、真皮之间的连接带即为基底膜带。基底膜带上存在两种抗原成分,即BPAg1和BPAg2。BPAg1的分子量为230kD,是构成桥粒斑蛋白(desmoplakin)的主要成分;BPAg2的分子量为180kD,是一种存在于基底膜角质形成细胞中的跨膜蛋白。任何原因引发的抗原暴露均可导致机体免疫系统激活,产生特异性抗体与抗原复合,从而破坏基底膜结构,造成表皮、真皮分离,导致病理现象产生。此外,抗原抗体复合后可发生一系列免疫炎症反应,导致蛋白裂解酶激活使得半桥粒结构破坏,也可引发疾病的产生。

　　免疫平衡紊乱、潜在的其他疾病如肿瘤、劳累、环境因素改变均可能为大疱性类天疱疮的诱发病因。

(三)临床表现

　　临床上,依据发病特点可将大疱性类天疱疮分为以下几种类型:局限性类天疱疮(localized pemphigoid)、多形性类天疱疮(polymorphic pemphigoid)、小疱性类天疱疮(vesicular pemphigoid)、结节性类天疱疮(nodular pemphigoid)、黏膜类天疱疮(mucous pemphigoid)等。

　　各类型的大疱性类天疱疮的基本临床表现为正常皮肤或红斑基底上发生张力性后壁大疱,呈半球形,直径最大可达7cm。大疱不易破溃,挤压水疱不向周围扩散,尼科利斯基征阴性,水疱清亮,可为血性。大疱破溃后,糜烂面易结痂愈合,愈合后有暂时性色素减退或色素沉着斑。

　　皮损好发于躯干及四肢屈侧,伴瘙痒。10%~35%的患者的口腔黏膜受累,但症状轻于寻常型天疱疮,有完整的水疱,但不向周围扩展。

(四)实验室检查

1. 组织病理学检查　存在完整的表皮,水疱位于表皮下,疱内可见嗜酸性细胞浸润。

2. 免疫学检查　直接检测皮损组织,进行免疫荧光检测,发现基底膜带IgG 或 C3 沉积荧光带;间接检测血清样本,进行免疫反应,检出抗基底膜带的 IgG 抗体;也可通过 ELISA 定量检测血清中的 BP180 和 BP230 抗体,以确诊定性。

(五)诊断

正常或红斑样皮肤上出现壁厚、紧张、不易破的大疱,尼科利斯基征阴性;同时结合上述实验室检查以确诊定性。

二、治疗原则和药物治疗方案

(一)治疗原则

治疗方案基本类似于天疱疮。但考虑到大疱性类天疱疮以老年患者居多,且老年人的身体基础较差,常合并高血压、糖尿病、脑血栓、严重的骨质疏松等,因此应尽量减少系统使用糖皮质激素的剂量。

(二)全身治疗

1. 糖皮质激素　首选糖皮质激素进行全身治疗,可选药物为泼尼松、泼尼松龙等。按照皮损范围、严重程度决定初始剂量。以泼尼松为例,轻症 $0.4mg/(kg \cdot d)$、中症 $0.5mg/(kg \cdot d)$、重症 $0.75mg/(kg \cdot d)$、严重 $1{\sim}1.5mg/(kg \cdot d)$。密切关注症状改变,若症状不见好转、有新生水疱,则果断增加激素用量,可考虑糖皮质激素冲击治疗,即甲泼尼龙 1g/d 静脉注射,连续 3 天。症状控制 7~10 天后,包括红斑颜色变化、水疱变小、糜烂面渗出减少、无新生水疱等,则可开始减量。初始减量速度可以快些,如最初 3~4 周可每周减总药量的 10%。减量过程密切关注疾病症状,若有新疹出现,暂停减量,无须加大口服剂量,但应配合外用糖皮质激素类药物。疾病治疗时程长,平均需要 2~3 年方可痊愈。

2. 免疫抑制剂　有糖皮质激素服用禁忌或服用大剂量仍不能控制者应选用环磷酰胺、硫唑嘌呤、甲氨蝶呤、环孢素、吗替麦考酚酯、雷公藤多苷等免疫抑制剂控制症状。

3. 米诺环素(或多西环素)、烟酰胺及小剂量糖皮质激素联合用药　对不能耐受糖皮质激素的患者,同时服用米诺环素 100mg 2 次/d、烟酰胺 500mg 3 次/d、泼尼松 20~30mg/d 也可达到较好的治疗效果,同时避免大量使用激素。

4. 人免疫球蛋白　静脉注射人免疫球蛋白抑制自身免疫系统的同时还

可抵抗细菌、病毒感染,用于病情严重或有糖皮质激素禁忌证者。

5. 血浆置换、免疫吸附治疗 适用于病情严重、血清抗体滴度高、大剂量激素效果不佳或激素使用禁忌人群。

6. 利妥昔单抗 一种抗 CD20 的单克隆抗体,针对成熟 B 细胞。用于顽固性、难治性重症大疱性类天疱疮。

(三)支持治疗

大疱性类天疱疮患者多为老年人,更应及时补充水、电解质、血浆、白蛋白等,同时高蛋白、高热量饮食,给予足够的支持治疗。

(四)局部治疗

大剂量外用超强效糖皮质激素可有效控制重症大疱性类天疱疮,且明显减少系统治疗的不良反应。

三、药 学 监 护

(一)有效性监护

密切关注用药后的皮损情况。若原有的水疱变小、糜烂面渗出减少,则病情得以控制;若原有的皮损没有好转,甚至出现新疹,则应考虑加大剂量,更改给药方案。

(二)安全性监护

糖皮质激素为治疗大疱性类天疱疮的首选药物,治疗周期长达 2~3 年。此外,大疱性类天疱疮患者多为老年人,通常存在原发性高血压、糖尿病等慢性疾病。因此,这类患者长期服用糖皮质激素更应关注其安全性问题。

1. 联合用药 患有糖尿病、高血压、骨质疏松等疾病的老年患者不宜使用过高剂量的糖皮质激素,易引发基础疾病恶化。因此,可选择与免疫抑制剂、免疫球蛋白、烟酰胺等合用以降低糖皮质激素的用量。及时补充钙剂、维生素 D_3 等预防骨质疏松。

2. 感染 大疱性类天疱疮患者的表皮溃烂,易导致细菌感染。长期使用激素抑制患者的免疫系统,更易诱发感染。因此,需关注是否存在感染发生,及时合理使用抗菌药物。

3. 其余参照第二章第二节。

(三)依从性监护

参照第二章第三节。

(四)适宜性监护

参照第十二章第一节。

(五)用药教育

参照第二章第四节。

案例分析

案例：患者，男，71岁，体重71kg，因"全身起红斑、水疱伴瘙痒20余天"入院。入院行体格检查，各项常规指标均正常，但血压140/74mmHg；糖化血红蛋白7.2%；空腹血糖11.20mmol/L；皮肤科检查显示头面部、躯干、四肢皆可见暗红斑及张力性水疱，部分疱壁破溃结痂，胸、背部红斑基础上大片状脱屑。经组织病理及免疫病理检查确诊为BP。入院诊断为BP；糖尿病；原发性高血压3级，极高危组。患者入院后给予枸地氯雷他定片8.8mg p.o. q.d. 抗组胺、外用糖皮质激素包敷抗炎及物理支持对症治疗；给予生物合成人胰岛素注射液及甘精胰岛素注射液控制血糖。入院第3天患者的病情稍好转，仍有大量新发红斑水疱，加用注射用甲泼尼龙40mg iv.gtt q.d. 抗感染治疗。入院第8天患者新发大量水肿性红斑及水疱，病情控制不佳，加用人免疫球蛋白27.5g iv.gtt q.d. 连续5天冲击治疗。第9天患者仍有少许新发红斑水疱，病情控制不佳，血糖仍控制不佳，加大胰岛素剂量。考虑患者目前无环孢素用药禁忌，故加用免疫抑制剂环孢素胶囊100mg p.o. b.i.d. 联合控制病情。入院第15天患者新发红斑水疱10个左右，病情控制不佳，监测环孢素的血药浓度低于参考目标浓度，调整环孢素的用药方案为75mg p.o. t.i.d.。第20天病情好转，新发红斑水疱少于5个。第24天患者病情稳定，停用注射用甲泼尼龙。第29天患者病情好转后出院，继续服用环孢素软胶囊、醋酸泼尼松片抗BP治疗，控制血糖及血压治疗。门诊随访。

分析：①该老年患者同时存在高血压、高血糖的基础疾病问题，为大疱性类天疱疮的治疗带来较大的困难。及时纠正疾病状态，可提供较好的治疗基础。一方面，调理好身体基础，以应对疾病本身对身体的消耗及影响；另一方面，大疱性类天疱疮的治疗需使用大量糖皮质激素，需应对激素使用带来的广泛副作用。②因患者存在诸多慢性疾病病史，我们使用糖皮质激素时应极为谨慎，在疗效不佳时增加激素用量并非首选方案（糖皮质激素可升高血糖、血压），需多个方面考虑肝肾功能等其他生理基础，选择合用免疫球蛋白、免疫抑制剂如环孢素，降低激素用量的同时可较好地控制病情，同时不引起其他ADR。

第三节 药 疹

一、疾 病 简 介

药疹（drug eruption）又称药物性皮炎（dermatitis medicamentosa），是药物

通过口服、注射、吸入等方式进入人体后引发的与治疗无关的皮肤黏膜不良反应,严重者可累及机体的其他器官甚至生命。引发药疹的药物种类不同,发疹机制、临床表现亦各有不同,及时诊断药物不良反应可有效预防药疹的发生或进行有针对性的治疗。

(一)流行病学

药疹的发生与患者的年龄、性别、药物剂量、药物本身的特性均有相关性。儿童较成人的药疹发生率低。女性发生药疹的概率为男性的 1.3~1.5 倍,但 3 岁以下的男童较女童更易发生药疹。遗传多态性对相同药物在不同人群中诱发药疹的概率也存在一定影响。不同药物引发药疹的概率也有所不同,抗菌药物相对易引发药疹,如氨基青霉素为 1.2%~8%、复方磺胺甲噁唑则为 2.8%~3.7%;NSAID 的药疹发生率约为 1/200;地高辛、利多卡因、泼尼松、可待因、对乙酰氨基酚的药疹发生率则低于 1/1 000。

(二)病因及发病机制

药疹的发生为多种因素作用的结果,主要可以分为药物因素和与患者相关的因素。药物因素包括药物固有的理化性质、用药剂量、用药途径、给药方案等;与患者相关的因素则包括患者的性别、年龄、种族、合并疾病、免疫状态、基因组等。多种因素共同作用,诱发药物不良反应。

不同类型的药物诱发药疹的机制各不相同,但多与免疫系统、免疫反应相关。具体而言,分子量>1 000Da 的物质可称为抗原,大多数药物因分子量较小而称为半抗原,半抗原常与体内的蛋白质结合从而产生免疫原性。有些药物本身即为半抗原,如β-内酰胺类,可直接与蛋白结合形成抗原;有些药物则需在体内经代谢产生活性后方可与蛋白结合具有免疫原性;还有些药物本身不具备免疫反应性,但可与免疫细胞表面受体结合而产生免疫原性。抗原形成后,激活 T 细胞或分泌生物活性因子,直接引发组织效应;或分泌趋化因子,招募效应细胞如嗜酸性粒细胞、中性粒细胞而发生反应。此外,也有些药物因具有细胞毒性作用而间接刺激机体增强免疫反应,从而导致药疹的发生。最后,还有些药物可直接导致肥大细胞或嗜碱性粒细胞释放介质如组胺,从而诱发药疹。

(三)临床表现

依据发病特点,可将药疹分为多个类型:发疹型药疹、固定性药疹、荨麻疹及血管性水肿型药疹、光敏性药疹、湿疹型药疹、紫癜型药疹、痤疮型药疹、大疱型药疹、伴嗜酸性粒细胞增多和系统性症状的药疹、急性泛发性发疹性脓疱病、猩红热样疹、剥脱性皮炎等。

各型药疹有各自的临床表现,将常见类型的临床表现总结,见表 12-2。

表 12-2　常见各型药疹的临床表现

	诱发药物	皮疹表现	发病部位
发疹型	β- 内酰胺类、磺胺类、喹诺酮类	红斑、斑丘疹、麻疹样、风疹样、猩红热样，中至重度瘙痒	颈部、躯干、上肢发起，蔓延至全身
固定性	磺胺类、解热镇痛类	单个或数个圆形或类圆形红斑、边界清楚、红斑可有水疱、大疱，瘙痒灼痛	全身任何部位
荨麻疹及血管性水肿型	β- 内酰胺类、磺胺类、NSAID、ACEI	泛发瘙痒性风团，触痛、刺痛，重者喉头水肿、过敏性休克	全身任何部位
光敏性	磺胺类、喹诺酮类、四环素类、灰黄霉素、噻嗪类、NSAID	光毒性反应：边界清楚的瘙痒性红斑，可发疱；光变应性反应：荨麻疹、湿疹样、苔藓样皮炎，伴瘙痒	曝光部位
湿疹型	青霉素类、磺胺类	湿疹样皮疹	局部或泛发全身
紫癜型	多种药物	紫红色斑、稍隆起、压不褪色、伴发风团、水疱、血疱	双下肢，尤其是双小腿
痤疮型	糖皮质激素、雄激素、碘剂、溴剂、细胞因子、生物制剂	丘疹、脓疱、粉刺	多发面部及胸背部
大疱型	磺胺类、别嘌醇、卡马西平、苯妥英钠、苯巴比妥、NSAID	水肿性红斑、圆形或类圆形、中央可有水疱、继而松弛大疱、易破溃糜烂，明显疼痛，可伴全身中毒症状，重症者死亡	黏膜、内脏均可受累
伴嗜酸性粒细胞增多和系统性症状	芳香族抗癫痫药、磺胺类、别嘌醇	发热、皮疹、淋巴结肿大、血液学异常、多脏器受累，肝损最为严重，重症者死亡	面部、躯干上部、上肢逐渐至下肢，逐渐融合
急性泛发性发疹性脓疱病	普那霉素、氨苄西林、喹诺酮类、羟氯喹、磺胺类、特比萘芬、地尔硫草、氟康唑	在红斑的基础上多发性非毛囊性无菌性小脓疱，伴发热、白细胞升高	褶皱部位多

（四）实验室检查

必要时采用实验室检查，包括组胺游离试验、嗜碱性粒细胞脱颗粒试验、放射变应原吸附试验、淋巴细胞转化试验、巨噬细胞游走抑制试验、药物诱导淋巴细胞刺激试验、琼脂弥散试验。同时，实验室检查分析患者的白细胞计数不同程度增高，谷草转氨酶、谷丙转氨酶升高，蛋白尿、血尿，部分患者出现血沉加快。此外，也可进行皮肤活检，包括皮内试验、划破试验、点刺试验和斑贴试验等。

（五）诊断

诊断要点：①发病前是否有用药史；②有一定的潜伏期；③皮疹多泛发、对称分布，伴瘙痒；④停药后皮疹消退，再次用药可复发；⑤与其他类似的皮损病变相区分，尤其是病毒、细菌感染后的发疹。同时结合上述实验室检查以确诊定性。

二、治疗原则和药物治疗方案

（一）治疗原则

依据药疹的严重程度，可将其分为轻度和重症 2 个水平，具体治疗方案应依据具体情况而设计。

（二）轻度药疹

对于无自觉症状、皮疹少者，停用一切可疑药物观察即可。稍重者可给予抗组胺药如赛庚啶、氯苯那敏等，以及非特异性脱敏药维生素 C 和钙剂。较重者可加用糖皮质激素如泼尼松 20~40mg/d，待皮疹好转后逐渐停药。局部可选择合适药水或乳膏涂搽。

（三）重症药疹

重症药疹的皮损广泛，可累及内脏甚至威胁生命，应及早处理、对症治疗，降低死亡率。

1. 糖皮质激素　尽早、足量使用糖皮质激素，及时控制症状。口服或静脉注射糖皮质激素，如氢化可的松（200~500mg/d）、地塞米松（10~20mg/d）、泼尼松 1~2mg/（kg·d）等。当激素足量时，症状可在 2~3 天控制；若症状不见好转，应及时加大激素用量，增加量通常为 1/3~1/2。临床症状控制后，3~5 天可酌情逐渐减量，整个疗程通常为 1 个月左右。病情非常严重时，可采用糖皮质激素冲击治疗，如甲泼尼龙 250~500mg/d 连续冲击 3 天，后转为常规激素用量，待病情好转后逐渐停药。

2. 人免疫球蛋白　当病情严重时，可静脉注射人免疫球蛋白予以控制；当患者存在激素使用禁忌时，可单用免疫球蛋白进行治疗。

3. 抗感染　治疗时严格执行无菌操作，若仍然存在细菌感染，应选择合适的敏感抗菌药物予以抗菌治疗。

4. 支持治疗 及时补充热量，维持水、电解质平衡，予以支持治疗。

5. 局部治疗 依据皮损部位和情况选择合适的外用药，并做好相应的护理。

三、药学监护

（一）有效性监护

密切关注用药后的药疹情况，若病情 2~3 天内没有好转，应及时增加激素用量，保证足量，通常按照初始剂量的 1/3~1/2 进行增加。足量、早期使用激素对疾病的预后及不良后果的避免均具有非常重要的意义。待症状控制 3~5 天后方可逐渐减量。

（二）安全性监护

1. 糖皮质激素为治疗重症药疹的首选药物。由于重症药疹可累及重要脏器甚至生命，因此在使用糖皮质激素时应遵循尽早、足量的原则，及时控制症状，预防严重后果的发生。此外，不同类型药疹的治疗周期不同，但相较其他自身免疫病，用药时间较短，通常月余即可治愈。因此，在进行糖皮质激素用药监护时，更多的需关注患者本身的生理和疾病状态，保证安全用药。

2. 感染。某些类型的药疹患者的表皮溃烂，易导致细菌感染。使用激素抑制患者的免疫系统，更易诱发感染。因此，需关注是否存在感染发生，及时合理使用抗菌药物。

3. 其余参照第二章第二节。

（三）依从性监护

参照第二章第三节。

（四）适宜性监护

参照第十二章第一节。

（五）用药教育

参照第二章第四节。

案例分析

案例： 患者男，58 岁，身高 170cm，体重 85kg。主诉头痛 1 天余入院，头颅 CT 提示为蛛网膜下腔出血。经脑血管造影后诊断为右小脑后下动脉瘤。行右极外侧入路右小脑后下动脉瘤夹闭术，患者术后的痰培养结果先后为耐甲氧西林金黄色葡萄球菌和泛耐药鲍曼不动杆菌感染，同时胸片显示肺炎可能，故先后给予万古霉素 1g i.v. q.12h.、头孢哌酮舒巴坦钠 3g i.v. q.6h.、米诺环素 100mg 胃管注入 q.12h.。治疗后患者的体温下降,炎症指标好转。术后第 27 天患者的胸腹部皮肤出现散在的红疹,疑似抗菌药物导致的药疹,临时给予氯雷他定分散片、西替利嗪片、卤米松乳膏对症处理,皮疹未见好转。术后第 29 天患者全身出现散在的红疹,医嘱停用万古霉素,临时给予甲泼尼龙 40mg i.v. q.d.,用药 2 天后皮疹好转,医嘱停用甲泼尼龙。术后第 32 天患者全身暴发大面积红疹,药师建议立即停用头孢哌酮舒巴坦钠、米诺环素,给予氢化可的松注射液 200mg i.v.,24 小时持续泵入,未见明显好转,急请皮肤科会诊。术后第 33 天起给予甲泼尼龙 80mg i.v. q.d.,由于患者当天已经开始使用氢化可的松注射液静脉泵入,当天临时加用 40mg 甲泼尼龙,次日起执行甲泼尼龙 80mg,未再给予任何抗菌药物。术后第 40 天患者的皮疹明显好转、无新发红疹、无皮肤脱屑,激素治疗方案改为甲泼尼龙 40mg i.v. q.d.。术后第 42 天患者的皮疹消退、全身皮肤脱屑、新生皮肤的颜色状态正常,转出 ICU,计划继续使用胃管注入甲泼尼龙片 24mg q.d.,3 天后停药。

分析:①药疹发生时,首要的原则为停用一切可能诱导药疹的药物。该案例中在患者的胸腹部皮肤出现散在的红疹时并未及时停药而是给予抗过敏药,导致药疹继续发作。②使用激素甲泼尼龙后药疹症状得以控制,但用药 2 天皮疹好转时立即停药,不符合药疹治疗原则和激素使用原则。因此,导致已经缓解的症状再次全面暴发且病情更为严重。一般症状控制 3~5 天后方可逐渐减药,而非立即停药。③药疹情况严重时,氢化可的松 200mg i.v. 24 小时不能有效地控制症状,故改用甲泼尼龙 80mg i.v. q.d.,免疫抑制作用更强,及时控制了病情。此外,在过渡日时给予氢化可的松注射液 200mg/d 及甲泼尼龙 40mg/d,第 2 天起给予甲泼尼龙 80mg/d,实现较好的平稳过渡。④在情况好转后,逐渐降低甲泼尼龙剂量,由 80mg i.v. q.d. 降为 40mg i.v. q.d.,而后至 24mg p.o. q.d.,最后停药,该过程严格遵循激素逐渐停药的原则,有效地防止药疹复发及其他不良反应的发生。

第四节 红 皮 病

一、疾 病 简 介

红皮病(erythroderma)又称剥脱性皮炎,为一种严重的皮肤病,可由银屑病或药疹等发展形成,也可由内脏恶性肿瘤所致,有些不明原因。红皮病的典型表现为全身皮肤呈弥漫性潮红、浸润、肿胀、大量脱屑,皮损受累面积达到整个皮肤的 95% 以上,除皮肤外,黏膜、淋巴结、毛发甚至内脏器官也可受累,患者常常有全身中毒症状。

（一）流行病学

一项国外研究报道红皮病的发病率为 44.3 例 /（10 万患者·年）。国内研究报道红皮病占同期住院患者的 1.68%~1.75%，占全科门诊患者的 0.17‰。

（二）病因及发病机制

一般将引起红皮病的原因归为 4 类：①继发于其他皮肤病，包括银屑病、皮炎、湿疹、毛发红糠疹、天疱疮、扁平苔藓、皮肌炎、系统性红斑狼疮等；②药物过敏，多种药物与红皮病有关，包括抗菌药物（青霉素类、磺胺类、四环素类等）、抗癫痫药（卡马西平、苯妥英）、抗高血压 / 抗心律失常药（胺碘酮、β 受体拮抗剂）、解热镇痛药和别嘌醇等；③恶性肿瘤相关，包括皮肤 T 细胞淋巴瘤（塞扎里综合征、红皮病型蕈样肉芽肿）、血液系统肿瘤及其他实体器官恶性肿瘤，其中皮肤 T 细胞淋巴瘤是最常见的肿瘤性红皮病；④特发性，在约 30% 的红皮病病例中尚未鉴别出病因，故此类红皮病归为特发性红皮病。

（三）临床表现

红皮病可在数小时或数日内急性发病，也可在数周至数月内逐渐形成。药物反应引起的红皮病通常突然发病，基础皮肤病或全身性疾病导致的红皮病通常发展较为缓慢。患者通常出现皮肤瘙痒、潮红、肿胀、脱屑，炎症性红斑达全身体表面积的 90% 以上，有发热、畏寒、淋巴结肿大等全身症状及高排血量性心力衰竭的体征（如外周性水肿和心动过速）。

（四）实验室检查

实验室检查取决于红皮病患者的病史、临床表现和可疑病因。常规检查包括全血细胞计数、肝肾功能、血沉。常见的异常包括白细胞增加、贫血、血沉加快。

（五）诊断

皮肤潮红、肿胀、脱屑，炎症性红斑达全身体表面积的 90% 以上，有发热、畏寒、淋巴结肿大等全身症状。皮肤一般均有瘙痒症状，掌跖、黏膜、毛发、指甲都可能受累，可合并内脏损害。皮肤病理常呈非特异性改变，可表现出某些原发病的特点，对病因有提示或排除作用，可作为发现原发病的重要线索。应详细询问患者病史和完善检查，对原因不明者要进行长期随访。

二、治疗原则和药物治疗方案

（一）治疗原则

红皮病是一种全身性炎症性疾病，可威胁生命，需合理、积极治疗。红皮病的治疗原则一般包括皮肤保湿护理、避免搔抓和诱发加重因素、营养支持、纠正电解质失衡、纠正低蛋白血症、防止和纠正低体温、针对病因治疗及防治继发感染和其他合并症。

（二）疾病特异性治疗

一旦确定红皮病的潜在病因，就可以开始疾病特异性治疗。银屑病是最常见的病因，建议使用阿维 A、甲氨蝶呤、环孢素和生物制剂进行治疗，避免系统使用糖皮质激素。

皮炎（dermatitis）相关的红皮病如为急性接触性皮炎可口服糖皮质激素，抗组胺药可有效缓解瘙痒。对于严重的特应性皮炎，可考虑使用免疫抑制剂如环孢素、甲氨蝶呤、硫唑嘌呤、吗替麦考酚酯等。也可以同时使用抗菌药物如多西环素和磺胺甲噁唑控制皮肤上的葡萄球菌。

毛发红糠疹（pityriasis rubra pilaris，PRP）引起的手掌和足跖皮损往往需要更强的外用含氟糖皮质激素，躯干和四肢可使用中等强度的外用糖皮质激素，而面部和皮肤褶皱部位则考虑温和的糖皮质激素乳膏。一线系统治疗药物是维 A 酸类药物（阿维 A），而其他一线治疗和替代治疗药物包括环孢素、甲氨蝶呤和硫唑嘌呤。对于部分 PRP 患者可考虑谨慎使用 PUVA 和 TNF-α 拮抗剂。

落叶型天疱疮和大疱性类天疱疮所致者可系统使用糖皮质激素、免疫抑制剂（如 MTX、CTX、硫唑嘌呤、CsA 等）和 IVIg 治疗。

对于药物反应来说，在停用所有非必需的药物和所有可能引起药物反应的药物后，红皮病通常可在 2~6 周内改善（除外有些伴嗜酸性粒细胞增多和系统症状的药疹患者）。系统使用泼尼松 1~2mg/（kg·d），对于病情严重的患者可选择 IVIg、血浆置换、环孢素和生物制剂等二线药物治疗。对于 DRESS 患者，糖皮质激素须缓慢减量，以防复发。

对于淋巴瘤所致的红皮病，轻症患者仅需紫外线或外用强效糖皮质激素治疗。严重患者（广泛皮肤受累、淋巴结和骨髓累及）要求系统治疗，美国 FDA 批准的皮肤 T 细胞淋巴瘤治疗药物包括静脉注射用地尼白细胞介素 - 毒素连接物（白细胞介素 -2 和白喉毒素的复合物）、贝沙罗汀（口服维 A 酸）及两种口服组蛋白去乙酰化酶抑制剂 vorinostat 和 romidepsin。

（三）激素应用

在仔细排除潜在疾病的可能性后，特发性红皮病可用弱效外用糖皮质激素或口服抗组胺药来治疗。

1. 外用 GC 治疗 红皮病患者可以外用温和的保湿剂和润肤霜及弱效外用糖皮质激素乳膏。由于皮肤受累广泛、透皮吸收增加而导致全身吸收的风险增加，不推荐强效外用糖皮质激素。苔藓化部位可以考虑强效外用糖皮质激素，但亦应避免长期、大面积应用。

2. 系统使用 GC 治疗 特发性红皮病患者和药物反应的患者需系统使用

GC。一般用相当于泼尼松 40~60mg/d,病情发展急剧者可选用甲泼尼龙、地塞米松或氢化可的松等静脉滴注。症状控制之后逐渐减量,停药过快可导致疾病复发。对怀疑或确诊过的银屑病患者,需要慎重选择甚至禁用。

三、药 学 监 护

(一)有效性监护

密切关注用药后的皮损情况。若原有的皮损受累面积减少,则病情得以控制;若原有的皮损没有好转,甚至出现皮损加重或受累面积扩大,则应考虑加大剂量、更改给药方案。

(二)安全性监护

1. 停药　服药疗程长短是导致 HPA 抑制发生的重要因素之一。长期大量服用糖皮质激素在停药时需要注意逐渐减量,防止出现撤药综合征,即肾上腺皮质功能危象。若患者短期(1~2 周)内服用大剂量激素,可直接停药,无须减量。

2. 感染　因合并免疫抑制剂治疗,需要严密监测有无感染出现。

3. 消化道出血　大剂量使用激素还需要监测有无消化道出血,对于使用糖皮质激素联用非选择性 NSAID 的人群,无论何种剂量,都应予以 PPI 预防胃黏膜损伤;对于给药剂量(以泼尼松为例)> 0.5mg/(kg·d)的人群,或长期服用维持剂量 2.5~15.0mg/d 的人群,应密切关注其胃肠道出血症状,必要时予以 PPI。

4. 骨质疏松　中老年患者应查骨密度,注意防治骨质疏松。

5. 高血糖　监测血糖,特别是原有糖尿病的患者则需要监测三餐后血糖,对症处理。

6. 高血压　监测血压,特别是原有高血压的患者需根据血压情况对症处理。

(三)依从性监护

参见第五章第一节。

(四)适宜性监护

参见第五章第一节。

(五)用药教育

参见第七章第一节。

案例分析

案例:患者,女,68 岁,因"上腹痛 3 天"就诊。考虑为胆道梗阻、急性胆管炎。青霉素皮试阴性,给予注射用阿莫西林钠舒巴坦钠 2 次 /d 静脉滴注抗感染治疗；同时给予硫普罗宁注射液保肝、注射用奥美拉唑钠抑酸。上腹痛症状略有缓解，但用药 2 天后患者的前胸及双上肢出现散在的红色皮疹伴瘙痒，给予肌内注射苯海拉明注射液 20mg、口服氯雷他定片 10mg 后症状无明显改善，考虑皮疹可能与使用阿莫西林钠舒巴坦钠有关，故停用此药，临时加用注射用头孢唑肟钠 2g 静脉滴注抗感染治疗，皮疹仍呈加重趋势，现为进一步诊治入院。皮肤检查示患者的头皮、面部、躯干、四肢弥漫性分布肿胀性红斑，部分呈紫红色，大部分皮疹压之可褪色，双下肢皮肤有鳞屑样改变，黏膜未受累。诊断为红皮病型药疹，建议停用可疑药物阿莫西林钠舒巴坦钠，换用莫西沙星注射液 0.4g 抗感染，同时给予注射用甲泼尼龙琥珀酸钠 30mg 1~2 次 /d 静脉滴注，以及糠酸莫米松乳膏和炉甘石洗剂涂患处；此外，注意补足液体量，促进药物排泄。其他治疗包括给予注射用奥美拉唑钠护胃、硫普罗宁注射液保肝、氯化钾缓释片补钾等。治疗 3 天后全身红色皮疹部分消退，面部及躯干部可见皮疹与正常皮肤相间，下肢红色皮疹恢复略慢，建议继续给予糖皮质激素与外用药治疗。出院医嘱为口服醋酸泼尼松片 25mg 1 次 /d，而后每 3 天减 2 片；继续外用糠酸莫米松乳膏及炉甘石洗剂；1 周后门诊复查或加重时随时就诊。患者到门诊复查，全身皮疹基本消退，前臂与手掌呈脱皮样改变。

　　分析：患者因上腹痛入院，诊断为急性胆管炎、胆总管结石，给予阿莫西林钠舒巴坦钠抗感染、奥美拉唑抑酸、硫普罗宁保肝等治疗，出现严重的红皮病型药疹，分析很可能为阿莫西林钠舒巴坦钠引起的药疹。药物过敏所致的红皮病在抗过敏治疗的同时还应使用糖皮质激素。本例患者曾给予苯海拉明及氯雷他定抗过敏治疗，但无明显疗效，静脉给予糖皮质激素冲击治疗，并且联合外用药后皮疹明显减轻。出院后糖皮质激素改为口服，逐渐减量激素，患者最终好转。

第五节　湿　疹

一、疾病简介

　　湿疹是由多种内、外因素引起的一种具有明显渗出倾向的炎症性皮肤病，临床上以红斑、丘疹、渗出和皮肤瘙痒为特征，可呈急性期、亚急性期和慢性期。

（一）流行病学

　　湿疹是皮肤科常见病，我国一般人群的患病率约为 7.5%，美国为 10.7%。

(二)病因及发病机制

湿疹的病因目前尚不明确。机体内因包括免疫功能异常(如免疫失衡、免疫缺陷等)、系统性疾病(如内分泌疾病、营养障碍、慢性感染、肿瘤等)及遗传性或获得性皮肤屏障功能障碍。外因如环境或食品中的变应原、刺激原、微生物、环境温度或湿度变化、日晒等均可以引发或加重湿疹。社会心理因素如紧张焦虑也可诱发或加重本病。本病的发病机制尚不明确。目前多认为是在机体内部因素如免疫功能异常、皮肤屏障功能障碍等的基础上,由多种内、外因素综合作用的结果。免疫性机制如变态反应和非免疫性机制如皮肤刺激均参与发病过程。微生物可以通过直接侵袭、超抗原作用或诱导免疫反应引发或加重湿疹。

(三)临床表现

湿疹的临床表现可以分为急性期、亚急性期及慢性期3期。急性期表现为在红斑、水肿的基础上出现粟粒大丘疹、丘疱疹、水疱、糜烂及渗出,病变中心往往较重,而逐渐向周围蔓延;外围又有散在的丘疹、丘疱疹,故界限不清。亚急性期红肿和渗出减轻,糜烂面结痂、脱屑。慢性湿疹主要表现为粗糙肥厚、苔藓样变。可伴有色素改变,手、足部湿疹可伴头发和指甲改变。皮疹一般呈对称分布,常反复发作,自觉症状为瘙痒,甚至剧痒。

(四)实验室检查

血常规检查可有嗜酸性粒细胞增多,还可有血清嗜酸性阳离子蛋白增高,部分患者有血清IgE增高。

(五)诊断

湿疹的诊断主要根据临床表现,结合必要的实验室检查或组织病理学检查。特殊类型的湿疹根据临床特点进行诊断,如干燥性湿疹、自身敏感性皮炎、钱币状湿疹等;非特异性者可根据临床部位进行诊断,如手湿疹、小腿湿疹、肛周湿疹、乳房湿疹、阴囊湿疹、耳湿疹、眼睑湿疹等;泛发性湿疹指多部位同时发生的湿疹。湿疹的严重程度可根据其面积和皮疹特点进行评分。

二、治疗原则和药物治疗方案

(一)治疗原则

治疗原则包括控制症状、减少复发、提高患者的生活质量。治疗应从整体考虑,兼顾近期和远期疗效,指导患者寻找和避免环境中常见的变应原及刺激原,避免搔抓及过度清洗,保护皮肤屏障功能,预防并适时处理继发感染。

(二)局部治疗

湿疹治疗的主要手段是局部治疗,主要药物是外用糖皮质激素制剂。初始治疗应该根据病情、患者状况、病变部位和面积等选择合适强度的糖皮质激素。轻度湿疹建议选择弱效糖皮质激素如氢化可的松、地塞米松乳膏；重度肥厚性皮损建议选择强效糖皮质激素如哈西奈德、卤米松乳膏；中度湿疹建议选择中效糖皮质激素如曲安奈德、糠酸莫米松等。儿童患者、面部及皮肤皱褶部位皮损一般弱效或中效糖皮质激素即有效。强效糖皮质激素连续应用一般不超过 2 周，以减少急性耐受及不良反应。钙调磷酸酶抑制剂如他克莫司软膏、吡美莫司乳膏对湿疹有治疗作用，且无糖皮质激素的副作用，尤其适合头面部及间擦部位湿疹的治疗。细菌定植和感染往往可诱发或加重湿疹，因此抗菌药物也是外用治疗的重要方面。可选用各种抗菌药物的外用制剂，也可选用糖皮质激素和抗菌药物的复方制剂。其他外用药如焦油类、止痒剂、非甾体抗炎药外用制剂等可以根据情况选择应用。

（三）系统治疗

对于急性发作或瘙痒明显者，可选择适当的系统治疗，如抗组胺药、维生素 C、葡萄糖酸钙、抗菌药物等。原则上不全身应用糖皮质激素，但可用于病因明确、短期可以去除病因的患者，如接触因素、药物因素引起者或自身敏感性皮炎等；对于严重水肿、泛发性皮疹、红皮病等，为迅速控制症状也可以短期应用，但必须慎重，皮疹控制后逐渐减量，以免发生全身不良反应及病情反跳。应当慎用免疫抑制剂，要严格掌握适应证。仅限于其他疗法无效、有糖皮质激素应用禁忌证的重症患者，或短期系统应用糖皮质激素病情得到明显缓解后需减用或停用糖皮质激素时使用。

三、药 学 监 护

（一）有效性监护

监测皮损的分期，关注有无水疱、糜烂、渗出、瘙痒等情况，以评价疗效和病变情况，必要时修改治疗方案，选择合适的药物和剂型。对于反复发作、持续不愈的病例，注意是否存在接触刺激原、变应原，或产生继发过敏或继发感染。

（二）安全性监护

1. 注意避免激素依赖性皮炎。由于长期外用含糖皮质激素的制剂，一旦停药可能导致原有的皮肤病复发、加重，迫使患者使用糖皮质激素，称为激素依赖性皮炎。对病程长、停药后反应剧烈者采用糖皮质激素递减法，直至停用；或应用钙调磷酸酶抑制剂如他克莫司软膏替代糖皮质激素治疗。

2. 注意避免对药物（尤其是 GC）及化学物质（如手套中的橡胶乳）产生继发过敏。

3. 在皮肤屏障功能破坏或合并糖尿病等情况下，GC 的应用易引起继发细菌或真菌感染。

4. 注意长期外用 GC 制剂可致皮肤变薄、潮红伴毛细血管扩张、痤疮样皮炎、色素沉着、皮肤老化，以及自觉皮肤不适等。长期外用强效含氟糖皮质激素制剂可致皮肤萎缩。长期大面积使用激素还需注意系统不良反应。

5. 如需大量服用 GC，在停药时需要注意逐渐减量，防止出现撤药综合征，即肾上腺皮质功能危象。若患者短期（1~2 周）内服用大剂量激素，可直接停药，无须减量。

（三）依从性监护

本病易复发，建议患者定期复诊。急性湿疹患者最好在治疗后 1 周、亚急性患者在治疗后 1~2 周、慢性患者在治疗后 2~4 周复诊 1 次。复诊时可使用 morisky 评分表进行依从性评分，对依从性评分＜ 8 分的患者均应进行教育。

（四）适宜性监护

全身应用糖皮质激素具有明显的疗效，但湿疹很快复发，因此建议用于较严重的病例或用于控制病情的急性恶化。

（五）用药教育

需要说明身体的不同患病部位使用不同强弱和剂型的外用糖皮质激素制剂，以及可能的不良反应等；并指导患者寻找和避免环境中常见的变应原及刺激原，避免搔抓及过度清洗，对环境、饮食、使用防护用品、皮肤清洁方法等也应提出相应的建议。

案例分析

案例：患者，男，58 岁，因"食用海鲜后面部、躯干、双上肢皮疹瘙痒 2 天"就诊。皮肤科检查显示周身泛发红斑丘疹，部分融合成片，部分皮疹有轻微水肿和渗出。查血常规及尿常规，血常规示嗜酸细胞百分比 20.5%、嗜酸性粒细胞计数 1.52×10^9/L，诊断为湿疹。给予依巴斯汀片每晚口服 10mg，渗出部位用 3% 硼酸溶液湿敷，还给予复方曲安奈德乳膏、吡美莫司乳膏、乳膏基质 1 号（润肤剂）。药师 1 周后电话随访患者，患者的皮疹瘙痒基本消退。

分析：患者接触变应原导致湿疹，处于急性期。予以抗组胺药依巴斯汀片止痒，外用润肤剂保湿修复皮肤屏障，3% 硼酸溶液湿敷收敛渗出，复方曲安奈德乳膏和吡美莫司乳膏抗炎止痒。医嘱患者复方曲安奈德乳膏不宜用于面部，而面部应用吡美莫司乳膏。

第六节　特应性皮炎

一、疾 病 简 介

特应性皮炎是一种慢性、复发性、炎症性皮肤病。特应性皮炎的发生有遗传倾向，一般于儿童期开始发病，临床表现可不断变化，常持续到成年期。在所有各期，瘙痒是特应性皮炎的显著特征，且发生于皮肤损害之前。

（一）流行病学

特应性皮炎在发达国家儿童中的患病率可高达 10%~20%。在我国，20 年来特应性皮炎的患病率也在逐步上升，1998 年学龄期青少年（6~20 岁）的总患病率为 0.70%，2002 年 10 个城市学龄前儿童（1~7 岁）的患病率为 2.78%。而 2012 年上海地区的流行病学调查显示，3~6 岁儿童的患病率达 8.3%（男 8.5%、女 8.2%），城市显著高于农村（10.2% vs 4.6%）。

（二）病因及发病机制

特应性皮炎的发病与遗传和环境等因素关系密切。家族成员有过敏性疾病史者患本病的概率显著增加，遗传因素主要影响皮肤屏障功能与免疫平衡。本病患者往往有以 Th2 为主介导的免疫学异常，还可有皮肤屏障功能减弱或破坏，如表皮中的丝聚蛋白减少或缺失；环境因素包括环境变化、生活方式改变、过度洗涤、感染原和变应原等。此外，心理因素（如精神紧张、焦虑、抑郁等）也在特应性皮炎的发病中发挥一定作用。

本病的确切发病机制尚不清楚。一般认为是在遗传因素的基础上，由于变应原进入和微生物（如金黄色葡萄球菌和马拉色菌）定植，形成皮肤免疫异常反应和炎症，引发皮疹和瘙痒，而搔抓和过度洗涤等不良刺激又可进一步加重皮肤炎症。特应性皮炎的异常免疫反应涉及多个环节，如朗格汉斯细胞和皮肤树突细胞对变应原的呈递、以 Th2 为主的异常免疫反应、调节性 T 细胞功能障碍、IgE 过度产生和嗜酸性粒细胞升高等。此外，角质形成细胞产生细胞因子和炎症介质也参与炎症反应等。非免疫性因素如神经内分泌因素异常也可参与本病的发生和发展。

（三）临床表现

特应性皮炎的最显著的特征是皮肤瘙痒。根据不同年龄段的表现，分为 3 期：婴儿特应性皮炎、儿童特应性皮炎，以及青年与成人特应性皮炎。婴儿特应性皮炎（出生至 2 岁）多分布于两面颊、额部和头皮，病变可为丘疹或渗出性；儿童特应性皮炎（2~12 岁）多发生于肘窝、腘窝和小腿伸侧，皮疹通常为因搔抓导致的苔藓样变；青年与成人特应性皮炎（12 岁以上）的皮损与儿童期类似,主要发生在肘窝、腋窝、颈前等部位,也可发生于躯干、四肢、面部、手背,大部分呈干燥、稍带红斑,常见苔藓化和痒疹样丘疹。

特应性皮炎患者通常有一些特应性疾病的特征,包括皮肤干燥、鱼鳞病、毛周角化、掌纹症、手部湿疹、乳头湿疹、唇炎、复发性结膜炎、眶下褶痕、眶周黑晕、苍白脸、皮肤白色划痕症、出汗时瘙痒、对羊毛敏感等。此外,部分患者还同时有其他过敏性疾病,或对部分食物或吸入物过敏。40%~80% 的患者有家族过敏史,家族史的询问对于特应性皮炎的诊断非常重要。

(四)实验室检查

重度特应性皮炎可有血清总 IgE 升高,40%~60% 的患者有外周血嗜酸性粒细胞升高,嗜酸性粒细胞升高往往与疾病的活动度相关,疾病活动期升高,经有效治疗可迅速恢复正常。

(五)诊断

特应性皮炎的 Williams 诊断标准包括主要标准:皮肤瘙痒。次要标准:①屈侧皮炎湿疹史,包括肘窝、腋窝、踝前、颈部(10 岁以下的儿童包括颊部皮疹);②哮喘或过敏性鼻炎史(或在 4 岁以下儿童的一级亲属中有特应性疾病史);③近年来全身皮肤干燥史;④有屈侧湿疹(4 岁以下儿童的面颊部 / 前额和四肢伸侧湿疹);⑤2 岁前发病(适用于 4 岁以上的患者)。确定诊断:主要标准 +3 条或 3 条以上次要标准。

特应性皮炎有典型表现者的诊断并不困难,但临床上有部分患者的表现不典型,勿轻易排除特应性皮炎的诊断,应当仔细检查和问诊,必要时进行长期随访。

二、治疗原则和药物治疗方案

(一)治疗原则

治疗原则包括缓解或消除临床症状,消除诱发和 / 或加重因素,减少和预防复发,提高患者的生活质量。特应性皮炎经治疗可完全消退或显著改善,患者可恢复正常生活。治疗包括清洁和护肤、外用药治疗、系统治疗和光疗等。

(二)外用药治疗

1. 糖皮质激素 局部外用 GC 是特应性皮炎的主要治疗方法。外用糖皮质激素种类多、经济、方便、疗效肯定,但应在医师指导下进行。根据患者的年龄、皮损性质、部位及病情程度选择不同剂型和强度的糖皮质激素制剂,以快速有效地控制炎症并减轻症状。外用糖皮质激素强度一般可分为 4 级,如氢化可的松乳膏为弱效糖皮质激素,丁酸氢化可的松乳膏、曲安奈德乳膏为中效糖皮质激素,糠酸莫米松乳膏为强效糖皮质激素,卤米松和氯倍他索乳膏为超强效糖皮质激素。一般初治时应选用强度足够的制剂（强效或超强效），以求在数天内迅速控制炎症，一般为每天 2 次用药，炎症控制后逐渐过渡到中、弱效糖皮质激素或钙调磷酸酶抑制剂；面部、颈部及皱褶部位推荐使用中、弱效糖皮质激素，应避免长期使用强效糖皮质激素。糖皮质激素香波或酊剂可用于头皮。儿童患者尽量选用中、弱效糖皮质激素，或用润肤剂适当稀释激素乳膏。肥厚性皮损可选用封包疗法，病情控制后停用封包，并逐渐减少糖皮质激素的使用次数和用量。急性期病情控制后应逐渐过渡到维持治疗，即每周使用 2~3 次，能有效减少复发。

2. 钙调磷酸酶抑制剂　此类药物对 T 淋巴细胞有选择性抑制作用，有较强的抗炎作用，对特应性皮炎有较好的疗效，多用于面颈部和褶皱部位。钙调磷酸酶抑制剂包括他克莫司软膏和吡美莫司乳膏，吡美莫司乳膏多用于轻至中度特应性皮炎，他克莫司软膏用于中至重度特应性皮炎，其中儿童建议用 0.03% 浓度、成人建议用 0.1% 浓度。0.1% 他克莫司软膏的疗效相当于中、强效糖皮质激素。钙调磷酸酶抑制剂可与激素联合应用或序贯使用，这类药物也是维持治疗的较好选择，可每周使用 2~3 次，以减少病情复发。不良反应主要为局部烧灼感和刺激感，可随着用药次数增多而逐步消失。

3. 外用抗微生物制剂　由于细菌、真菌定植或继发感染可诱发或加重病情，对于较重患者尤其有渗出的皮损，系统或外用抗菌药物有利于病情控制，用药以 1~2 周为宜，应避免长期使用。如疑似或确诊有病毒感染，则应使用抗病毒制剂。

4. 其他外用药　氧化锌油（糊）剂、黑豆馏油软膏等对特应性皮炎也有效，生理氯化钠溶液、1%~3% 硼酸溶液及其他湿敷药物对于特应性皮炎急性期的渗出有较好的疗效，多塞平乳膏和部分非甾体抗炎药具有止痒作用。

（三）系统治疗

原则上尽量不用或少用糖皮质激素类药物。对病情严重、其他药物难以控制的患者可短期应用，病情好转后应及时减量，直至停药。对于较顽固的病例，可将激素逐渐过渡到免疫抑制剂或紫外线疗法。应避免长期应用激素，以防止激素的 ADR，病情控制后减量勿过快，减药或停药过快可导致病情反跳。

对于瘙痒明显或伴有睡眠障碍、荨麻疹、过敏性鼻炎等合并症的患者，可选用抗组胺药，其中第一代抗组胺药由于可通过血脑屏障而有助于改善患者的瘙痒和睡眠。对于病情严重（特别是有渗出者）或已证实有继发细菌感染的患者，可短期（1 周左右）给予系统抗感染药物，可选用红霉素族、四环素族或喹诺酮类抗菌药物。合并疱疹病毒感染时,可加用相应的抗病毒药。对于病情严重且常规疗法不易控制的患者,可以考虑使用免疫抑制剂如环孢素、甲氨蝶呤、硫唑嘌呤等。应用免疫抑制剂时必须注意适应证和禁忌证,并且应密切监测不良反应。

三、药 学 监 护

(一)有效性监护

特应性皮炎的症状完全消退,或病情改善趋于稳定、皮疹逐渐缩小、瘙痒症状减轻。必要时修改治疗方案,选择合适的药物和剂型。对于反复发作、持续不愈的病例,注意是否存在接触刺激原、变应原,或产生继发过敏或继发感染。

(二)安全性监护

1. 注意避免激素依赖性皮炎由于长期外用含糖皮质激素的制剂,一旦停药可能导致原有的皮肤病复发、加重,迫使患者使用糖皮质激素,称为激素依赖性皮炎。对病程长、停药后反应剧烈者采用糖皮质激素递减法,直至停用;或应用钙调磷酸酶抑制剂如他克莫司软膏替代糖皮质激素治疗。

2. 注意避免对药物(尤其是糖皮质激素)及化学物质(如手套中的橡胶乳)产生继发过敏。

3. 在皮肤屏障功能破坏或合并糖尿病等情况下,糖皮质激素的应用易引起继发细菌或真菌感染。

4. 注意长期外用糖皮质激素制剂可致皮肤变薄、潮红伴毛细血管扩张、痤疮样皮炎、色素沉着、皮肤老化,以及自觉皮肤不适等。长期外用强效含氟糖皮质激素制剂可致皮肤萎缩。长期大面积使用糖皮质激素还需注意系统不良反应,应避免系统糖皮质激素的长时间应用。

5. 如需大量服用糖皮质激素,在停药时需要注意逐渐减量,防止出现撤药综合征,即肾上腺皮质功能危象。若患者短期(1~2周)内服用大剂量激素,可直接停药,无须减量。

(三)依从性监护

本病易复发,提醒患者定期复诊。复诊时可使用 Morisky 评分表进行依从性评分,对依从性评分 < 8 分的患者均应进行教育。

(四)适宜性监护

虽然糖皮质激素存在局部或全身不良反应,但为了控制严重发作,即便是年幼的儿童,依然有必要使用强效局部糖皮质激素进行每周冲击治疗。每周冲击治疗始终优于每日应用强效糖皮质激素。应该对婴幼儿和儿童的生长参数进行监测。

（五）用药教育

由于部分患者对外用糖皮质激素心存顾虑，甚至拒绝使用，药师应耐心解释药物的安全性、用药量、用药方法、用药频度、用药疗程、如何调整药物等，应当让患者了解外用药的皮肤吸收非常少（一般为 1%~2%），系统吸收更少，消除患者的顾虑，提高治疗依从性。告诫患者避免引起复发或加重的因素。

案例分析

案例：患者，女，27 岁，因"全身反复红斑伴瘙痒二十年余，加重 1 周"就诊。皮肤科检查显示弥漫性红斑皮疹累及面部、颈部、躯干和四肢，皮肤干燥伴皮屑，抓痕明显。患者婴幼儿时期无诱因全身出现红斑伴瘙痒，症状时轻时重。有家族病史，父亲、姐姐和弟弟均有类似症状。诊断为特应性皮炎。给予地氯雷他定片口服，每晚 5mg；复方甘草酸苷片口服，每次 50mg，每天 3 次；外用复方曲安奈德乳膏、0.03% 他克莫司乳膏、乳膏基质 1 号（润肤剂）。2 周后患者复诊，皮疹瘙痒减轻。

分析：患者诊断为特应性皮炎，予以抗组胺药地氯雷他定片止痒，复方甘草酸苷片抗炎、抗过敏兼免疫调节，外用润肤剂保湿修复皮肤屏障，复方曲安奈德乳膏、0.03% 他克莫司乳膏抗炎止痒。应预防激素导致的色素沉着，复方曲安奈德乳膏不宜用于面部。面部应用 0.03% 他克莫司乳膏，并注意在皮肤干燥时使用可避免烧灼感。

第七节　银　屑　病

一、疾　病　简　介

银屑病（psoriasis）是一种遗传与环境共同作用诱发、免疫介导的慢性、复发性、炎症性、系统性疾病，典型的临床表现为鳞屑性红斑或斑块，呈局限或广泛分布，无传染性，部分患者可合并关节和内脏病变。临床上分寻常性、脓疱性、红皮病性和关节病性等。

（一）流行病学

银屑病的患病率在世界各地有显著性差异。欧美的患病率为 1%~3%；我国 1984 年报告的银屑病患病率为 0.123%，2008 年调查 6 个城市的患病率为 0.47%，依此推算，我国的银屑病患者约在 600 万以上。银屑病可发生于各年龄段，无性别差异。30% 的患者有家族史，多数患者冬季复发或加重、夏季缓解。

（二）病因及发病机制

银屑病的病因及发病机制尚未完全清楚。一般认为病因涉及遗传、免疫、环境等多种因素，通过以 T 淋巴细胞介导为主、多种免疫细胞共同参与的免疫反应引起角质形成细胞过度增殖、关节滑膜细胞与软骨细胞炎症发生。

（三）临床表现

银屑病的特征为干燥的红斑鳞屑性斑块，界限清楚，大小不等。皮损通常覆盖银白色的层板状鳞屑。皮疹好发于头皮、指甲、四肢伸侧、脐部和骶部。皮疹通常对称发生，一般进展缓慢，但也可为发疹性，大量点滴状损害突然发生。可有瘙痒或灼热等主观症状，并造成极度不适。

（四）实验室检查

寻常性银屑病可见白细胞计数及中性粒细胞百分比升高、抗链球菌溶血素 O 升高；关节病性银屑病可见 C 反应蛋白升高、红细胞沉降率加快、类风湿因子常阴性，脊柱或骶髂关节受累者 HLA-B27 常阳性。

（五）诊断

诊断主要依据皮疹的特点（包括皮疹的形态、界限和分布等）和病史（包括发病情况、演变及消长规律、伴随症状和治疗反应等），结合既往史和家族史，必要时可借助组织病理学、影像学技术（如皮肤镜等）和实验室检查明确诊断。

二、治疗原则和药物治疗方案

（一）治疗原则

银屑病的治疗应基于循证医学证据，强调使用指南推荐的治疗药物或方法；以确保安全为首要，尽量避免不良反应；应综合考量患者的病情、需求、耐受性、经济承受能力、既往治疗史和药物不良反应等，制订合理的个体化治疗方案。银屑病不全身应用糖皮质激素治疗。

（二）局部治疗

常用的外用药包括润肤剂、保湿剂、维生素 D_3 衍生物、维 A 酸类、糖皮质激素、钙调磷酸酶抑制剂、抗人白细胞介素 -8（IL-8）单克隆抗体和焦油制剂等。复方制剂可提高疗效、减轻不良反应，便于患者使用，如复方卡泊三醇（卡泊三醇 + 倍他米松）、复方丙酸氯倍他索（维 A 酸 + 丙酸氯倍他索）及复方他扎罗汀（他扎罗汀 + 倍他米松）等。根据皮损特点和患者需求，选择不同种类及剂型的外用药。

外用 GC 是银屑病的基本疗法之一，多与其他药物或方法联合应用。使用时应根据皮损类型、病变部位和面积等合理用药。头皮银屑病宜采用以丙二醇为基质的糖皮质激素酊剂或溶液，面部和间擦部位宜使用弱、中效糖皮质激素软膏，四肢及手足可用强效糖皮质激素乳膏，对于较厚的角化性鳞屑还可用封包疗法。

（三）系统治疗

必须强调滥用系统性 GC 的风险。当停药时很容易发生"反跳"或诱发脓疱性银屑病。原则上系统性应用 GC 仅限于个别情况，例如患疱疹样脓疱病的孕妇，因不宜系统应用维 A 酸类药物，可采用口服泼尼松 1mg/（kg·d）为替代疗法，并应积极考虑早期分娩。糖皮质激素能够快速控制脓疱蔓延、缓解全身症状，但使用须谨慎，建议只在病情特别严重、危及生命，且其他措施疗效不佳或有禁忌证的情况下慎重选用。

系统治疗包括甲氨蝶呤、环孢素、维 A 酸类、生物制剂等药物治疗，以及光疗等。

三、药 学 监 护

（一）有效性监护

密切监护银屑病病情是否得到有效、稳定控制：局部向全身发展的进程减缓；红斑、鳞屑、斑块等皮损消除或减轻，皮损面积＜ 3% 的体表面积；生活质量提高，复发率下降等。此外，不同的银屑病类型，不同的治疗方法，具体的疗效指标略有不同。例如关节病型银屑病还应关注患者的关节炎症状减轻和关节功能恢复情况。如出现病情加重或"反跳"，应及时调整个体化治疗方案。

（二）安全性监护

注意长期外用 GC 制剂可致皮肤变薄、类固醇痤疮、粟丘疹和脓皮病。长期外用强效含氟糖皮质激素制剂可致皮肤萎缩。长期大面积使用糖皮质激素还需注意系统不良反应。

（三）依从性监护

长期使用外用药可出现局部不良反应，皮损泛发者使用不便，患者依从性差异较大。

（四）适宜性监护

头皮银屑病推荐中至强效糖皮质激素，开始 2 次 /d，逐渐改为 1 次 /d。维 A 酸类和卡泊三醇的疗效次于强效糖皮质激素，但长期使用耐受性好、风险小，是外用糖皮质激素的首选配伍。甲银屑病常用强效或超强效糖皮质激素治疗，对甲母质受累所致的甲损害效果较好，外用 1~2 次 /d，并配伍卡泊三醇、他扎罗汀或环孢素等其他药物。皮损累及腋窝、乳房下褶、腹股沟、生殖器和会阴部等皱褶区域者以局部治疗为主，首选低、中效糖皮质激素，维持阶段选更低效的糖皮质激素，并逐渐以维生素 D_3 衍生物或钙调磷酸酶抑制剂替代，不主张用强效或超强效糖皮质激素。生殖器部位皮损应选用弱效糖皮质激素（如氢化可的松）及中效或软性糖皮质激素（如糠酸莫米松和丁酸氢化可的松）。

（五）用药教育

参见本章第六节。

案例分析

案例：患者，女，29岁，孕28周。因全身红斑、脓疱5年，复发1个月余，加重伴发热7天住院治疗。皮肤科检查显示全身、面部泛发弥漫水肿浸润性红斑，在红斑的基础上密集大量脓疱，融合成脓糊，表皮剥脱，剥脱面积约占体表面积的70%。指甲正常。血常规示白细胞计数14.74×10⁹/L，中性粒细胞百分比90%，中性粒细胞计数13.31×10⁹/L，血红蛋白82g/L，血清总蛋白54g/L，白蛋白21g/L。ESR 102mm/h（≤20mm/h），CRP 113.96mg/L，多次脓液细菌培养阴性、血培养阴性。诊断为泛发性脓疱性银屑病；宫内孕28周，中度贫血；低蛋白血症。治疗包括泼尼松加至60mg p.o. q.d.、人血丙种球蛋白20g、人血白蛋白1次/d次静脉滴注治疗；其间皮损仍未控制，全身新起大量脓疱，融合成脓糊，表皮剥脱面积约90%，出现面部、下肢水肿。治疗6天后患者的体温开始恢复正常，皮损渐好转，原有的脓疱干燥、结痂，水肿渐消退。12天后停用人血丙种球蛋白，患者病情稳定，出院后继续给予泼尼松60mg p.o. q.d.，定期复诊，泼尼松每10天减量10mg，患者孕37周泼尼松减至20mg/d时双小腿局部皮损复发，行剖宫产，分娩一健康男婴。产后患者全身皮损复发，加用阿维A 30mg p.o. q.d.及环孢素50mg p.o. b.i.d.，皮损逐渐消退。泼尼松于3个月内逐渐减量至停用，阿维A 30mg p.o. q.d.、环孢素25mg p.o. b.i.d.维持治疗，定期复查肝肾功能，未出现异常。

分析：本例患者采用泼尼松联合人血丙种球蛋白的治疗方案。泼尼松在通过胎盘时可被灭活。《中国银屑病诊疗指南（2018完整版）》中糖皮质激素为C类孕妇用药，很少系统应用治疗妊娠银屑病，仅在妊娠期泛发性脓疱型银屑病使用，应尽量避免在妊娠的前3个月应用。人血丙种球蛋白能控制重症脓疱性银屑病的病情，增强、调节患者的免疫力，防止感染，且不良反应少。本例患者在应用糖皮质激素的基础上联合人血丙种球蛋白治疗，可降低患者的糖皮质激素用量，减少糖皮质激素的不良反应。

（覃韦苇　杨慧莹　钟明康）

参 考 文 献

[1] 李慎秋,陈兴平,周礼义.皮肤病性病诊疗指南.3版.北京:科学出版社,2013.

[2] 李莹,徐建东,江海平,等.天疱疮患者的药学监护.中国药物应用与监测,2012,9(5):278-281.

[3] 费龙,郭珩,张耕,等. 临床药师参与环孢素治疗大疱性类天疱疮患者的药学监护. 中国医院用药评价与分析, 2016, 16(3): 423-425.

[4] JAMES W D, BERGER T G, ELSTION D M. 安德鲁斯临床皮肤病学: 原著第11版. 徐世正, 译. 北京: 科学出版社, 2015.

[5] 中华医学会皮肤性病学分会免疫学组, 北京大学人民医院. 湿疹诊疗指南(2011年). 中华皮肤科杂志, 2011, 44(1): 5-6.

[6] 陈玥,刘磊. 1例神经外科ICU患者抗生素导致重症药疹的药学监护. 临床药物治疗杂志, 2017, 15(8): 78-81.

[7] 中华医学会皮肤性病学分会免疫学组, 特应性皮炎协作研究中心. 中国特应性皮炎诊疗指南(2020版). 中华皮肤科杂志, 2020, 53(2): 81-88.

[8] 中华医学会皮肤性病学分会银屑病专业委员会. 中国银屑病诊疗指南(2018完整版). 中华皮肤科杂志, 2019, 52(10): 667-710.

[9] 江燕云,晋红中. 红皮病的诊断思路. 皮肤病与性病, 2018, 40(4): 490-491.

[10] 刘彤云,何黎. 红皮病的治疗及其进展. 皮肤病与性病, 2018, 40(4): 494-496.

[11] 中国医疗保健国际交流促进会皮肤科分会. 寻常型天疱疮诊断和治疗专家建议(2020)[J]. 中华皮肤科杂志, 2020, 53(1): 1-7.

第十三章 糖皮质激素在重症患者治疗中的药学监护

第一节 感染性休克

一、疾 病 简 介

根据 2016 年美国重症医学会(SCCM)与欧洲重症医学会(ESICM)联合发布的脓毒症 3.0 定义,脓毒症(sepsis)是指机体对感染的反应失调而导致危及生命的器官功能障碍。感染性休克亦称脓毒症休克(septic shock),是指脓毒症合并出现严重的循环障碍和细胞代谢紊乱,其死亡风险较单纯脓毒症显著升高。感染性休克是 ICU 中最常见的休克类型,其典型的血流动力学特征是心排血量正常或升高,伴体循环阻力降低。感染性休克的临床表现为持续性低血压,在充分的容量复苏后仍需血管收缩药以维持平均动脉压 ≥ 65mmHg、血清乳酸浓度 > 2mmol/L。

(一)流行病学

全球每年有数百万人罹患脓毒症,其中 1/4 甚至更多的患者死亡。在全世界 ICU 收治的脓毒症患者中,最常见的感染来源是肺部(64%)、腹部(20%)、血流(15%)和尿路(14%)。在脓毒症和感染性休克分离的细菌中,62% 为革兰氏阴性菌,47% 为革兰氏阳性细菌,真菌占 19%。

(二)病因及发病机制

感染是感染性休克的始动因子,而感染性休克是机体炎症反应失控的结果。机体受到感染性侵袭,引起炎症反应,白细胞介素(IL)-1 和肿瘤坏死因子(TNF)-α 是最早释放的炎症介质,进一步激活机体的炎症细胞,形成瀑布样连锁反应,可引起广泛的全身代谢和生理功能改变。炎症细胞因子引起广泛的血管扩张效应和毛细血管通透性增高,使有效循环容量明显减少,这是感染性休克的最重要的发病机制。从本质上看,感染性休克是全身炎症反应综合征导致自身损害的结果。

（三）临床表现

1. 休克代偿期　休克代偿期血压往往正常或略低于正常，在代偿作用下有时甚至轻度升高，但脉压降低。此期，患者由于血流再分布，外周组织和器官灌注减少，引起肢端和面色苍白、发绀、尿量减少。同时由于神经内分泌系统激活，引起心率和脉搏增快、烦躁不安。部分暖休克患者早期可表现为肢端温暖、皮肤干燥、面色潮红，但存在组织灌注不良，容易漏诊。

2. 休克失代偿期　休克失代偿期由于代偿作用消失，心、脑的血供量下降，表现为神志烦躁加剧或萎靡、嗜睡，甚至出现神志不清。同时血压进行性下降，组织缺血、缺氧加剧，尿量进一步减少或无尿，皮肤可出现花斑，实验室检查提示酸中毒表现。

3. 休克难治期　休克难治期的突出表现为循环衰竭、弥散性血管内凝血（DIC）及多器官功能障碍综合征（MODS）。

（1）循环衰竭表现为血压持续下降或难以测出，对血管活性药的反应性差。

（2）凝血功能异常，出现 DIC 的表现，如出血、皮下瘀斑、贫血等。

（3）多器官功能障碍和衰竭可出现各自的临床表现，如肾功能不全出现少尿或无尿、ARDS 患者出现呼吸频率和节律异常等。

（四）诊断

对于感染或疑似感染的患者，当脓毒症相关序贯器官衰竭评分 [sequential（sepsis-related）organ failure assessment，SOFA] 较基线上升 ≥ 2 分时可诊断为脓毒症，见表 13-1。由于 SOFA 评分操作起来比较复杂，临床上也可以使用床旁快速 SOFA（quick SOFA，qSOFA）标准识别重症患者，见表 13-2。如果符合 qSOFA 标准中的至少 2 项时，应进一步评估者是否存在脏器功能障碍。

表 13-1　SOFA 评分标准

系统	评分 / 分				
	0	1	2	3	4
呼吸系统					
$PaO_2/FiO_2/$ mmHg（kPa）	≥ 400 （53.3）	< 400 （< 53.3）	< 300 （40.0）	< 200 （26.7）+ 机械通气	< 100 （13.3）+ 机械通气
凝血系统					
血小板 / （$10^3/\mu l$）	≥ 150	< 150	< 100	< 50	< 20

续表

系统	评分 / 分				
	0	1	2	3	4
肝脏					
胆红素 / [mg/dl(μmol/L)]	< 1.2(20)	1.2~1.9 (20~32)	2.~5.9 (33~101)	< 6.0~11.9 (102~204)	≥ 12.0 (204)
心血管系统	MAP ≥ 70mmHg	MAP < 70mmHg	多巴胺< 5 或 多 巴 酚 丁胺(任何剂量)[1]	多巴胺 5.1~ 15.0 或肾上腺素 ≤ 0.1 或去甲肾上腺素 > 0.1[1]	多 巴 胺 > 15.0 或肾上腺素 > 0.1 或去甲肾上腺素 > 0.1[1]
中枢神经系统					
格拉斯哥昏迷量表评分[2] / 分	15	13~14	10~12	6~9	< 6
肾脏					
肌酐 /[mg/dl (μmol/L)]	< 1.2(110)	1.2~1.9 (110~170)	2.0~3.4 (171~299)	3.5~4.9 (300~440)	> 4.9(440)
尿量 /(mg/dl)	—	—	—	< 500	< 200

注：1)儿茶酚胺类药物的给药剂量单位为 μg/(kg·min)，给药至少 1 小时；2)格拉斯哥昏迷量表的评分范围为 3~15 分，分数越高则神经功能越好。资料来源：《中国脓毒症 / 脓毒性休克急诊治疗指南(2018)》

感染性休克为在脓毒症的基础上出现持续性低血压，在充分的容量复苏后仍需血管活性药来维持平均动脉压(mean arterial pressure, MAP)≥ 65mmHg 及血清乳酸浓度 > 2mmol/L。

表 13-2　qSOFA 评分标准

项目	标准
呼吸	≥ 22 次 /min
意识	改变
收缩压	≤ 100mmHg

资料来源：《中国脓毒症 / 脓毒性休克急诊治疗指南(2018)》

二、治疗原则和药物治疗方案

(一)治疗原则

对于感染性休克的治疗,除积极的血流动力学支持外,还需要联合其他有效的治疗,形成一个联合治疗的套餐,称为"严重感染的集束化治疗(sepsis bundle)"。

2018年拯救脓毒症运动(surviving sepsis campaign,SSC)相关的指南推荐1小时集束化治疗方案(hour-1 bundle):①测定血清乳酸(Lac),如初始Lac ＞ 2mmol/L则应动态监测;②抗菌药物使用前留取血培养;③使用广谱抗菌药物;④如有低血压或Lac ≥ 4mmol/L,应予30ml/kg快速晶体液;⑤容量复苏期间或之后如仍有低血压,予升压药维持平均动脉压(MAP)≥ 65mmHg。

(二)糖皮质激素类药物治疗方案

2016年SSC有关脓毒症和脓毒性休克处理的指南中指出,对于感染性休克,如果充分的容量复苏及血管加压药治疗能够恢复血流动力学稳定,不建议静脉使用氢化可的松;如果无法达到血流动力学稳定,建议静脉使用氢化可的松,剂量为200mg/d。

三、药 学 监 护

(一)有效性监护

监测患者的休克纠正情况,如血压、心率、呼吸、乳酸、尿量等。

(二)安全性监护

1. 感染 感染性休克患者本身存在严重感染,使用糖皮质激素期间需严密监测原发感染有无加重或有无新发感染。

2. 血糖 一项纳入37篇RCT的荟萃分析显示,GC增加高血糖的发生风险,注意监测患者的血糖变化。

3. 消化道出血 感染性休克患者属于应激性溃疡的高危人群,应注意监护患者有无消化道出血。

(三)适宜性监护

感染性休克患者建议采用氢化可的松,而不用其他类型的糖皮质激素。

案例分析

案例:患者,女,64岁,因"右侧腰痛1个月、发热伴寒战1天"入院。患者于1个月前在无明显诱因下出现右侧腰痛,呈胀痛,伴肉眼血尿;1天前突发高热,体温39.9℃,伴畏寒、寒战,伴排尿疼痛,后自服酚麻美敏1粒后体温无明显改变,至急诊就诊。血常规示白细胞计数 15.3×10^9/L,中性粒细胞百分比 84.5%，血小板计数 144×10^{12}/L，C 反应蛋白 35.3mg/L。尿常规示白细胞 3+。腹部 CT 示右输尿管下端结石，右输尿管轻度扩张。给予保守治疗，患者的症状不能明显好转，且出现血压降低，BP 86/60mmHg，转入 ICU。入院查体示 T 39℃，P 121 次 /min，R 36 次 /min，BP 88/65mmHg；四肢皮肤湿冷，双肺呼吸音清，腹平软，肾区叩击痛阳性。辅助检查血常规示白细胞计数 22×10^{9}/L，N 89%；血气示 pH 7.26，Lac 4.4mmol/L。入院诊断为右侧输尿管结石；尿路感染；脓毒血症；感染性休克。入院后 3 小时内给予乳酸钠林格注射液 2 000ml、人血白蛋白 200ml、去甲肾上腺素 20μg/min 泵入，哌拉西林他唑巴坦 4.5g iv.gtt. q.8h.，并请泌尿外科行双 J 管置入。患者的血压 90/75mmHg、MAP 60mmHg，予以去甲肾上腺素 80μg/min 泵入，尿量 30~40ml/h、血清 Lac 8.5mmol/L；加用氢化可的松琥珀酸钠注射液 300mg 静脉泵入，患者的 MAP 逐渐上升至 70mmHg，去甲肾上腺素减至 40μg/min，血清 Lac 4.1mmol/L、尿量 80~100mg/h。

　　分析：本例患者为尿路感染、感染性休克，首先给予积极的容量复苏，乳酸钠林格补充晶体液，人血白蛋白补充胶体液，3 小时内给予液体总量达 2 200ml；给予哌拉西林他唑巴坦抗感染治疗，血压仍难以维持，后增加血管活性药的剂量，尿量仍偏少、乳酸偏高，故加用氢化可的松琥珀酸钠注射液 300mg（相当于氢化可的松约 222mg），后去甲肾上腺素的剂量降低，MAP 能够维持在 65mmHg 以上、乳酸下降、尿量增加、血流动力学恢复稳定。

第二节　过敏性休克

一、疾 病 简 介

　　过敏性休克（anaphylactic shock）是外界的某些抗原性物质进入已致敏的机体后，通过免疫机制在短时间内发生的一种强烈的累及多脏器的症候群。过敏性休克是 IgE 介导的 I 型变态反应，主要病理改变是全身血管扩张，通透性增强，平滑肌痉挛，导致喉头水肿、支气管痉挛、肺水肿。过敏性休克的表现与程度因机体反应性、抗原进入量及途径等而有很大的差别。

（一）流行病学

　　近 5 年研究显示，全球的过敏反应发生率为 50~112 例每 10 万人年，而终身患病率为 0.3%~5.1%。在 1.5~25 年的随访期间，过敏反应的复发率为 26.5%~54.0%。尽管由于过敏反应住院的病例呈上升趋势，但死亡率仍然很低，药物、食物和毒物引起的过敏反应的死亡率分别为 0.05~0.51、0.03~0.32 和 0.09~0.13 每百万人年。

(二)病因及发病机制

最常见的诱发因素是食物、昆虫毒液和药物。IgE介导的过敏反应被认为是经典和最常见的发病机制。在这种类型中,过敏反应是由变应原(通常是蛋白质)与效应细胞(主要是肥大细胞和嗜碱性粒细胞)上表达的变应原特异性IgE/高亲和力受体(FcεRI)复合物的相互作用触发的,进而启动细胞内信号转导,导致生物活性介质释放,生物活性介质作用于效应组织和器官,引起局部或全身过敏反应的阶段。

(三)临床表现

多数发病急骤,多发生于注射、口服、吸入及体表接触变应原后的5分钟内,少数患者症状起于30分钟甚至数小时以后,极少数患者在连续用药的过程中才出现。

1. 皮肤黏膜症状 是过敏性休克最早且最常出现的症状,包括皮肤潮红、手口眼甚至全身皮肤瘙痒或麻木,继以广泛的荨麻疹和/或血管神经性水肿。

2. 呼吸道阻塞症状 是最主要的死亡原因。由于气道水肿、分泌物增加,加上喉和/或支气管痉挛、肺水肿,患者出现胸闷、气促、喘憋、呼吸困难,可因窒息而死亡。

3. 循环衰竭症状 由于周围血管扩张导致有效循环血容量不足,表现为面色苍白、大汗、脉快而微弱,然后发展为四肢厥冷、发绀、血压迅速下降、脉搏消失,乃至测不到血压,最终导致心脏停搏。少数原有冠状动脉粥样硬化的患者可并发心肌梗死。

4. 中枢神经系统症状 往往先出现恐惧感、烦躁不安和晕厥,随着脑缺氧和脑水肿的加剧出现抽搐、昏迷等。

5. 其他过敏症状 常见的有刺激性咳嗽、恶心、呕吐、腹痛、腹泻、发热等。

(四)实验室检查

在急性过敏反应期间,血清胰蛋白酶水平在发病后15分钟增加,并持续到3小时甚至更长时间;在发病后1~2小时内达到峰值,36%~40%的过敏反应患者的胰蛋白酶水平$< 11.4mg/L$。

(五)诊断

患者有过敏史,接触变应原后出现休克的临床表现;常伴有皮肤、呼吸系统及心血管系统功能障碍的症状及体征。而且过敏性休克是临床诊断,需立即采取治疗措施,无须等待辅助检查。

二、治疗原则和药物治疗方案

（一）治疗原则

尽可能脱离变应原，立即肌内注射肾上腺素，可合用糖皮质激素治疗。补充有效循环血容量，维持组织灌注。可使用抗组胺药防止病情发展，合并支气管痉挛者可加用氨茶碱。

（二）糖皮质激素类药物治疗方案

关于糖皮质激素品种的选择、途径和剂量，不同指南间有所不同。具体用法用量的推荐见表 13-3。

表 13-3　GC 用于治疗过敏反应的指南推荐

组织，国家，发布年份，来源	糖皮质激素			
	推荐意见	品种	给药途径	剂量
世界变态反应组织（WAO），2020	预防持续性或双相反应	氢化可的松 甲泼尼龙	—	—
澳大利亚过敏症和临床免疫学组织（ASCIA），澳大利亚，2015	辅助治疗	泼尼松龙	口服	1mg/kg（最大 50mg/d）
欧洲过敏症与临床免疫学学会（EAACI），2014	三线治疗	—	全身	—
		布地奈德	雾化吸入	—
美国过敏症、哮喘和免疫学学会（AAAAI）和美国过敏、哮喘和免疫学学院（ACAAI），美国，2014	辅助治疗，在过敏反应的急性救治中无效	甲泼尼龙	静脉	1~2mg/kg
		泼尼松	口服	1mg/kg（最大 50mg）
加拿大儿科协会，加拿大，2010	二线治疗	泼尼松	口服	1mg/kg（最大 75mg）
		甲泼尼龙	静脉	1mg/kg（最大 125mg）
复苏委员会工作组，英国，2008	二线治疗	氢化可的松	缓慢静脉注射或肌内注射	200mg

三、药　学　监　护

（一）有效性监护

口服或静脉注射糖皮质激素可能会降低发生双相反应或迟发相反应的风

险,因此使用糖皮质激素后需监测患者的初次过敏症状缓解后的数天内有无再次发生过敏反应,监测患者的血压、呼吸、心率等。

(二)安全性监护

在过敏性休克的治疗中,糖皮质激素的使用通常为短期大剂量使用,注意监测患者的血糖、血压水平。

(三)适宜性监护

糖皮质激素不是严重过敏反应的抢救首选用药。糖皮质激素起效慢,对于严重过敏反应的急性期无效,仅适用于预防严重过敏反应的迟发相反应。然而越来越多的证据表明,糖皮质激素在过敏反应的急性治疗中可能无益,甚至可能是有害的,过敏性休克的治疗是否需要常规使用糖皮质激素仍存在争议。

案例分析

案例:患者男性,71 岁,因"排尿困难半个月余,前列腺癌根治术后伴血压下降 1 天"入院。患者于 20 天前 8~18 无明显诱因下出现急性排尿困难,遂至当地医院就诊,予留置导尿,尿色微红,B 超示左肾囊肿、前列腺增生;PSA:16.67ng/ml,13 天前行前列腺穿刺活检,病理考虑前列腺癌,1 天前全麻下行"机器人辅助前列腺癌根治术"术中给予丙泊酚 20ml/h,0.1% 顺式阿曲库铵 8ml/h;瑞芬太尼 12ml/h;右美托咪定 $0.2\mu g/(kg \cdot h)$;给药约 5 分钟后血压下降,最低血压 50/32mmHg,且双下肢出现散在红色皮疹,考虑过敏性休克,立即停用所有药物,暂停手术,予肾上腺素 0.5mg 肌内注射,输注 0.9% 氯化钠注射液 1 500ml,并给予甲泼尼龙 50mg 静脉滴注,苯海拉明 20mg 静脉注射,血压回升至 95/50mmHg 左右,转入 ICU 继续治疗。

分析:本例患者在术前给予静脉镇静镇痛肌松药物时出现过敏性休克,立即停用可疑药物,一线治疗药物选用 1∶1 000(1mg/ml)肾上腺素注射液 0.5mg 肌内注射,同时给予晶体液 1 500ml 补充血容量,而后给予静脉注射糖皮质激素预防持续性或双相反应,静脉给予 H_1 抗组胺药抗过敏治疗。经上述治疗后,患者血压恢复正常,转入 ICU 继续监护治疗。

第三节　创伤性休克

一、疾病简介

创伤性休克(traumatic shock)是由于机体遭受剧烈的暴力打击,导致重要脏器损伤、大出血,使有效循环血量锐减,微循环灌注不足;以及创伤后剧烈疼痛、恐惧等多种因素形成的机体代偿失调综合征。

（一）流行病学

据 WHO 统计，全球约 10% 的死亡和 16% 的致残病例因创伤所致，也是全球 40 岁以下人群的首要死因。美国每年有超过 6 万例患者死于创伤失血性休克，而全球范围则超过 150 万例。随着现代化生产、生活不断向复杂化、高速化发展，严重创伤的发生率日益增多，创伤性休克的发生率也随之增高。

（二）病因及发病机制

创伤性休克的常见病因分为 4 类：交通事故伤、机器损伤、坠落伤、其他伤。造成以上 4 类创伤的主要因素为外伤。

创伤引起的有效循环血容量下降、红细胞和促凝血因子的减少，同时还激活了止血和纤维蛋白溶解系统，代偿机制与医源性因素，共同导致了凝血功能障碍、低体温、进行性酸中毒，造成了进一步的病理性内环境紊乱，最终导致死亡。创伤性休克患者，组织损伤加重了凝血功能障碍。创伤发生后，当氧输送不能满足有氧代谢的氧需求时，休克就会发生。

（三）临床表现

1. 休克代偿期 患者表现为精神紧张或烦躁、面色苍白、手足湿冷、心动过速、换气过度等；血压可骤然降低（如大出血），也可略降，甚至可正常或轻度升高，脉压缩小；尿量正常或减少。此期如果处理得当，休克可以得到纠正；若处理不当，则病情发展，进入休克抑制期。

2. 休克抑制期 患者出现意识淡漠、反应迟钝甚至昏迷，口唇发绀、冷汗、脉搏细数、血压下降、脉压更小，严重时出现全身皮肤黏膜明显发绀、四肢湿冷、脉搏不清、血压测不出、无尿、代谢性酸中毒等。皮肤黏膜出现瘀斑或消化道出血，提示已进展至弥散性血管内凝血阶段，最终导致多器官功能障碍综合征的发生。

（四）实验室检查

血常规中的红细胞计数及血红蛋白测定对创伤失血性休克的诊断具有重要意义；尿、便常规有助于判断肾功能和消化道出血等；凝血功能对休克分期的诊断有一定作用，包括凝血时间、凝血酶原时间、纤维蛋白原、纤维蛋白降解产物等；肝功能、肾功能、心肌酶谱、血气分析等有助于评估脏器功能，预测多器官功能障碍综合征和多器官功能衰竭的发生；动脉血乳酸是组织低氧的确切指标，持续动态监测血乳酸水平对休克的早期诊断、指导治疗及预后评估有重要意义；炎性因子 TNF-α、IL-1、IL-6、CRP 等均是反映创伤后炎症反应程度的敏感指标，与患者伤情密切相关，有条件时可进行监测。

（五）诊断

创伤性休克的诊断不难，关键是早期识别，特别是代偿期的判断极为重要。血压降低是休克最常见、最重要的临床特征，但若据此进行诊断，则必然耽误并影响治疗效果。其具体标准如下：①有休克的诱因，即受伤病史；②意识障碍；③脉搏 > 100 次 /min 或不能触及；④四肢湿冷，胸骨部位皮肤指压阳性（再充盈时间 > 2 秒），皮肤花斑，黏膜苍白 / 发绀，尿量 < 0.5ml/（kg · h）或无尿；⑤收缩压 < 90mmHg；⑥脉压 < 30mmHg；⑦原有高血压者的收缩压较基础水平下降 > 30%。

二、治疗原则和药物治疗方案

（一）治疗原则

创伤性休克最常因出血引起，对于创伤失血性休克患者，基本治疗措施包括控制出血、保持气道通畅、容量复苏、镇痛及其他对症治疗，同时重视救治过程中的损伤控制复苏策略，如损伤控制性外科、限制性容量复苏可允许性低血压、输血策略、预防创伤凝血病等。

（二）糖皮质激素类药物治疗方案

目前糖皮质激素在创伤性休克中的使用仍存在争议，因此无具体治疗方案的推荐意见。

三、药　学　监　护

（一）有效性监护

监测患者的休克纠正情况，如血压、心率、呼吸、乳酸、尿量等。

（二）安全性监护

氢化可的松为短效糖皮质激素，盐皮质激素活性较强，能够引起血压升高、水钠潴留、增加钾排泄，需监测血压及血钠、血钾水平。

下列疾病患者一般不宜使用，特殊情况应权衡利弊使用，但应注意病情恶化的可能性：严重的精神疾病（过去或现在）和癫痫、活动性消化性溃疡、新近胃肠吻合手术、骨折、创伤恢复期、角膜溃疡、肾上腺皮质功能亢进症、高血压、糖尿病、孕妇、不能控制的感染、严重的骨质疏松等。

（三）适宜性监护

2011 年《糖皮质激素类药物临床应用指导原则》中指出，创伤性休克，糖皮质激素受体亲和力降低，早期应用糖皮质激素可因负反馈调节作用导致合成减少、亲和力进一步下降，影响预后，因此不建议应用糖皮质激素。2017 年《创伤失血性休克诊治中国急诊专家共识》中指出，应尽早开始抗炎治疗，阻断炎症级联反应、保护内皮细胞、降低血管通透性、改善微循环。因此，抗炎治疗可作为创伤失血性休克的治疗选择之一,可选用乌司他丁、糖皮质激素等。然而创伤引发的炎症因子风暴导致 SIRS 发生,使用糖皮质激素可能无益处甚至是有害的,因为糖皮质激素进一步抑制了机体本就脆弱的免疫系统。综上所述,目前在创伤性休克中,糖皮质激素的使用是存在争议的。

第四节　急性呼吸窘迫综合征

一、疾 病 简 介

急性呼吸窘迫综合征(acute respiratory distress syndrome,ARDS)是在严重感染性休克、创伤及烧伤等非心源性疾病过程中,肺毛细血管内皮细胞和肺泡上皮细胞损伤造成弥漫性肺间质及肺泡水肿,从而导致的急性低氧性呼吸功能不全或衰竭。以肺容积减少、肺顺应性降低、严重的通气血流比例失调为病理生理特征,临床上表现为进行性低氧血症和呼吸窘迫,肺部影像学上表现为非均一性的渗出性病变。以往认为,ARDS 是肺部遭受直接损伤的结果,目前认为各种原因导致的机体失控的炎症反应才是 ARDS 的根本原因,ARDS 并不是孤立的疾病,而是多器官功能障碍综合征在肺部的表现。

(一)流行病学

在全球范围内,每年新发 300 万以上的 ARDS 患者,ARDS 患者占重症监护病房住院患者的 10%,占重症监护病房机械通气患者的 24%,其患病率及病死率较高,为 35%~46%。

(二)病因及发病机制

发生 ARDS 的最常见的危险因素为严重的脓毒症(79%),可以是肺内或肺外来源。其他危险因素包括误吸、毒物吸入、肺挫裂伤和急性胰腺炎。环境及遗传因素可能影响患者对 ARDS 的易感性及其严重程度,近年来已经成为主要研究方向;这些因素包括长期饮酒、吸烟、糖尿病及入院前抗血小板治疗。

(三)临床表现

ARDS 患者的临床表现常为低氧性呼吸功能衰竭,表现为呼吸困难、呼吸频数及心动过速。胸部听诊可闻及双肺底湿啰音或干鸣音。其他表现包括发绀、肺动脉高压及多器官功能障碍综合征(MODS)。

(四)实验室检查

ARDS 患者的 $PaO_2/FiO_2 \leq 200mmHg$。ARDS 是一种临床诊断,除预期的气体交换障碍外,并没有其他特异性的实验室异常。

(五)诊断

2011 年在德国柏林,由欧洲重症监护医学协会发起,联合美国胸科协会、美国危重病医学协会成立了一个全球性专家小组,共同修订 ARDS 诊断标准,提出 ARDS 的新定义。柏林标准由此诞生,见表 13-4。

表 13-4　ARDS 的柏林标准

	ARDS		
	轻度	中度	重度
起病时间	一周之内急性起病的或者加重的呼吸系统症状		
低氧血症	200mmHg <氧合指数 ≤ 300mmHg 且 PEEP 或 CPAP ≥ 5cmH$_2$O	100mmHg <氧合指数 ≤ 200mmHg 且 PEEP 或 CPAP ≥ 5cmH$_2$O	氧合指数 ≤ 100mmHg 且 PEEP 或 CPAP ≥ 5cmH$_2$O
肺水肿来源	呼吸衰竭无法用心功能不全或液体过负荷解释;如果没有危险因素,需要客观指标(如超声心动图)排除高静水压性肺水肿		
胸部影像学	双侧浸润影,不能由胸腔积液、结节、肿块、肺叶塌陷完全解释		

注:胸部影像学包括 X 线片和 CT;如海拔高于 1 000m,氧合指数需校正。

二、治疗原则和药物治疗方案

(一)治疗原则

目前的治疗原则主要为去除病因,改善氧合和组织氧供,纠正水、电解质紊乱和酸碱失衡及支持治疗,为肺损伤的自然修复争取时间。在治疗上可分为病因治疗和呼吸支持治疗。

(二)糖皮质激素类药物治疗方案

对于 ARDS 患者常规给予全身性糖皮质激素存在争议。美国危重病医学协会(SSCM)/ 欧洲重症监护医学协会(ESICM)有条件地推荐早期中至重度 ARDS 患者(发病 14 天内的 PaO$_2$/FiO$_2$ < 200)给予糖皮质激素。专家组建议早期 ARDS 患者(起病 7 天以内的 PaO$_2$/FiO$_2$ < 200)给予甲泼尼龙 1mg/(kg·d),晚期(起病 6 天以后)持续性 ARDS 患者给予甲泼尼龙 2mg/(kg·d),然后逐渐减量,至少持续 13 天。

三、药学监护

(一)有效性监护

糖皮质激素治疗期,每天评估 PaO$_2$/FiO$_2$、肺顺应性、动脉血二氧化碳分压(PaCO$_2$)。若治疗 3 天后仍无改善,则考虑糖皮质激素治疗无效;若有改善,可继续使用。需对持续糖皮质激素治疗者进行风险和获益评估。

（二）安全性监护

1. 感染 应用糖皮质激素前需要排除全身性感染，或保证感染已得到有效治疗，治疗中应严密监测潜在感染。

2. 肌肉异常 有研究显示，与对照组相比，糖皮质激素与神经肌肉无力发生率的增加有关。使用过程中需监测患者有无肌无力、肌肉萎缩、肌痛等表现。

（三）适宜性监护

目前关于糖皮质激素治疗 ARDS 的风险和获益的证据很少，绝大多数临床研究是在当前肺保护性通气时代之前进行的，因此证据等级很低，仍需临床多中心长期随访 RCT 研究。

案例分析

案例：患者，男，70 岁，14 天前因"左髋部疼痛伴活动受限 6 小时"入院，以"左股骨转子间骨折"收入骨科，排除禁忌后于 12 天前全麻下行"左股骨转子间骨折闭合复位 + 髓内钉固定术"。住院期间行头颅 CT 示"腔隙性脑梗死"，7 天前为进一步治疗转入神经内科，予以抗聚、调血脂、活血、营养神经等治疗。治疗期间患者进食时有呛咳，发热，热峰高达 38.9℃，发热时精神萎靡，物理降温后可缓解。1 天前患者出现气喘、呼吸增快伴有发热，体温 38.3℃，物理降温后体温下降，气喘较前缓解。完善胸部 CT 示两肺广泛炎症，双侧胸腔积液。考虑肺部感染，加用美罗培南 1g iv.gtt. q.8h. 抗感染治疗。8 小时前进食后出现胸闷气喘、呼吸困难、呼之不应，监测指脉氧仅为 60%，立即请麻醉科会诊床边气管插管，气道内见食物残渣，接球囊辅助呼吸，指脉氧可上升至 90%，血压下降至 79/54mmHg，加用去甲肾上腺素 15μg/min 持续静脉泵入维持血压在 115/60mmHg，为进一步治疗转入 ICU。

入科查体：T 38.0℃，P 88 次/min，R 32 次/min，BP 120/60mmHg；气管插管接呼吸机辅助通气，SpO_2 95%，双肺呼吸音粗；心率 88 次/min，律齐；腹平软，右侧下肢周径大于左侧。入科诊断为重症肺炎 ARDS（中度）；感染性休克；腔隙性脑梗死；左股骨转子间骨折。入科后经验性给予美罗培南 1g q.8h. 抗感染治疗，适当予容量复苏。加用去甲肾上腺素维持血压，将收缩压维持在 100~140mmHg，关注乳酸、尿量、$ScvO_2$ 等灌注指标的变化。

分析：目前没有药物能够减少 ARDS 患者的短期或长期死亡率。糖皮质激素可改善氧合和气道压力，合并肺炎的患者使用激素后可能会加快影像学改善，但是这些药物与 ARDS 患者的生存率无关，并且如果在 ARDS 诊断后 14 天或更迟使用反而有害。目前关于激素的使用存在争议，不推荐常规使用。该患者为中度 ARDS，处于 ARDS 早期（14 天以内），如果保护性肺通气、抗感染治疗、容量复苏等支持治疗后仍未改善,可尝试使用低剂量甲泼尼龙 1mg/(kg·d)。但需要注意的是患者存在重症肺部感染,应用糖皮质激素有加重感染的风险,需权衡利弊后谨慎使用。

第五节　急性脑水肿

一、疾 病 简 介

脑水肿是脑内的水分增加导致脑容积增大的病理现象,常可致颅内高压、脑组织损伤。

(一)流行病学

虽然脑水肿是继其他原发性脑疾病之后出现的常见疾病,但由于其诊断的复杂性,它的流行病学数据很少被报道。

(二)病因及发病机制

根据病理形态及发病机制分为 4 类,即血管源性脑水肿、细胞毒性脑水肿、间质性脑水肿和离子性脑水肿。血管源性脑水肿是由于血脑屏障破裂,血浆蛋白质渗漏到细胞外空间,积存于血管周围及细胞间质的结果。静水压和渗透压梯度引起组织的水含量增加,从而可能导致严重的脑组织肿胀,最终可引起致命性脑疝。细胞毒性脑水肿常见于缺血与缺氧性疾病的早期,缺血数分钟后神经胶质细胞和神经元细胞的 ATP 出现耗竭,细胞膜的 ATP 依赖性钠-钾泵异常,离子(主要是 Na^+ 和 Cl^-)及水分子从细胞外向胞内空间移动,从而造成细胞肿胀,引起细胞毒性脑水肿。间质性脑水肿是一种由于脑室内压力增加而引起的脑水肿,由于脑脊液通过室管膜转移到脑室周围的脑实质中而引起,常见于急性阻塞性脑积水患者的侧脑室周围。离子性脑水肿是一种通常与细胞毒性水肿相关的脑水肿形式,与血管源性水肿的区别在于血脑屏障保持完整,水肿由于细胞损伤产生,通常由局部缺血导致。一旦发生细胞毒性水肿,并且只要毛细血管中有一些补充血液,毛细管腔内便会存在 Na^+ 的浓度梯度,离子穿过内皮并进入细胞外空间。离子性脑水肿是不可逆性缺血性损伤的早期标志。急性脑水肿多为血管源性脑水肿,细胞毒性脑水肿次之,前者易致脑疝而威胁生命,后者易发生脑功能改变。

(三)临床表现

脑水肿本质上是无症状的。一旦颅内压达到足以引起大脑局部缺血的水平,临床症状便开始出现。颅内压增高的症状包括意识改变、心动过缓、血压升高、呼吸模式异常、瞳孔不等大、巴宾斯基征阳性。

（四）诊断

脑部 CT 扫描是评估和排除急性脑病变（包括脑水肿）的一种极好的成像方式。脑水肿表现为非增强脑部 CT 的一个低密度区域。当对疑似脑水肿的患者进行脑部 CT 评估时，应重点关注脑白质的外观。其他提示颅内压增高的特征包括脑回变平、脑沟变窄及脑室受压。一旦治疗开始，随访期间应安排脑部 CT 扫描，以监测脑水肿的情况。

二、治疗原则和药物治疗方案

（一）治疗原则

颅内压急剧增高时，脱水治疗为首选的应急措施。常用方法有①渗透疗法：可静脉快速滴注甘露醇或甘油果糖等；②利尿疗法：可静脉注射强利尿药，增加水钠排出，减少细胞外积液。

减压手术系解除重度颅内高压和防治脑疝的急救措施，并非常规治疗。梗塞性脑积水所致的间质性脑水肿需及时行脑室分流术，术后脑水肿可很快消退。

（二）糖皮质激素类药物治疗方案

基于糖皮质激素降低毛细血管通透性、改善血脑屏障、稳定脑细胞离子通道等作用机制，目前临床上主张早期、短程、大量使用糖皮质激素治疗血管源性脑水肿，且以长效类的地塞米松为主。但对于脑出血患者的脑水肿治疗不建议使用糖皮质激素。

地塞米松是一种强效、长效糖皮质激素，不具有盐皮质激素活性，不易引起水钠潴留，因此是最常用于治疗脑水肿的糖皮质激素。地塞米松治疗血管源性脑水肿的剂量很宽泛，FDA 批准的用法为初始剂量 10mg 静脉注射，然后每 6 小时 4mg 肌内注射直至观察到临床改善，然后可在 2~4 天后减量，5~7 天后逐渐停药。在开始使用地塞米松后的几小时内症状可能会开始减轻，但在 48 小时 ~1 周内 MRI 可能不会出现改善。

美国神经重症监护学会（NCS）2020 年发布的《神经危重症患者脑水肿急性治疗指南》中指出，对于细菌性脑膜炎患者脑水肿的治疗，建议每 6 小时静脉注射地塞米松 10mg，持续 4 天，以减少社区获得性细菌性脑膜炎的神经后遗症（主要是听力损失）（强烈推荐，中等质量证据）。对于体重低或皮质类固醇不良反应高风险的患者，建议每 6 小时静脉注射地塞米松 0.15mg/kg，持续 4 天（较好的实践意见）。由于文献中所评估的药物和剂量不一致，因此无法为结核性脑膜炎患者推荐具体的类固醇激素种类或剂量。建议结核性脑膜炎患者使用糖皮质激素的疗程 ≥ 2 周（条件性推荐，低质量证据）。

三、药学监护

（一）有效性监护

糖皮质激素可以暂时缓解脑水肿，但在治疗过程中应注意观察患者的病情变化，切勿延误术后出血和颅内血肿的诊断和治疗，并且监测患者的伤口愈合情况和感染风险。

（二）安全性监护

地塞米松为长效糖皮质激素，水钠潴留和促进排钾的作用很轻，但是对垂体-肾上腺轴的抑制作用较强。在脑肿瘤继发的脑水肿患者中尤其需要注意以下3种并发症：胃肠道并发症、皮质类固醇肌病和机会性感染如肺孢子菌肺炎。

（三）适宜性监护

对于脑出血患者脑水肿的治疗，由于可能增加死亡率和感染性并发症，建议不要使用类固醇激素来改善脑出血患者的神经系统结局（强烈推荐，中等质量证据）。对于细菌性脑膜炎患者，建议在抗菌药物首次使用之前或与之联合使用地塞米松（强烈推荐，中等质量证据）。建议使用皮质类固醇降低结核性脑膜炎患者的死亡率（强烈推荐，中等质量证据）。

案例分析

案例：患者，男，59岁。2周前无明显诱因出现间断性发热、头痛，4天前因高热、剧烈头痛入急诊。查体示体温39℃，血压110/75mmHg，神志清，语言流利，双侧瞳孔等大等圆，四肢肌张力正常，心肺查体无异常。血常规示白细胞计数 $12.1 \times 10^9/L$，中性粒细胞百分比85%。餐后血糖20.3mmol/L。腹部B超发现胆囊结石，考虑胆囊炎收治入院。给予头孢哌酮舒巴坦钠、甲硝唑抗感染治疗，无明显改善，1天前患者出现意识障碍、言语不清，转入ICU进一步治疗。查体示体温39.9℃，血压105/65mmHg，呼吸27次/min，嗜睡，双侧瞳孔等大等圆，对光反射灵敏，四肢腱反射减弱。双侧肢体病理征(+)，脑膜刺激征(+)。全身水肿，可见瘀斑。血常规示白细胞计数 $15.7 \times 10^9/L$，中性粒细胞百分比95%，C反应蛋白90mg/L。空腹血糖14.9mmol/L。腰椎穿刺CSF压力 $180mmH_2O$；CSF示白细胞计数 $1\,270 \times 10^6/L$，分叶核细胞81%，糖1.25mmol/L，蛋白2.8g/L，氯化物正常；CSF涂片及培养阴性。既往2型糖尿病病史十余年，平日皮下注射门冬胰岛素30早14U、晚10U，未规律监测血糖。入院诊断为细菌性脑膜炎；感染性休克；2型糖尿病。入院后经验性给予头孢噻肟联合万古霉素、甲泼尼龙40mg iv.gtt q.d.、胰岛素微量泵入控制血糖。3天后患者神志清醒，体温下降，感染得到控制，一般情况稳定。停用甲泼尼龙，继续抗感染治疗。

分析：成人社区获得性细菌性脑膜炎除经验性抗感染治疗外，在给予首剂抗菌药物的同时或稍提前给予地塞米松,以阻断肿瘤坏死因子生成。已证实地塞米松对儿童流感嗜血杆菌和成人肺炎链球菌引起的脑膜炎患者可以降低神经功能缺失的风险,改善预后。但对于其他致病菌来说,地塞米松是否有效尚未可知。该病例中使用甲泼尼龙,甲泼尼龙属于中效糖皮质激素,具有一定的盐皮质激素作用,可引起水钠潴留,加重脑水肿的风险,因此不建议作为首选。另外该患者有糖尿病,应注意糖皮质激素对血糖的影响,地塞米松对血糖的影响较大,使用时应注意监测血糖水平,及时调整胰岛素用量。

(查 娴 牛一民 邵 华)

参 考 文 献

[1] 潘慧斌,王志翔,凌莉,等.神经危重症患者脑水肿急性治疗指南.中华急诊医学杂志,2020,29(9):1162-1164.

[2] COOK A M, JONES G M, HAWRYLUK G W J, et al. Guidelines for the acute treatment of cerebral edema in neurocritical care patients. Neurocritical care, 2020, 32(3): 647-666.

[3] VON KUMMER R, DZIALOWSKI I. Imaging of cerebral ischemic edema and neuronal death. Neuroradiology, 2017, 59(6): 545-553.

[4] 中华医学会重症医学分会.中国严重脓毒症/脓毒性休克治疗指南(2014).中华内科杂志,2015,54(6):557-581.

[5] BALASUBRAMANIAN V, SIMON F, JEREMY C, et al. Adjunctive glucocorticoid therapy in patients with septic shock. The New England journal of medicine, 2018, 378(9): 797-808.

[6] FANG F, ZHANG Y, TANG J J, et al. Association of corticosteroid treatment with outcomes in adult patients with sepsis: a systematic review and meta-analysis. JAMA internal medicine, 2019, 179(2): 213-223.

[7] 中国医师协会急诊分会,中国人民解放军急救医学专业委员会,中国人民解放军重症医学专业委员会,等.创伤失血性休克诊治中国急诊专家共识.中华急诊医学杂志,2017,26(12):1358-1365.

[8] BELLANI G, LAFFEY J G, PHAM T, et al. Epidemiology, patterns of care, and mortality for patients with acute respiratory distress syndrome in intensive care units in 50 countries. JAMA, 2016, 315(8): 788-800.

[9] GRIFFITHS M J D, MCAULEY D F, PERKINS G D, et al. Guidelines on the management of acute respiratory distress syndrome. BMJ open respiratory research, 2019, 6(1): e000420.

[10] 张思森,岳茂兴,王立祥.创伤性休克与心搏骤停急救复苏创新技术临床应用专家共识(2020版).河南外科学杂志,2020,26(6):1-11.

第十四章 糖皮质激素在器官移植治疗中的药学监护

第一节 肾移植及排斥反应

一、疾 病 简 介

（一）流行病学

肾移植是终末期慢性肾衰竭患者最理想的肾脏替代治疗。随着手术技术的成熟和新型免疫抑制剂的应用，肾移植的近期存活率得到显著提高，国内大中心的 1 年移植肾存活率已普遍超过 95%，但是肾移植的远期存活情况仍然不容乐观，移植后期受者的排斥反应和免疫抑制治疗仍是临床面临的重要问题。

（二）病因及发病机制

排斥反应是一种典型的免疫反应，是受者体内对移植物抗原发生的细胞和体液免疫反应。各种原因导致的免疫抑制剂剂量不足是排斥反应发生的常见原因，如免疫抑制剂突然减量或撤除，频繁呕吐、腹泻，短期内体重明显增加等。

近年来，随着排斥反应机制研究的日益深入，也可依据其发病机制分为细胞介导的（细胞性）排斥反应（cell-mediated rejection，CMR）及抗体介导的（体液性）排斥反应（antibody-mediated rejection，AMR）两种类型。

急性 CMR 是肾移植术后最常见的急性排斥反应类型，是造成移植肾损伤的主要免疫性因素。CMR 的发病本质是在异抗原刺激下 T 细胞活化、IL-2 产生和致敏 T 细胞大量克隆性增殖，其中致敏 CD8$^+$ T 细胞（细胞毒性 T 淋巴细胞）可直接攻击移植物，致敏 CD4$^+$ T 细胞可释放多种细胞因子如 IL-2、IL-6、IL-7、干扰素等，直接或间接损伤靶细胞，如不能及时发现和处理可导致移植肾严重损害甚或失去功能。

AMR 可影响移植肾的近期和远期存活率。AMR 的发生机制仍未完全阐明，目前观点主要集中于 B 细胞和浆细胞活化产生供者特异性抗体（donor specific antibody，DSA），DSA 是受者体内移植前预存的或是移植术后新发的抗供体器官抗原的抗体，主要针对供者的组织相容性抗原。DSA 与内皮细胞上的人类白细胞抗原（HLA）或非 HLA 分子结合造成内皮细胞损伤。

（三）临床表现

临床上根据排斥反应发生的时间分为 4 种类型：超急性排斥反应（hyper acute rejection，HAR）、急性加速性排斥反应（acute accelerated rejection，AAR）、急性排斥反应（acute rejection，AR）和慢性排斥反应（chronic rejection，CR）。其中 AR 是临床上最常见的一种排斥反应类型，多数发生在移植后的 3 个月内。典型的临床表现为无明确原因的尿量减少、连续几日体重增加、已下降的血清肌酐又持续回升、移植肾肿胀和压痛、出现蛋白尿和血尿、突发的不可解释的血压升高、发热（以低热为主）、乏力、关节酸痛、食欲减退、心动过速、烦躁不安等。随着新型免疫抑制剂的开发应用及临床经验的积累和丰富，急性排斥反应常常程度较轻且多被早期纠正，上述典型的临床表现已很少出现，往往表现平缓和隐蔽。合理的个体化免疫抑制方案可预防 AR 的发生，对急性排斥反应进行有效的预防、准确的诊断和及时的治疗是延长人 / 肾长期存活的关键。

（四）实验室检查

急性排斥反应的实验室检查主要是监测血清肌酐、蛋白尿、血尿等与肾功能相关的实验室指标，若已下降的血清肌酐又持续回升则提示有排斥反应的可能性。同时需要监测患者的体征，包括尿量、血压、体温、体重、食欲等，以及影像学和病理检查结果。

（五）诊断

出现上述临床表现需要高度怀疑出现排斥反应。同时监测移植肾彩超，排斥时提示肾血管阻力指数升高，并排除血管及输尿管等外科并发症。如需确诊则需行移植肾穿刺活检，采用 Banff 病理学分级法评估排斥类型及严重程度。

二、治疗原则和药物治疗方案

肾移植术后给予免疫抑制剂治疗是维持移植肾功能和肾移植远期良好疗效的关键。当前临床肾移植的常规免疫抑制方案主要包括围手术期的免疫诱导方案、术后长期的免疫维持治疗方案及发生排斥反应时的治疗方案。

（一）围手术期的免疫诱导方案

KDIGO 指南建议，除受者和供者是同卵双生姐妹或兄弟外，所有肾移植受者都推荐接受免疫诱导治疗。《中国肾移植受者免疫抑制治疗指南（2016版）》指出，对存在高危或高致敏因素的患者（如高群体反应性抗体水平高、再次移植、移植肾功能延迟恢复等)使用诱导治疗的必要性已达成共识。目前的诱导治疗方案是在使用冲击剂量激素的基础上加用生物制剂、白细胞介素-2 受体拮抗剂(interleukin-2 receptor antagonist,IL-2RA)或淋巴清除性抗体如抗胸腺细胞免疫球蛋白(ATG)。

(二)术后长期的免疫维持治疗方案

国内外普遍采用钙调磷酸酶抑制剂(calcineurin inhibitor,CNI)如他克莫司(tacrolimus,FK506)或环孢素(cyclosporin,CsA)联合霉酚酸(mycophenolic acid,MPA)类药物加糖皮质激素的三联免疫抑制方案作为维持治疗方案。

(三)发生排斥反应时的治疗方案

抗排斥治疗主要针对急性排斥反应的处理,需要早期诊断、尽早治疗。根据排斥反应的类型,治疗药物分为急性 CMR 和急性 AMR 治疗相关药物。

在大多数临床中心,大剂量 GC 冲击治疗是 CMR 的一线治疗方案,使用率为 88%,首次 CMR 治疗的逆转率为 75%~80%。对激素难治性 CMR,应尽早给予抗体治疗。国内外的部分移植中心对急性排斥反应的治疗倾向于直接使用抗体治疗,以保证疗效。抗体治疗可以使 75%~90% 的激素抵抗的 CMR 逆转。《中国肾移植排斥反应临床诊疗指南(2016 版)》指出:①轻至中度 CMR(Banff 分级为临界性变化、ⅠA 或ⅠB 级)如对激素冲击治疗有效,静脉滴注后可口服激素维持;②对激素难治性 CMR,应尽早给予抗胸腺细胞免疫球蛋白治疗;③重度 CMR(Banff 分级 ≥ ⅡA 级)常需要抗胸腺细胞免疫球蛋白治疗。

急性 AMR 对单纯激素冲击治疗或单纯抗胸腺细胞免疫球蛋白治疗效果不佳,常用的治疗措施包括血浆置换、蛋白 A 免疫吸附、IVIg、利妥昔单抗等。《中国肾移植排斥反应临床诊疗指南(2016 版)》推荐的治疗方案包括:①清除受者体内已有的抗体,包括血浆置换和免疫吸附等(1B);②阻断或延迟抗体介导的初级和次级组织损伤作用,包括静注人免疫球蛋白等(2B);③抑制或清除体内抗体的继续产生,如应用抗 B 细胞药物(CD20)单克隆抗体利妥昔单抗;④抗浆细胞活性制剂(蛋白酶抑制剂如硼替佐米)(2B);⑤调整或优化免疫抑制剂治疗方案(2B)。

(四)糖皮质激素在肾移植术后的应用方案

糖皮质激素具有很强的抗炎、免疫抑制作用,在肾移植术后可抑制细胞和体液免疫反应,从而减少器官移植后的排斥反应。小剂量时主要抑制细胞免疫,大剂量时抑制浆细胞抗体生成而具有抑制体液免疫的功能。在肾移植术后主要应用的糖皮质激素为甲泼尼龙琥珀酸钠(甲泼尼龙)、醋酸泼尼松。

糖皮质激素的使用方案在不同的肾移植中心有所不同。①术后常规冲击治疗方案:移植术中经静脉使用甲泼尼龙 500~1 000mg(10~15mg/kg);术后前

3 天静脉滴注甲泼尼龙 250~500mg/d；若同时联合使用多克隆抗体进行免疫诱导时，甲泼尼龙的剂量通常较小。②维持治疗方案：术后第 4 天起改为静脉使用小剂量甲泼尼龙或口服泼尼松，逐渐递减至 10~15mg q.d. 进入维持治疗。目前，多数移植中心采用小剂量泼尼松维持治疗，通常为 5~10mg q.d.。有少数医师对维持治疗的患者采用隔日服药的方案，但此方法并无明显的获益，故大多数中心均采用每日顿服的方法。③急性排斥反应冲击治疗方案：通常采用甲泼尼龙 250~500mg（5~10mg/kg）静脉滴注 3~5 天，随后改为口服泼尼松 30mg/d，逐渐递减至最低维持剂量。

三、药 学 监 护

（一）有效性监护

对于发生 AR 的患者，给予抗排斥方案后应密切关注患者的体温、血肌酐、24 小时尿量、体重变化、CD4/CD8 细胞数量、移植肾 B 超、移植肾穿刺病理结果等，以判断治疗方案的有效性。应用甲泼尼龙治疗期间，受者的血肌酐可能会有所升高，如果在冲击治疗的第 2 和第 3 天的血肌酐升高幅度＜基础值的 10%，则说明 CMR 得到控制；如＞ 10%，说明激素冲击治疗的效果较差，对激素难治性 CMR 应尽早给予抗胸腺细胞免疫球蛋白治疗。

（二）安全性监护

移植术后短期使用糖皮质激素常引起心血管疾病、移植后新发糖尿病、创口愈合不良、低血钾、水钠潴留、机会性感染增加等；长期使用时可能出现白内障、糖尿病、高血压、肥胖、骨质疏松、消化道溃疡、儿童生长抑制、肾上腺皮质功能减退等。移植后病毒性肝炎复发也可能与之有关。当全身出现严重的细菌或真菌感染，以及有明确的股骨头坏死的诊断时，需减少甚至完全停用。此外，器官移植及大剂量糖皮质激素的使用是发生应激性溃疡的危险因素，因此对既往有消化道溃疡病史的患者注意监测患者有无柏油样大便，对高危患者建议给予 PPI 预防；肾移植患者由于免疫抑制剂他克莫司的使用会导致神经系统不良反应，因此还需观察患者的情绪变化，防止大剂量激素进一步加重患者的精神症状。

（三）依从性监护

肾移植术后需要终身服用免疫抑制剂，免疫抑制剂的不良反应会降低患者的用药依从性，而服药依从性差是导致排斥反应发生、远期移植物失功的原因之一。GC 作为免疫抑制剂的重要组成药物，只有在特定的情况下才可能停用，但患者必须遵循医嘱服用。临床药师需要对患者进行 Morisky 用药依从性问卷调查，了解患者的糖皮质激素等免疫抑制剂的用药依从性情况，然后有针对性地对患者进行免疫抑制剂对移植肾功能的重要性教育，让患者了解免疫抑制剂的作用、常见不良反应及应对措施，以及按时与按量服用免疫抑制剂的重要性。

（四）适宜性监护

1. 参考本节"二、治疗原则和药物治疗方案（四）糖皮质激素在肾移植术后的应用方案"评估是否具有使用糖皮质激素的适应证及用药方案的适宜性。

2. 评估是否存在使用本品的禁忌证，包括：①对本品及肾上腺皮质激素类药物过敏者；②真菌、全身霉菌和病毒感染者；③甲泼尼龙不可鞘内注射给药。

3. 评估糖皮质激素使用中是否存在有临床意义的相互作用。

（五）用药教育

1. 指导药品的用法用量、具体服药时间、常见不良反应、潜在的药物相互作用　具体可包括以下内容：短期激素冲击治疗可能导致消化道溃疡，尤其有溃疡病史的病例，注意大便颜色有无改变，必要时监测便常规和潜血检查；用药后注意观察患者的情绪变化，防止大剂量激素造成的精神亢奋。根据人体的自然节律特点，口服激素一般在早晨顿服，但由于对胃肠道的影响，所以建议早餐后半小时服用；此药为免疫方案中的一种，不可以随意停药或减药；由于移植患者多数需要终身服用激素类药物，可能会出现常见不良反应，如高血糖、高血压、水与电解质紊乱、骨质疏松等，所以要定期关注生化、血常规等检验指标变化。长期服用后，此类药物还可能出现"满月脸、水牛背"等不良反应。此药需避光、密封保存。

2. 生活方式指导

（1）避免感染：肾移植患者由于长期服用免疫抑制剂，免疫功能较弱，发生感染的风险高，应避免接触发生感染的人群，远离人多的地方，注意保暖，适当通风。

（2）均衡饮食：由于免疫抑制剂可以不同程度地影响机体代谢，并可能引起血压、血糖、血脂、尿酸等升高，血钙、血镁降低。日常生活中患者的饮食要合理搭配，每日的饮食结构无明显变化，防止影响药物浓度。

（3）保持体重的相对稳定：为保证机体获得足够的能量，相对固定每日三餐的时间，术后的体重最好能维持在标准体重的 ±5% 的范围内。

（4）适量摄入蛋白质：蛋白以优质蛋白为主，如鸡蛋、奶制品、鱼、家禽类。

（5）根据尿量调节饮水量：尿量正常的患者鼓励少量多次饮水，保证出入量平衡。饮水量不少于 2 000ml/d，从而避免电解质紊乱，减少尿路感染的发生。

（6）低盐饮食：血压正常且不伴有水肿的患者不需要严格控制摄盐量。当少尿时应尽量低盐、低钾饮食。

（7）清淡饮食：多吃新鲜水果和蔬菜及粗粮，少吃油腻、油炸食物，因为免疫抑制剂可能引起高脂血症。

（8）适当补钙：可服用钙丰富的食物如牛奶等，同时适当增加户外活动，使皮肤在日光照射下，促进钙吸收。

（9）忌用：肾移植受者应尽量避免服用提高免疫功能的食物及保健品如人参和蜂王浆等，患者在使用各种保健品时应谨慎，以免降低免疫抑制剂的作用。红心柚应避免服用，柑橘类水果应少服用，防止影响免疫抑制剂的血药浓度。

（10）戒烟、戒酒。

案例分析

案例：患者，男，25岁，因"过敏性紫癜性肾炎"于2018年7月10日行同种异体肾移植术（活体供肾，免疫低危），注射用巴利昔单抗（舒莱）20mg，d0、d4诱导抗排斥治疗，术后麦考酚钠肠溶片（米芙）、他克莫司、激素抗排斥，出院时肌酐最低约136μmol/L。患者最近一次（2019年6月27日）复查生化示肾小球滤过率（EPI-Cr）52.04ml/min，肌酐156μmol/L，血钾3.12mmol/L。予氯化钾片口服治疗。近1周自觉纳差，食量较前下降，无明显的畏寒、发热，无恶心、呕吐，无胸闷、气促等不适。来本院复查肌酐516μmol/L、尿素25.94mmol/L，于2019年7月19日收治入院。询问病史后了解患者近期因腹泻停止服用免疫抑制剂已有1周余，现肌酐升高考虑急性排斥反应的可能性大，予甲泼尼龙500mg静脉滴注，同时行移植肾肾穿刺，2周后病理提示急性肾小管坏死、急性T细胞介导的排斥反应（ⅡA+ⅠB级）改变。患者使用甲泼尼龙500mg冲击3天治疗后，肌酐从516μmol/L下降至290μmol/L，显示激素治疗有效，予出院。

分析：急性排斥反应是最常见的排斥反应类型，多数发生在移植后的前3个月内，但也可发生在移植后的任何时间。各种原因导致的免疫抑制剂剂量不足是急性排斥反应的常见原因，如免疫抑制剂突然减量或撤除，频繁呕吐、腹泻，短期内体重明显增加等。早期发生的急性排斥反应多数与CNI类等免疫抑制剂未达到目标浓度有关；此外，CMV感染等也会诱发急性排斥反应。

本患者移植后1年余，因腹泻停止服用免疫抑制剂1周余，出现全身乏力、纳差，符合急性排斥反应的临床表现。

急性排斥分为急性细胞性排斥反应（CMR）和体液性排斥反应（AMR），肾穿刺活检是目前确诊急性排斥的金标准。急性细胞性排斥反应的本质就是在抗原刺激下T细胞活化、IL-2产生和致敏T细胞大量克隆性增殖。T细胞介导的排斥反应是早期移植肾失功的独立危险因素，可增加抗体介导的排斥反应的发生风险，并影响受者的预后。

糖皮质激素冲击治疗是CMR的一线治疗方案，对激素难治性CMR应尽早给予 ATG 治疗。糖皮质激素冲击治疗作为一线治疗方案,轻至中度 CMR 如果激素冲击有效,静脉滴注后可口服激素维持;激素难治性 CMR 应尽早给予兔抗人胸腺细胞免疫球蛋白(ATG);重度 CMR 需要 ATG 治疗;ATG 治疗后给予抗菌药物,以预防感染发生;根据血药浓度优化口服免疫抑制剂方案。本患者考虑因停药引起的急性排斥反应,给予 500mg 甲泼尼龙冲击治疗 3 天后肌酐明显回落,提示本患者的排斥反应对激素敏感。

激素冲击治疗后应监护患者的排斥反应逆转情况,监测他克莫司和麦考酚钠的血药浓度及患者的血肌酐、尿量、水与电解质平衡等情况。监护激素冲击治疗可能引起的并发症,如注意监测患者的血糖、CRP、白细胞、隐血等情况。对患者进行用药依从性教育,强调坚持使用免疫抑制剂性的重要性,并详细交代万一忘记服用免疫抑制剂之后的补救措施。

第二节　肝移植及排斥反应

一、疾 病 简 介

(一)流行病学

自 1963 年 Starzl 首度将肝移植技术应用于临床以来,历经半个世纪的发展,目前肝移植已成为治疗失代偿期肝硬化、急性肝衰竭、小肝癌等终末期肝病的有效方法。排斥反应是肝移植术后最常见的并发症。根据排斥反应发生的时间和组织病理学特征等,可以分为超急性排斥反应、急性排斥反应、慢性排斥反应和移植物抗宿主病(graft versus host disease, GVHD)。同种异体超急性排斥非常罕见,主要出现于 ABO 血型不相合的肝移植患者。肝移植后的急性排斥反应最常见,发生率为 30%~70%,多发生在肝移植后的 30 天内,以 5~15 天最为多见。肝移植后的慢性排斥反应可发生在肝移植后的任何阶段,但多发生在移植 1 年后,5 年发生率为 3%~5%。GVHD 是肝移植后发生率较低的排斥反应类型,发生率为 0.5%~2.0%。

(二)病因及发病机制

移植前,受者体内针对供体抗原的抗体是超急性排斥反应发生的重要原因,其通过与供体抗原结合而激活补体,进而引发体液免疫反应。这一过程可在移植肝开放血流后迅速发生,继而引起移植肝迅速失功。急性排斥反应的常见危险因素包括移植受者存在较强的免疫反应、发生严重的缺血再灌注损伤、存在 HLA-DR 错配及 ABO 血型不相合等。肝移植后的慢性排斥反应也称为胆管消失综合征或胆管缺乏性排斥反应。临床观察发现,慢性排斥反应可由反复的急性排斥反应导致,但也可独立于急性排斥反应出现。GVHD 的发生与供体中的免疫活性细胞相关,通过引起体液免疫反应或细胞免疫反应,对受者的多个系统造成严重的免疫损伤,如可涉及免疫系统、消化道、皮肤、和骨髓等靶器官受损。

(三)临床表现

1. 超急性排斥反应　移植肝开放血流后的数分钟至数小时内出现严重的肝功能异常、凝血功能障碍、难以纠正的酸中毒、意识障碍及门静脉血栓形成、肝动脉栓塞等,移植肝迅速肿胀、质地变硬、表面颜色变黑。组织病理学表现为大片肝组织出血性坏死、坏死性脉管炎、广泛的微血栓形成和中性粒细胞浸润,但病灶内缺乏淋巴细胞浸润,且胆道系统并未受累。

2. 急性排斥反应　典型表现为发热、烦躁,移植肝大和肝区局部压痛,出现黄疸或进行性加重,留置 T 管可见胆汁分泌量突然减少、胆汁稀薄且颜色变淡。

3. 慢性排斥反应　其临床症状不明显,呈缓慢的进行性发展过程。

4. GVHD　临床上常表现为不明原因的发热、皮肤斑丘疹、腹泻、消化道出血及严重的骨髓抑制。早期移植肝功能多正常,后期由于合并严重感染、消化道出血及多器官功能障碍等原因引起肝功能异常。

(四)实验室检查

超急性排斥反应可见严重的肝功能异常、凝血功能障碍、难以纠正的酸中毒。急性排斥反应的实验室检查可发现血清胆红素和氨基转移酶持续升高、碱性磷酸酶和 γ- 谷氨酰转肽酶升高及凝血酶原时间延长;外周血中性粒细胞和嗜酸性细胞增多也较常见。慢性排斥反应的实验室检查可表现为碱性磷酸酶、γ- 谷氨酰转肽酶及胆红素升高。GVHD 早期的肝功能指标多正常。

(五)诊断

1. 超急性排斥反应　因症状特殊,根据临床表现即可明确诊断。

2. 急性排斥反应　病理检查结果是诊断急性排斥反应的金标准。依据 Banff 分级标准(2003 年)诊断急性排斥反应的程度,其中 8~9 分可诊断为重度排斥反应,6~7 分可诊断为中度排斥反应,4~5 分可诊断为轻度排斥反应,3 分为交界性或可疑排斥反应,0~2 分考虑无排斥反应。

3. 慢性排斥反应　组织病理学特点为:①肝内小胆管明显减少或消失;②中央静脉周围肝细胞胆汁淤滞、气球样变性、脱失及坏死;③汇管区纤维化,同时浸润的炎症细胞逐渐减少;④排斥反应所致的动脉病变,动脉内皮受到免疫损伤,脂质沉积于内皮下,使动脉管腔狭窄或闭塞。

4. GVHD　早期诊断较为困难,初始症状易与感染引起的发热、药物过敏引起的皮疹及免疫抑制剂引起的腹泻等症状相混淆。目前仍采取综合诊断策略:靶器官受累引起的特异性临床症状和体征,如皮肤、骨髓和消化道症状等;受累器官的组织学检查;受累器官或外周血供者淋巴细胞持续存在的证据。皮肤活检结合临床症状有助于 GVHD 的诊断,其组织病理学表现为表皮松解、大疱形成、表皮和真皮之间有大量淋巴细胞浸润、角化不良的棘细胞、"木乃伊"细胞和卫星淋巴细胞等。外周血 HLA 检测可了解是否存在供者来源的淋巴细胞,主要方法有 HLA 单克隆抗体干板法和序列特异性引物聚合酶链反应。

二、治疗原则和药物治疗方案

肝移植术后的免疫抑制剂按不同的药理作用可分为糖皮质激素、钙调磷酸酶抑制剂、雷帕霉素靶蛋白抑制剂、嘌呤和嘧啶合成的抑制剂及单克隆及多克隆抗体。其中,糖皮质激素抑制抗体和补体结合,上调白细胞介素(IL)-10 表达,并下调 T 细胞合成 IL-2、IL-6 和干扰素 -γ,是许多中心急性同种异体移植物排斥的初始治疗和维持治疗的一线用药。通常在肝移植中使用 4 种糖皮质激素,即氢化可的松、泼尼松、泼尼松龙和甲泼尼龙。这些药物具有不同的相对效力,不同中心的使用方案不同,尚没有一致意见。

(一)急性排斥反应的治疗

急性排斥反应的治疗方案取决于排斥反应的严重程度及患者对免疫方案的应答反应。对中至重度急性细胞性排斥反应(即 RAI > 4)患者,使用大剂量糖皮质激素冲击治疗通常是一线方案。甲泼尼龙的冲击方案各中心不同,剂量范围为 500~1 000mg,疗程为 1~3 天。一项随机对照研究提示,相比于连续 3 天的 1 000mg 甲泼尼龙冲击方法,第 1 天给予甲泼尼龙 1 000mg,随后的 6 天从甲泼尼龙 200mg 减至 20mg 的方案对急性细胞性排斥反应的治疗更有效且感染的并发症更少。超过 80% 的患者可快速对糖皮质激素产生应答,肝功能指标在 24 小时内轻度降低,在几天之内恢复至正常水平。

(二)其他排斥反应的治疗

慢性排斥反应的治疗当前仍十分困难,除非同时存在急性排斥反应,否则静脉注射 GC 和单克隆及多克隆抗体通常对治疗慢性排斥反应无效。慢性排斥反应的治疗方案为升级免疫抑制,如无应答则需要考虑重新移植,否则预后较差。治疗 AMR 的药物包括类糖皮质激素、抗胸腺细胞免疫球蛋白、他克莫司、利妥昔单抗、蛋白酶体抑制剂(硼替佐米)、静脉注射人免疫球蛋白和血浆置换。轻度 AMR 通常可使用糖皮质激素,也可联用抗胸腺细胞免疫球蛋白和他克莫司。目前尚无统一的中至重度急性 AMR 的治疗方案,但通常使用利妥昔单抗、蛋白酶体抑制剂、静脉注射人免疫球蛋白和血浆置换的不同组合方案。当诊断为慢性 AMR 时,最重要的干预措施是增加免疫抑制剂的用药依从性。依从性差是新 DSA 形成的最常见的原因。他克莫司已被证明可以减少新形成的 DSA 水平,可以用作一线治疗药物。GC 也可有效降低新形成的 DSA,因此联合糖皮质激素及他克莫司也被认为是有效的治疗方案。

三、药 学 监 护

糖皮质激素治疗的同时会增加感染风险,导致高血糖、高血压、水钠潴留等不良反应。此外,肝移植术后用药复杂,涉及抗感染、抗病毒、护肝及营养支持等多个方面,故需要临床药师为患者提供合理的用药监护。

(一)有效性监护

监测肝功能的相关生化指标,如 GOT、GPT、TBIL、DBIL、IBIL、GGT、GPT 等的变化情况。在急性排斥反应中,大部分患者可快速对糖皮质激素产生应答,肝功能指标在 24 小时内轻度降低,在几天之内恢复至正常水平。

(二)安全性监护

1. 用药风险评估　用药前仔细评估产生用药风险的危险因素,包括患者是否有糖尿病、高血压、心力衰竭和周围水肿、白内障或青光眼、消化性溃疡病、感染、骨密度低或骨质疏松;患者的合并用药情况,如是否合用潜在的增加用药不良反应或药物相互作用的药物,如同时合用非甾体抗炎药或抗凝血药治疗的患者需要预防消化道风险的发生;此外,糖皮质激素与免疫抑制剂可能存在相互作用,需要增强对免疫抑制剂浓度的监测。

2. 感染　因合并免疫抑制剂治疗,需要严密监测有无感染出现,对于术前有丙肝感染史的患者,在大剂量激素冲击治疗下需要特别警惕丙肝病毒的活动。此外,免疫抑制患者使用大剂量激素冲击治疗排斥反应时,除预防常见的细菌及真菌感染,还需注意应对可能出现的机会性感染,如微小病毒、巨细胞病毒、EB 病毒、耶氏肺孢子菌感染。

3. 消化道出血　大剂量使用激素还需要监测有无消化道出血,对于使用糖皮质激素联用非选择性 NSAID 的人群,无论何种剂量,都应予以 PPI 预防胃黏膜损伤。

4. 骨质疏松　中老年患者应查骨密度,注意骨质疏松。根据糖皮质激素治疗疗程的长短,可以在治疗开始时就进行骨质疏松症的预防。应鼓励饮食中钙和维生素 D 的摄入量足够。

5. 高血糖　监测血糖,使用大剂量激素治疗的患者的血糖波动较大,应常规进行血糖监测,合理控制血糖水平。

6. 高血压　监测血压,特别是原有高血压的患者需根据血压情况对症处理。

7. 停药　服药疗程长短是导致下丘脑 - 垂体 - 肾上腺轴抑制发生的重要因素之一。长期大量服用糖皮质激素在停药时需要注意逐渐减量,防止出现撤药综合征,即肾上腺皮质功能危象。若患者短期(1~2周)内服用大剂量激素,可直接停药,无须减量。

8. 肝穿刺活检　一些中心在糖皮质激素治疗后进行肝穿刺活检,记录组织学恢复情况。

(三)依从性监护

见第二章第三节及本章第一节。

(四)适宜性监护

见本章第一节。

(五)用药教育

建议上午7—8时早餐后顿服糖皮质激素;糖皮质激素依从性对治疗很重要;ADR可以预防,出现异常情况应及时就医;不可随意调整药物剂量和随意停药,定期门诊随访评估病情,调整治疗方案。

案例分析

案例:患者,男,51岁。患者7年前因"乙肝肝硬化,肝癌"于2009年行"活体肝移植术",手术过程顺利,术后给予FK506抗排斥、恩替卡韦抗乙肝病毒复发。患者2018年4月12日查谷丙转氨酶775U/L,谷草转氨酶669U/L,总胆汁酸270.0μmol/L,总胆红素192.0μmol/L,结合胆红素168.0μmol/L,非结合胆红素24.0μmol/L。查FK506的血药浓度3.9ng/ml。患者入院后为明确肝功能异常的原因,肝穿刺活检报告提示重度肝脏排斥。予他克莫司、吗替麦考酚酯联合抗排斥,同时大剂量甲泼尼龙500mg冲击治疗后逐渐减量。住院期间查痰培养(2018年5月12日)示烟曲霉阳性;查肺部CT(2018年5月14日)示两肺多发结节及团块伴空洞形成,对照2018年5月9日的CT病灶增大、增多。先后予莫西沙星抗感染、米卡芬净50mg q.12h.、伏立康唑200mg b.i.d. 抗真菌治疗。治疗后2018年5月28日查肝肾功能、脂、糖、电解质测定＋血清半胱氨酸蛋白酶抑制剂C示谷丙转氨酶11U/L,谷草转氨酶18U/L,总胆汁酸12.7μmol/L,总胆红素20.5μmol/L。查FK506的血药浓度7.3ng/ml。2018年5月29日复查肺部CT示两肺多发结节及团块伴空洞形成,对照2018年5月22日的CT基本相仿;两侧胸腔积液对比前片稍增多。患者的肝功能异常指标明显下降、真菌感染得到控制,伏立康唑转口服后予出院。

分析:患者的肝穿刺报告提示重度肝脏排斥,使用糖皮质激素作为急性细胞性排斥反应的治疗方案,患者在首日500mg甲泼尼龙冲击后逐渐减量至改为口服(500mg—120mg—100mg—80mg—60mg—40mg—20mg—16mg—8mg—4mg—口服),治疗期间患者的肝功能指标逐渐恢复至正常水平。为预防潜在的不良反应,患者使用糖皮质激素后,同时予奥美拉唑护胃、碳酸钙补钙以预防骨质疏松,同时监测患者的精神状态、血压、血糖、电解质等情况。该患者在大剂量冲击甲泼尼龙及抗排斥治疗后,肺部影像学报告提示可能真菌感染,经痰培养证实为肺烟曲霉感染。患者在使用激素后已预防性应用卡泊芬净预防真菌感染,确诊为烟曲霉感染后,调整为伏立康唑200mg q.12h.,经静脉给药3周,患者病情好转后,转为口服序贯治疗。

　　小结:本例患者由于移植排斥,使用甲泼尼龙大剂量冲击治疗期间并发肺烟曲霉感染,先后使用米卡芬净、伏立康唑抗感染治疗。大剂量糖皮质激素冲击容易造成机体免疫功能低下,不良反应发生风险高,临床药师在治疗过程中不仅需监护疗效,还需监护药物常见的不良反应及相互作用,结合患者病情帮助患者制订治疗方案,能够为患者提供安全有效的用药服务。

(马葵芬　王融溶　卢晓阳)

参 考 文 献

[1] 中华医学会器官移植学分会,中国医师协会器官移植医师分会,解放军第309医院. 中国肾移植受者免疫抑制治疗指南(2016版). 器官移植,2016,7(5):327-331.

[2] 郑树森,俞军,张武. 肝移植在中国的发展现状. 临床肝胆病杂志,2014,30(1):2-4.

[3] 中华医学会器官移植学分会,西安交通大学医学院第一附属医院,中国人民解放军总医院第一医学中心,等. 器官移植免疫抑制剂临床应用技术规范(2019版). 器官移植,2019,10(3):213-226.

第十五章 糖皮质激素在骨科疾病治疗中的药学监护

GC具有强大的抗炎和免疫抑制作用,临床上常用来减轻水肿和损伤后的炎症反应,在骨科中的应用主要包括局部和全身两大方面。前者主要指各种运动系统慢性损伤时的封闭治疗;后者则主要用于急性脊髓损伤,以减轻水肿和继发性脂质过氧化反应,避免脊髓神经功能的进一步损害。激素的使用犹如一把"双刃剑",临床上如果使用不当,就会给患者造成不良后果。以下就这2个方面做详细介绍。

第一节 运动系统慢性损伤

一、疾 病 简 介

运动系统慢性损伤是临床常见病损,远较急性损伤多见。无论是骨、关节、肌肉、肌腱、韧带、筋膜、滑囊及其相关的血管、神经等,均可因慢性损伤而受到损害,并表现出相应的临床症状。人体对长期、反复、持续的姿势或职业动作在局部产生的应力是以组织肥大、增生为代偿的,超越代偿能力即形成轻微损伤,若累积迁延则形成慢性损伤。当机体有慢性疾病或退行性病变时,可降低对应力的适应能力,局部有畸形可增加局部的应力,姿势不正确、技术不熟练或过度疲劳都可使应力集中造成损伤。

(一)流行病学

由于现代化的交通、通信及生活娱乐方式的改变,人们以车代步、对电脑和手机的沉迷等现象极为普遍,因此姿态性劳损造成的以颈肩痛、腰背痛及腿痛为主要临床表现的运动系统慢性损伤的发病率越来越高。此外,在工作中注意力不集中、技术不熟练、姿势不准确或疲劳等也是导致慢性损伤的病因。手工业和半机械化产业工人、体育工作者、戏剧和杂技演员、伏案工作者及家庭妇女均是本类疾病的好发者。

(二)病因及发病机制

1. 诱因或危险因素 运动系统慢性损伤的发生与生活习惯、职业因素及慢性疾病史相关。研究表明,农民、工人、与电脑操作相关的职业人群易患慢性疼痛。女性人群、吸烟者、已婚常预示更高的腰痛患病率,吸烟、饮酒则能增加患纤维肌痛的可能性,肥胖患者有更高的慢性膝痛患病率,糖尿病、原发性高血压等慢性疾病则与非神经性慢性疼痛相关。

2. 病理生理 运动系统慢性损伤可能的发生机制包括①炎症反应:机体受到伤害性刺激后,局部和全身的促炎性细胞因子水平升高导致外周疼痛感受器敏化,激活初级传入神经纤维合并异常放电增加导致疼痛。②纤维化:局部损伤引起炎症反应导致纤维化瘢痕形成,瘢痕挛缩牵拉,神经组织和痛觉感受器形成进一步损伤造成疼痛恶性循环。③外周敏化和中枢敏化:炎症或损伤导致组织内的炎症介质释放伴有伤害性感受器阈值的降低称为外周敏化。外周敏化反映信号转导通道的阈值、动力学及膜兴奋性的改变。这些改变提示外周伤害性感受器传导通道的直接激活、自体敏化的产生,以及对刺激物如炎症介质的敏感化。

(三)临床表现

运动系统慢性损伤的主要临床表现为躯干或肢体某部位长期疼痛,但无明显的外伤史。特定部位有一压痛点或包块,常伴有某种特殊的体征且近期有与疼痛部位相关的过度活动史。局部红肿热痛等炎症不明显。

(四)诊断

运动系统慢性损伤的诊断主要需要了解患者病史,同时还需要仔细查询患者病史中可导致慢性疼痛形成的高危因素;体格检查可明确慢性疼痛性残障的具体影响,有助于制订康复计划;影像学检查是诊断肌肉骨骼性 / 机械性疼痛相关关节活动受限患者的疾病程度的重要手段之一,怀疑神经根病变或神经丛病变,或出现新发头痛则需要做 MRI 检查;其他辅助检查如怀疑神经病理性损害的患者需行肌电图和神经传导速度等检测。

二、治疗原则和药物治疗方案

(一)治疗原则

本病由慢性损伤性炎症所致,慢性损伤是可以预防的,应预防其发生和复发,并防治结合,以增加疗效。单治不防,症状往往复发,反复发作者,其治疗甚为困难。

(二)康复治疗

1. 限制致伤动作,纠正不良姿势,增强肌力锻炼,维持关节不负重活动和定时改变姿势,使应力分散是治疗的关键。

2. 进行理疗、按摩、热敷等物理疗法可改善局部血液循环,减少粘连,有助于改善症状。此外,局部涂搽中草药制剂后再以电吹风加热也有较好的治疗效果。

(三)化学治疗

1. 局部外用或口服 NSAID。长期使用均有不同程度的副作用,其中以胃肠道黏膜损害最多见,其次为肝肾损害,故宜短期应用。病灶局限及浅表者选择搽剂,可同时辅以肌肉解痉药和镇静药,以增加疗效和减少抗炎药的剂量。

2. 周围神经卡压病例可辅助神经营养药治疗。

(四)手术治疗

对某些非手术治疗无效的慢性损伤,如狭窄性腱鞘炎、神经卡压综合征及腱鞘囊肿等可行手术治疗。

(五)激素治疗

局部压痛点明显者可用 GC 封闭治疗,有助于抑制损伤性炎症、减少粘连,是临床上常用的行之有效的方法。药物治疗方案应综合考虑致伤原因、损伤部位和伴随症状、疼痛严重程度、既往用药及患者的个体差异等情况,选择合适的药物。

三、药 学 监 护

(一)有效性监护

1. 适应证　非介入治疗无效、局部压痛点明显者可用糖皮质激素封闭治疗。

2. 用法用量

(1)仔细寻找最明显的固定压痛点即为封闭注射点。

(2)根据封闭部位和病变原因不同选择相应的滑囊、肌腱、腱鞘、关节腔和神经丛等部位的注射深度,行神经干封闭时应将药物注射到神经干周围,避免注射到神经干内。

(3)通常糖皮质激素与酰胺类局部麻醉药混合后注射,常用的局部麻醉药包括普鲁卡因、利多卡因和布比卡因等,而糖皮质激素类药物包括醋酸泼尼松龙、醋酸氢化可的松、地塞米松和倍他米松等,可根据各地的实际情况选用。短效糖皮质激素如醋酸氢化可的松一般局部封闭间隔应大于 1 周,3 次为 1 个疗程。缓释长效糖皮质激素应间隔 3~4 周,每年不超过 3 次。

(二)安全性监护

已有注射后出现难以治疗的继发感染;药物关节内注入综合征,多见膝关节受损甚至失用;注入神经鞘内继发神经炎;反复腱鞘内注射引起肌腱自发性断裂;软组织局部剧烈炎症反应,微晶沉积妨碍局部循环,导致无菌性坏死。故药学监护必须注意以下几点：

1. 诊断明确，一定是慢性损伤性炎症，而非细菌性炎症或肿瘤。

2. 注射时应严格无菌且注射部位准确无误。

3. 按规定的剂量及方法进行（通常视部位不同，每次可用皮质激素 0.5~1ml，加或不加 2% 利多卡因 0.5~4ml，每 7~10 天 1 次，3~4 次为 1 个疗程。间隔 2~4 周后可重复 1 个疗程）。

4. 注射后短期内局部出现肿胀或红热者，除应严密观察、给予广谱抗菌药物、热敷等处理外，无论是否完成疗程均应停止再次局部注射糖皮质激素。

（三）依从性监护

见第二章第三节。

（四）适宜性监护

激素用于治疗该疾病时，应遵循发作急性期采取迅速缓解疼痛、去除病因、消除伴随症状的方案；而发作慢性期则考虑降低疼痛发作频率、减轻发作程度、减少功能损害、巩固急性发作期的治疗效果的药物。

（五）用药教育

需要告知患者本疾病的激素类药物使用仅可短期缓解症状，且长期用药的不良反应多，预防与控制复发为治疗的关键。见第二章第四节。

案例分析

案例：患者，女，23 岁。主诉左手尺侧麻木 1 个月余，加重伴左上肢疼痛至当地医院就诊，诊断为尺神经损伤，即用甲钴胺、前列地尔和泼尼松 30mg/d 等抗炎消肿、营养神经、改善循环治疗。5 天后手掌麻木范围扩大，疼痛症状缓解不明显，彩超提示神经肘管处外膜与周围组织分界不清，考虑轴管处神经组织粘连造成压迫损伤。转骨科后诊断为肘管综合征，前期保守治疗无效，遂采用手术松解肘部神经并前置尺神经，辅以洛索洛芬抗炎、镇痛治疗。3 天后患者的症状稳定出院，1 个半月后患者的症状缓解明显，继续康复治疗至基本恢复。

分析：本例患者最终通过影像学诊断为肘管综合征，属于典型的运动系统慢性损伤。口服泼尼松是治疗尺神经损伤的可选方案之一，可部分缓解疼痛。但由于局部损伤仍存在，激素治疗掩盖疼痛症状、加重神经麻木。因此，激素的使用需要全面、明确的诊断。影像学作为肌肉骨骼性 / 机械性疼痛相关关节活动受限患者疾病诊断的重要手段之一，可很好地鉴别与单纯神经损伤相关的疾病。

此患者早期保守治疗的效果不明显，符合本类疾病手术治疗的指征。但该疾病的治疗原则是积极去除病因，配合康复治疗。药物治疗仍是该类疾病的首选方案之一,恰当的激素应用可快速、有针对性地控制症状。但因其只能暂时缓解、不能治愈,临床应用时应当严格把握适应证及用法用量,做好药学监护。

第二节　急性脊髓损伤

一、疾 病 简 介

脊髓损伤是脊柱损伤的最严重的并发症,往往导致损伤节段以下肢体的严重功能障碍。脊髓损伤不仅会给患者本人带来身体和心理的严重伤害,还会对整个社会造成巨大的经济负担。长期以来,脊髓损伤的预防、治疗和康复一直是骨科、神经外科及相关研究领域的学者关注的热点。对于脊髓损伤的早期治疗和手术时机的选择、脊髓损伤的评价方法、脊髓损伤并发症的预防和处理、脊髓损伤后的康复治疗等问题既有共识,也有争议。

(一)流行病学

脊髓损伤是指脊髓受到损害,并使其功能(感觉、运动及反射等)出现障碍的一类严重损伤,具有高致残率与致死率的特征。急性脊髓损伤好发于中青年男性(21~69岁),其中学生、农民、工人为高危人群,主要病因包括高处坠落(约41%)、交通事故(37.8%)、高空坠物、斗殴、运动损伤等,均有急性脊髓损伤的表现,常为脊柱骨折的合并症,其发病率为15%~30%。

(二)病因及发病机制

脊髓损伤分为原发性损伤和继发性损伤。原发性损伤是由撞击、切割、出血压迫等机械性外力导致的组织损伤,一般为不可逆性损伤;继发性损伤是在脊髓原发性损伤的基础上由水肿、炎症反应、钙超载、缺血再灌注损伤等病理生理过程导致的组织损害,多具可逆性及可调控性,对其控制水平直接影响最终的脊髓功能恢复程度。

(三)临床表现

急性脊髓损伤根据损伤的节段不同,临床表现各异,主要与各脊髓部位的神经功能相关。脊髓震荡可出现短暂性功能抑制状态,临床表现为受伤后损伤平面以下立即出现弛缓性瘫痪,经过数小时至2天,脊髓功能即开始恢复,且日后不留任何神经系统的后遗症。脊髓遭受严重创伤和病理损害时可发生功能的暂时性完全抑制,临床表现以弛缓性瘫痪为特征,各种脊髓反射包括病理反射消失及二便功能均丧失。其全身性改变主要可有低血压或心排血量降低、心动过缓、体温降低及呼吸功能障碍等。

(四)诊断

脊髓损伤后的检查是评估运动、感觉神经和神经平面受损程度的重要手段,包括神经学检查、实验室检查、影像学检查及电生理检查。影像学检查是最基本的评估损伤程度的检查手段,神经学及电生理检查是评估脊髓损伤水平及残存功能的重要手段。

二、治疗原则和药物治疗方案

(一)治疗原则

1. 现场急救,初步固定受伤的脊柱,避免二次损伤,尽快转运至有治疗条件的医院。

2. 早期的主要治疗目的是挽救生命、保持气道通畅和氧合、维持重要脏器灌注、保留神经功能、避免继发或进一步的脊髓损伤。

3. 若可能,通过药物、牵引、手术减压、稳定脊柱和功能锻炼等手段尽可能恢复脊髓和神经功能。

(二)手术治疗

合并骨折脱位的急性脊髓损伤,适时地手术减压可以为脊髓功能的恢复创造有利的条件,术中进行必要的固定与重建,便于术后早期行功能锻炼。另外,可根据脊髓损伤的程度来确定无骨折脱位的急性脊髓损伤的治疗方法。轻度脊髓损伤经保守治疗后可得到满意的效果;重度脊髓损伤保守治疗的效果不理想,但手术治疗的效果明显好于保守治疗。对合并脊柱失稳的患者,选择融合或非融合的手术方式;对于合并颈椎管狭窄的患者,手术减压对于脊髓功能的恢复及远期疗效的改善是有益的。

(三)其他治疗

脊髓损伤后的修复治疗是对症治疗方法之一,报道的药物包括神经节苷脂、利鲁唑、米诺环素、促红细胞生成素、性激素、促轴突生长剂、粒细胞集落刺激因子、镁剂及丹参川芎嗪等。另外,脊髓电刺激已成功被用于治疗脊髓损伤及截肢后所致的慢性顽固性疼痛。

(四)激素治疗

目前为止尚无一种药物经过严格的临床试验证明对急性脊髓损伤有确切疗效。甲泼尼龙是目前唯一被美国 FDA 批准的治疗脊髓损伤的药物。在脊髓损伤早期给予大剂量甲泼尼龙可明显改善脊髓损伤患者的感觉功能已成共识,但对于甲泼尼龙是否可以改善患者的运动功能还有争议。根据已有的研究结果,大剂量甲泼尼龙冲击治疗不作为常规治疗方案,仅可作为治疗选择之一,因此建议谨慎使用。

三、药 学 监 护

(一)有效性监护

虽然甲泼尼龙是治疗急性脊髓损伤的首选药物,但并非是必须使用的药物。急性脊髓损伤的甲泼尼龙治疗分为冲击治疗和维持治疗。冲击治疗时以 30mg/kg 的剂量于 15 分钟内快速静脉滴注完毕,45 分钟后以 5.4mg/(kg·h) 的速度静脉滴注维持,对于伤后 3 小时以内的患者维持 23 小时,伤后 3~8 小时的患者维持 47 小时。

(二)安全性监护

大剂量应用甲泼尼龙治疗急性脊髓损伤存在糖皮质激素的相关副作用,药学监护主要关注以下几个方面:

1. 双相神经保护　剂量-效应呈 U 形剂量-效应曲线,故应严格按照体重计算其用量,并保持 5.4mg/(kg·h)的持续静脉滴注至相应的治疗时限。剂量过大或过小都达不到有效的保护;同时严格掌握时间窗,确定损伤的时间,避免于损伤 8 小时后使用激素。

2. 感染　对于合并四肢开放伤及存在感染情况的患者,在应用大剂量甲泼尼龙的同时静脉使用抗菌药物预防并治疗感染。

3. 消化道出血　不常规使用 PPI,仅在患者本身存在消化道溃疡史、消化道出血史及消化道疾病等情况时联合使用 PPI 或 H_1 受体拮抗剂预防消化道出血。

4. 深静脉血栓　急性脊髓损伤有深静脉血栓形成风险,而大剂量应用甲泼尼龙可导致凝血功能异常,致体内异常的高凝状态,从而增加深静脉血栓形成风险,血栓脱落可危及生命。对于年龄偏大、既往有血管疾病基础病史如糖尿病等或患者本身已处于高凝状态时,在使用甲泼尼龙治疗方案的同时应予以预防。对于有出血倾向的患者应酌情使用。

5. 糖代谢异常　大剂量甲泼尼龙应用可引起患者的血糖增高,尤其是本身有糖尿病的患者。合理的方法是在内分泌科降血糖治疗的同时给予应用。而对于存在糖尿病严重并发症的患者,应权衡利弊后酌情使用。

6. 电解质紊乱　低钠血症是脊柱脊髓损伤患者尤其是高位颈脊髓损伤患者早期常见的并发症,而大剂量使用甲泼尼龙可导致低血钾,注意甲泼尼龙使用与低钠综合征的关系。患者自开始用药至用药后 3 天应进行严密的心电监护及关注电解质变化,避免心律失常、心搏骤停、循环衰竭等严重并发症的发生。

(三)依从性监护

见第二章第三节。

（四）适宜性监护

以往认为大剂量甲泼尼龙冲击治疗对神经的恢复是有效的，甚至有人采用 48 小时给药的方案，但是在临床使用中有学者发现患者并没有因为激素剂量的增加而获益，反而增加出血、败血症及肺炎等并发症的发生率。2017 版 AOSPINE 指南中明确指出仅仅在伤后 8 小时内可以使用大剂量甲泼尼龙治疗，推荐采用 24 小时给药的方案，但应在使用前详细评估患者是否存在激素冲击的禁忌证。

（五）用药教育

见第二章第四节。

案例分析

案例：患者，男，64 岁。主诉因骑电动车时与其他交通工具相撞，当即出现颈部疼痛及四肢麻木无力、双手不能抓握，无一过性昏迷、黑曚，无头晕、头痛，无恶心、呕吐。送至当地市人民医院，MRI 检查示 $C_{4/5}$ 椎间盘突出，继发对应层面椎管狭窄、颈髓变性；$C_{5/6}$、$C_{6/7}$ 椎间盘膨出伴轻度突出。予以甲泼尼龙 1g 静脉滴注，并联合营养神经、减轻神经水肿等对症支持治疗后未见明显好转。转至上级医院进一步治疗，诊断为"颈髓损伤伴不全瘫"。患者保守治疗无效，经椎板减压术后予以消肿镇痛、营养神经及换药等治疗，患者的双上肢活动较前明显好转、双下肢运动感觉无异常，转至下级医院继续康复治疗。

分析：本例患者诊断为"颈髓损伤伴不全瘫"，为无骨折脱位的急性颈髓损伤，可采用非手术的保守治疗，对脊髓功能可有不同程度的改善。该患者早期采用保守治疗，并启用激素治疗方案，但患者的上肢功能并未见明显改善。该患者虽然符合激素使用时间窗，但冲击治疗时需要按 30mg/kg 给药，并且以 $5.4mg/(kg \cdot h)$ 的速度静脉滴注维持 24 小时。患者的体重为 68kg，激素治疗方案首先是冲击剂量不够，其次是无维持治疗，不符合激素 24 小时给药的方案。

患者因保守治疗未缓解，6 天后启动椎板减压术的治疗方案。椎板减压术为经典治疗方法，对早期解除脊髓内、外的机械性压迫，打破脊髓缺血水肿－缺血的恶性循环，减轻继发性脊髓损伤，促进神经功能恢复至关重要。但手术时机目前尚有争议，一般认为 24 小时内手术是安全的。本案例保守治疗 6 天后再启动手术治疗，虽然也有一定的治疗效果，但仍需要进一步的康复治疗。该患者合并有颈椎管狭窄症，手术减压治疗对脊髓功能的恢复及远期疗效的改善较保守治疗更优。

（张学丽　余霞霞）

参 考 文 献

[1] 本刊编辑部. 关于脊髓损伤若干临床问题的专家意见. 中华外科杂志, 2007, 45(22): 1539-1542.

[2] 中国医师协会骨科医师分会, 中国医师协会骨科医师分会《成人急性下颈段脊柱脊髓损伤循证临床诊疗指南》编辑委员会, 陆军总医院. 中国医师协会骨科医师分会骨科循证临床诊疗指南: 成人急性下颈段脊柱脊髓损伤循证临床诊疗指南. 中华外科杂志, 2018, 56(1): 5-9.

[3] 杨俊松, 郝定均, 刘团江, 等. 急性脊髓损伤的临床治疗进展. 中国脊柱脊髓杂志, 2018, 28(4): 368-373.

[4] 康鹏德, 黄泽宇, 李庭, 等. 肌肉骨骼系统慢性疼痛管理专家共识. 中华骨与关节外科杂志, 2020, 13(1): 8-16.

45枚